山东省职业教育规划教材

供中职护理、助产及其他医学相关专业使用

中医护理

主　编　张志香

副主编　张　瑾　刘德要

编　者　（按姓氏汉语拼音排序）

孔凡华（山东省青岛第二卫生学校）

李　英（山东省临沂科技普通中等专业学校）

刘德要（山东特殊教育职业学院）

卢玲玲（山东省济宁卫生学校）

邱学梅（山东特殊教育职业学院）

张　瑾（山东省青岛卫生学校）

张志香（山东省临沂科技普通中等专业学校）

U0230688

科学出版社

北　京

内 容 简 介

本教材是"山东省职业教育规划教材"之一。全书内容共分十三章，包括绪论、阴阳五行学说、藏象、气血津液、经络腧穴、病因病机、病情观察、辨证施护、预防与治则治法、养生、中药与方剂、针灸推拿疗法、中医临床常见病证护理。主要论述了中医护理基础理论，诊法与辨证、中药与方剂、中医护理技术（针灸推拿和常见病证护理）等基本理论、基础知识和基本技能。本教材的特点是内容简要，版式新颖，图文并茂，语言易懂。书后附有实训指导、参考文献、教学基本要求、自测题参考答案，便于指导教学和指导学生学习、参加护士执业资格考试。在编写体例方面，本教材注重培养学生独立思考问题的能力和创新意识，穿插引言、案例、知识链接、护考链接、考点等形式，使讲解更为活泼，结构更为清晰。

本教材可供中职护理、助产及其他医学相关专业学生使用。

图书在版编目（CIP）数据

中医护理 / 张志香主编. —北京：科学出版社，2019.6
山东省职业教育规划教材
ISBN 978-7-03-059511-9

Ⅰ. 中… Ⅱ. 张… Ⅲ. 中医学-护理学-中等专业学校-教材
Ⅳ. R248

中国版本图书馆 CIP 数据核字（2018）第 260865 号

责任编辑：张映桥　国晶晶 / 责任校对：张凤琴
责任印制：赵　博 / 封面设计：图阅盛世

科 学 出 版 社 出版
北京东黄城根北街 16 号
邮政编码：100717
http://www.sciencep.com

北京中科印刷有限公司 印刷
科学出版社发行　各地新华书店经销

*

2019 年 6 月第 一 版　　开本：787×1092　1/16
2024 年 1 月第五次印刷　　印张：14 1/2
字数：344 000

定价：39.80 元

（如有印装质量问题，我社负责调换）

党的二十大报告指出："人民健康是民族昌盛和国家强盛的重要标志。把保障人民健康放在优先发展的战略位置，完善人民健康促进政策。"贯彻落实党的二十大决策部署，积极推动健康事业发展，离不开人才队伍建设。党的二十大报告指出："培养造就大批德才兼备的高素质人才，是国家和民族长远发展大计。"教材是教学内容的重要载体，是教学的重要依据、培养人才的重要保障。本次教材修订旨在贯彻党的二十大报告精神和党的教育方针，落实立德树人根本任务，坚持为党育人、为国育才。

中医是祖国医学的重要组成部分，其独特的理论和技术为保障我国人民的身体健康发挥着巨大的作用。中医护理是以中医理论为指导，结合预防、保健、康复和养生等措施，并运用独特的传统护理技术，对患者施以护理，以保护人民健康的一门应用学科。

本教材在编写理论上突出了职业教育的特点，在充分体现"以就业为导向，以发展技能为核心"职业教育理念的同时，结合临床工作实际，坚持理论知识"必需、实用和够用"的原则，突出其实用性与技术性，力求简练有趣、通俗易懂，注重学生职业能力、创新能力的培养，力求使学生能最大限度地掌握中医护理操作技能。

本教材最大的特点，是力求突出"中医""护理""技能"，在中医护理基础理论部分插入了临床案例，意在培养学生的临床思维模式和运用所学知识分析与解决问题的能力；同时对经络、腧穴及常用护理技术的理论知识与操作手法等进行了详尽的阐述，其间设计了大量的知识链接和实训指导等教学内容，践行了"理实一体化"的教学模式，增加了教材的知识性和趣味性及可操作性，让学生在学中做、做中学，在学、做结合中提升核心职业素养。为适应护士资格考试大纲变化的需求，本教材在编撰过程中秉承"贴近学生、贴近临床、贴近实际"的基本原则，精心设计了护考链接及分析和自测题，以便于教师有针对性地组织教学和提高学生的学习兴趣。

本教材立足于编者们丰富的教学与临床经验，同时广泛吸收了临床一线专家的意见与建议，参考了国内相关教材和资料，也得到了相关院校的大力支持，在此一并表示感谢！

本教材在编写过程中，各位编者认真负责、勤勤恳恳，书稿经自审、互审和终审等多次审改，质量方面较初稿有了很大提升，但由于编者编写水平及经验有限，书中不妥和疏漏之处在所难免，诚请广大师生给予指正。

编 者
2023 年 5 月

Contents 目录

第 1 章

绪　论

中医护理学是中医学的重要组成部分，是一门以中医理论为指导，结合预防、保健、康复、医疗实践等活动，运用中医护理理论和护理技术，对护理对象实施整体护理和健康教育，以预防疾病、促进康复、减轻痛苦的综合性应用学科。随着中医药学的发展，中医护理理论逐步系统、完善起来。

第1节　中医护理学发展简史

中医护理学的发展，同中医学的发展一样，历经了漫长的历史阶段。在中国古代医护同源，即医、药、护一体，中医护理未形成一门独立的学科，也未形成专门的护理队伍，有关中医护理理论、方法和经验的论述大量散载于历代中医文献著作之中，历代许多医家集医、药、护三方面的知识、经验于一身。因此，中医护理的发展是随着中医学的发展而发展的。

一、原始社会时期

人类为了生存，在与大自然的互动中，必然会遭到外界的伤害。为了保护自己，他们学会了用草茎、泥土、树叶对伤口进行涂裹包扎，这是最早的外科包扎止血法；对四肢的跌打损伤部位进行抚摸揉按，起到消肿散瘀止痛作用，形成了最原始的按摩术。为了避免暴雨雷击及野兽的袭击，他们过着"筑巢而居"的生活；为了防寒避邪用兽皮或树皮作衣；他们定居下来后，通过对动、植物的长期观察和尝试，认识了更多的动、植物，懂得了哪些动、植物食后可充饥或治病，哪些会致病或中毒等。

二、夏至春秋时期

夏至春秋时期是我国奴隶社会时期，随着经济思想及科学文化的发展，这一时期的医药卫生也有了很大的变化。医学逐渐摆脱了宗教的羁绊，开始走独立发展的道路。

夏商时代，人们在日常生活中开始讲究个人卫生，有了洗脸、洗手、洗澡的习惯。周代更是将"食医"（即营养学医师）列为宫廷医师之首，并有以"五谷""五味""五药"调护身体和治疗疾病的记载，说明当时人们已经开始重视饮食调护和重视饮食在治疗疾病中的作用。这些都为中医护理的起源和发展奠定了基础。

三、战国至东汉时期

战国至东汉时期，是中医学理论体系的奠基时期，也是中医护理的初步形成阶段。《黄帝内经》《难经》《神农本草经》《伤寒杂病论》等医学专著的成书，标志着中医学理论体系的初步形成。

《黄帝内经》是我国现存最早的一部较为系统完整的医学理论专著，分《灵枢》《素问》两部分，以下简称《内经》。其全面总结了秦汉以前的医学成就，系统阐述了人体的生理、病理、诊断及治疗，奠定了中医学的理论基础。《内经》从不同的侧面论述了中医护理各个方面的理论和技术，在具体内容上，有起居护理、饮食护理、服药护理、康复护理和情志护理等内容。

考点：中医学的四大经典著作

如在饮食护理方面，提出"谷肉果菜，食养尽之，无使过之，伤其正也"，强调饮食应有所节制，否则也会损伤正气；在生活起居方面，提出"法于阴阳，和于术数，饮食有节，起居有常，不妄作劳""顺四时而适寒暑"，强调四时起居养生的规律；在情志护理方面，提出"怒则伤肝，喜则伤心，思则伤脾，悲则伤肺，恐则伤肾"，强调不良的情志刺激对内脏的影响，诱发或加重疾病等。在中医护理操作技术方面，提出了针刺、灸法、推拿、导引、热熨等护理操作技术，这些技术至今仍在临床上应用。《内经》还强调了医者在接诊和护理患者时，要态度和蔼，耐心说服开导，消除患者对疾病的恐惧。

《神农本草经》是我国现存最早的一部药物学专著，记载了一系列用药的原则和方法。该书记载药物365种，将药物分为上、中、下三品，上品"主养命以应天，无毒，多服久服不伤人"；中品"主养性以应人，无毒有毒，斟酌其宜"；下品"为佐使，主治病以应地，多毒，不可久服"。在服药时间和给药方法上，指出"病在胸膈以上者，先食后服药；病在心腹以下者，先服药而后食；病在四肢血脉者，宜空腹而在旦；病在骨髓者，宜饱满而在夜"。

《伤寒杂病论》为东汉末年著名医家张仲景所著，为我国现存最早的一部临床医学专著，它奠定了中医临床辨证论治的理论体系，开创了中医临床辨证施护的先河，详细论述了服药的方法、注意事项及服药后的反应。在护理操作技术方面，书中提出了多种给药方法及护理，如熏洗法、烟熏法、含咽法、点烙法、坐药法、滴耳法、药物灌肠法等；在急救护理方面，书中记载了许多急救护理的具体措施，如溺死、猝死的抢救方法，书中对自缢者的抢救方法类似现代的心肺复苏；在饮食护理方面，提出了五脏病食忌，四时食忌，冷热食忌，妊娠食忌等。

同时代的名医华佗模仿虎、鹿、猿、熊、鸟五种动物姿态创立的"五禽戏"，开创了我国体育保健的先河，它将体育与护理结合，对某些疾病的康复提供了护理方法，属于早期的康复护理方法。

四、晋唐至明清时期

晋唐至明清时期，随着中医学理论与医学专科化的发展，中医护理进入了全面发展时期。

东晋葛洪《肘后备急方》中，广泛涉及了护理内容，对临床各科提出了护理要求。记载了大量的针刺、艾灸及熨法等护理操作技术，首创了口对口吹气法抢救猝死患者的复苏术，留下了有关内伤大出血患者护理的内容。

隋代巢元方的《诸病源候论》，记载了内外科、妇儿科等方面疾病的日常护理方法。如指出肠吻合术后"当作研米粥饮之，二十余日，稍作强糜食之，百日后乃可进饭耳。饱食者，令人肠痛决漏"的饮食护理方法。并提出孕妇要注意精神调养与饮食护理。

唐代名医孙思邈所著《备急千金要方》中，对中医护理原则，临床各种护理与食疗等内容作了详细的叙述。其中特别重视妇儿科疾病的护理，对妇女妊娠养胎、用药护理、分娩及产后的护理、孕产妇心理护理等方面提出了具体要求；对小儿特别阐述了新生儿的断脐、哺乳、口腔护理，以及婴儿的沐浴、衣食等方面的操作方法和步骤。首创"葱管导尿术"治疗尿潴留患者的方法，是世界医学史上最早的导尿方法。书中还详细介绍了蜡疗法、热熨法、疮疡切开引流术、井水和空气消毒技术、换药术等护理操作技术。

宋金元时期出现了四大医学流派，他们是以刘完素为代表的"寒凉派"，认为病因以火热为多，治法强调降火；以李东垣为代表的"补脾派"，重视脾胃的调养和护理，主张有病无病均需饮食调养；以朱丹溪为代表的"滋阴派"，认为病理变化基本为"阳常有余，阴常不足"，故提倡治疗上着重养阴；以张从正为代表的"攻下派"，认为治病应注重攻邪，故主张汗、吐、下法。

他们之间的学术争鸣，极大地促进了医学理论的发展。

明代著名医药学家李时珍在《本草纲目》中，对于"天行瘟疫"提出"取初病人的衣服，于甑上蒸过，则一家不染"，是最简单的物理消毒法。同时对中医用药护理，饮食护理及注意事项做了详细论述。

清代钱襄的《侍疾要语》是我国最早关于中医养生护理方面的专著。书中对生活起居护理、饮食护理、老年患者的护理做了全面的论述。

知识链接

董奉与杏林

三国时期名医董奉，在庐山行医时从不索取诊金。治愈小病，请病家栽种杏树一棵，治愈重病，请病家栽种杏树5棵。数年之间，杏树郁葱成林。待到杏子成熟，董奉又将杏子变卖换成粮食，用以赈济贫苦人家，或行旅在外遇到困难之人。后人常用"杏林春暖"来感谢医生即源于此。"杏林"也成了我国医学界的代称。

五、中华人民共和国成立以后

中华人民共和国成立以来，在党的政策指引下，中医事业蓬勃发展，中医医院及中医研究机构相继建立，开始了严格的医护分工，中医护理人才得到培养、护理队伍日益壮大，中医护理逐渐成为一门独立学科。《中国护理事业发展规划纲要（2011—2015年）》提出要积极开展辨证施护和中医特色专科护理，促进中医护理的可持续发展。

（一）中医护理理论体系的健全与完善

1959年南京中医学院出版了第一部系统的中医护理专著《中医护病学》。1979年卫生部颁布了《卫生部关于加强护理教育工作的意见》明确提出了护理学是一门专门的学科。1984年6月在南京召开了护理学术会议，并成立了中华护理学会中医、中西医结合护理学术委员会，在学会的组织和领导下，开展了广泛的学术交流活动，如通过不同角度对中医护理学的内涵、模式等进行了深入的探讨，制定并多次修订了《中医护理常规技术操作规程》，解决了长期以来中医医院在护理工作中存在的职责不明和无章可循的问题，为中医临床护理的规范化、标准化提供了依据。从此，中医护理学正式成为一门独立的学科。

（二）中医护理工作日趋规范

2010年国家中医药管理局颁布的《中医医院中医护理工作指南》和出版的《中医护理常规技术操作规程》为规范和推动中医临床护理工作起到了积极的作用。2011年，国家中医药管理局在"十二五"重点专科建设项目中，又一次将护理列入重点专科建设项目。

（三）中医护理工作前景广阔

2016年，国家卫生计生委结合当前我国护理事业发展现状，制定了《全国护理事业发展规划（2016—2020年）》，还明确了"十三五"期间的重大工程项目，其中在护士服务能力提升工程中要求实施中医护士能力提升计划，有计划地开展中医护理管理人员和中医护理骨干人才培养，加强中医医疗机构新入职护士培训，注重中医护理技术推广和应用，提升中医护理服务能力和水平。目前，在现代医学快速发展的前景下，传统中医护理的特点和优势切合了现代预防、保健、治疗、康复等各方面的需要，达到了养生、防病和治病的效果，因此传统中医护理已成为医学领域中不可替代的重要组成部分。

> **案例1-1**
>
> 患者，女，42岁，农民。咳嗽、咳痰2日。患者于2日前受凉后开始咳嗽。咳声重浊，痰多色白而黏稠成块，晨起或食后则咳甚痰多，进食肥甘厚腻加重，胸闷脘痞，食少纳差，神疲体胖，大便时溏，舌苔白腻，脉濡滑。
>
> **问题：** 该患者的中医诊断（证型）是什么？其病变部位只考虑肺部吗？

第2节　中医护理学的基本特点

考点：中医护理的特点

中医学理论体系是以整体观念为指导思想，以脏腑经络学说为理论核心，以临床实践为依据，以辨证论治为诊疗特点的医学理论体系。它的两大基本特点是整体观念和辨证论治。中医护理秉承了中医学的基本特点，经现代中医护理人员的继承和发扬，进一步发展为整体观念和辨证施护两个主要特点。

✎ **护考链接**

中医学的基本特点是（　　　）

　　A. 整体观念和阴阳五行　　　B. 四诊八纲和辨证论治　　　C. 同病异治和异病同治

　　D. 整体观念和辨证论治　　　E. 阴阳五行和五运六气

分析： 中医学的基本特点是整体观念和辨证论治，故答案是D。

一、整 体 观 念

整体观念是指人体自身的统一性、完整性及其人与自然、社会环境之间的整体联系。中医护理理论体系中的整体观念，具体表现在以下几个方面。

（一）人体是一个有机的整体

整体观念认为，在生理上，人体是以五脏为中心，通过经络系统，把人体的脏腑、形体、五官九窍、四肢百骸及情志活动联结形成心、肝、脾、肺、肾五大系统。它们在结构上不可分割，功能上相互为用，相互联系、相互制约，维持着机体的动态平衡，共同维持了人体生命活动的正常进行。

在病理上，若脏腑有病，可反映在相应的形体官窍。如"肝开窍于目"，肝的病变可以反映于目。若肝（阴）血不足，可见两目干涩，视物模糊；若肝火上炎，可见目赤肿痛。因此，中医临床护理患者，不能单纯只关注患者局部的病变，同时要兼顾护理患者相关联的脏腑、经络或官窍。

（二）人与外界环境的统一性

外界环境包括自然环境和社会环境，二者都是人类赖以生存的必要条件。中医学认为，人既具有自然属性，又具有社会属性，因而其生命活动必然受到自然环境和社会环境的影响，人与自然、社会环境是统一的，相互联系的。

1. 人与自然环境的统一性　人生活在自然界中，人体的生理功能和病理变化一定会受到自然环境的影响，即人与自然是一个不可分割的有机整体。如春温、夏热、秋凉、冬寒的气候变化，会直接或间接地影响人体，人体通过生理功能的调节来适应这种变化，以保持身体健康。如夏季炎热，人体腠理开泄，以汗出散热来适应；冬季寒冷，人体腠理致密，以少汗保温来适应。若四季变化太过，超过了人体的调节功能，不能对自然变化做出适应性调节，就会生病。不同的季节往往会发生一些季节性多发病，如春天多温病、夏天多泄泻、秋天多疟疾、冬天多伤寒。因此，中医在临床护理患者时，要注意观察患者的个体差异，视其所处的自然环境而采取不同的护理措施，以减轻或防止自然环境对人体健康带来的不良影响。

2. 人与社会环境的统一性　人生活在社会环境中，人体生命活动与健康状况一定会受到社会环境的影响。社会环境中的政治、经济、文化、宗教、法律、婚姻、人际关系等诸多因素，必将对人体产生相应的生理、心理变化和病理改变，以维持人体生命活动的平衡与协调。一般而言，良好的社会环境，有利于身心健康；而不良的社会环境，能使人精神抑郁，影响或危害其身心健康。因此，中医在临床护理患者时，要关注患者所处的社会环境、心理状况、情志变化，并给予相应的指导。

案例1-1分析

根据患者咳嗽、咳痰，咳声重浊，为外感寒邪伤肺。该病证病变部位主要在肺，但病之根又源于脾，此即所谓"脾为生痰之源，肺为贮痰之器"，故临床治疗和护理时宜兼顾肺脾二脏，健脾理气，化痰止咳。此亦体现了中医学的整体观念，考虑了脏腑之间的病理影响。

二、辨 证 施 护

知识链接　"病""症""证"的概念

病，即疾病，是指具有病因、病机、发病形式、变化规律，以及转归、预后的一系列完整的病理过程。如外感、肺痨、消渴等。

症，是指疾病的外在表现，包括症状和体征。症状，是患者异常的主观感觉或行为表现，如鼻塞、恶心呕吐、眩晕等；体征，是患者客观的表现，一般是医生诊察患者时发现的异常征象，如舌苔黄、舌质淡白、脉细数等。

证，即证候，是指机体在疾病过程中某一阶段或某一类型的病理概括。它包括疾病的部位、疾病的原因、病变的机理、病证的性质、邪正之间的关系，以及影响疾病的因素。

因此，"证"比"症"更能全面、深刻、准确地揭示疾病的本质，是临床确定治法、处方用药的依据。如"消渴"所表现的肺热津伤证，胃热炽盛证，肾阴亏虚证等。

中医护理理论与现代护理学知识相结合，将中医学辨证论治运用于中医护理理论中，形成了中医护理理论体系中的又一基本特点——辨证施护。

（一）辨证施护的概念

辨证施护是中医诊断、治疗和护理疾病的基本原则。证，是机体在疾病过程中某一阶段或某一类型的病理概括。辨证施护分为"辨证"与"施护"两阶段或过程。

1. "辨证"　指运用中医学理论，将望、闻、问、切四诊所收集的有关病史、症状、体征等资料，进行分析，综合、概括判断为某种性质的证候。常用的方法有八纲辨证、脏腑辨证、卫气营血辨证等。

2. "施护"　指根据辨证的结果，确立相应的护理措施与护理方法。辨证是确定护理方法的前提和依据，施护是辨证后的实施手段，也是检验辨证正确与否的手段。

（二）辨证施护的形式

辨证施护作为指导中医临床护理的理论依据，临床上往往会出现"同病异护"与"异病同护"两种形式。

1. "同病异护" 指对同一疾病在不同的发展阶段，或不同的个体体质差异会表现出不同的证候，证候不同，则疾病的本质不同，从而采取不同的护理措施与护理方法。

2. "异病同护" 指不同的疾病却出现了相同的证候，证候相同，则疾病的本质相似，从而采取相同的护理措施与护理方法。

无论是"同病异护"，还是"异病同护"，其实质是证同亦同，证异护亦异。这种针对疾病发展过程中不同性质的病机特点（即证），用不同方法去解决问题的原则，就是辨证施护的本质。

护考链接

1. 施护的主要依据是（　　）

A. 病　　　　　B. 辨证　　　　　C. 病性

D. 病因　　　　E. 病位

分析： 辨证施护，"施护"指根据辨证的结果，确立相应的护理措施与护理方法，故答案是B。

2. 下列表述中属于证的是（　　）

A. 水痘　　　　B. 麻疹　　　　　C. 外感风寒

D. 头痛　　　　E. 恶寒

分析： 证是指机体在疾病过程中某一阶段或某一类型的病理概括。A、B是病，D、E是症，故答案是C。

小　结

中医学理论体系主要形成于春秋战国至秦汉时期，《内经》《难经》《伤寒杂病论》《神农本草经》等医学专著的成书标志着中医学理论体系的初步形成。中医护理学的发展与中医学同步经历了起源、形成、发展等各阶段，是一个漫长的历史进程。中华人民共和国成立后，中医护理学才发展成为一门独立的学科。中医护理秉承了中医学的整体观念和辨证论治的基本特点，经现代中医护理人员的继承和发扬，进一步发展为整体观念和辨证施护两个主要特点。

自测题

A₁型题

1. 现存最早的医学理论著作是（　　）

A.《伤寒杂病论》

B.《黄帝内经》

C.《备急千金要方》

D.《肘后备急方》

E.《外科精义》

2. 开创了中医辨证施护先河的医学家是（　　）

A. 孙思邈　　　B. 华佗

C. 张仲景　　　D. 李时珍

E. 钱襄

3. 最早关于中医养生护理方面的专著是（　　）

A.《本草纲目》

B.《黄帝内经》

C.《诸病源候论》

D.《侍疾要语》

E.《备急千金要方》

4. 世界医学史上最早的"葱管导尿术"创立于我国哪个朝代（　　）

A. 秦汉时期　　B. 唐代

C. 明代　　　　D. 清代

E. 宋代

5. 哪位医家首创了自缢急救法（　　）

A. 孙思邈　　　B. 张仲景

C. 华佗　　　　D. 李时珍

E. 王清任

6. 下列哪位医学家创立了"五禽戏"，开创了我国体育保健的先河（　　）

A. 张仲景　　　　B. 华佗

C. 孙思邈　　　　D. 齐德之

E. 巢元方

7. 中医学的基本特点是（　　　）

A. 强调人与环境的密切关系

B. 整体观念与辨证施治

C. 辨证和论治密不可分

D. 强调人体是一个有机的整体

E. 强调"同病异护"和"异病同护"

8. 辨证施护中"施护"的依据主要是（　　　）

A. 病性　　　　B. 病因

C. 病位　　　　D. 辨证结果

E. 邪正关系

9. 中医学的"证"不包括下列哪项（　　　）

A. 病因　　　　B. 病性

C. 病位　　　　D. 病的表现

E. 邪正关系

10. 辨证施护的过程就是（　　　）

A. 认识疾病的过程

B. 同病异护的过程

C. 异病同护的过程

D. 认识疾病和护理疾病的过程

E. 护理疾病的过程

11. 对久痢脱肛和子宫下垂之中气下陷证均采取升提中气的护法，属于（　　　）

A. 同病异护　　　　B. 异病同护

C. 正护法　　　　D. 反护法

E. 塞因塞用

12. "同病异护"和"异病同护"是以（　　　）

A. 病症为依据　　　B. 病证为依据

C. 病位为依据　　　D. 病因为依据

E. 病机为依据

（张志香　李　英）

第 2 章

阴阳五行学说

相传在远古，天地形成之前，宇宙一片混沌，盘古开天地将混沌一分为二，天为阳，地为阴。有了天地之后，在阴阳二气作用的推动下资生、发展和变化出了以木、火、土、金、水五种基本运动元素为代表的物质世界。这五种运动物质相互资生、相互制约，处于不断的运动变化之中，并逐渐形成了古代朴素的唯物论和自发的辩证法思想——阴阳五行学说。

阴阳五行学说是古人用以认识自然和解释自然的一种世界观和方法论，是朴素的唯物论和辩证法思想，属于中国古代哲学范畴。中国古代的阴阳和五行学说贯穿于中医理论体系的始终，是中医理论体系密不可分的重要组成部分。

第1节 阴阳学说

案例 2-1

患者，男，24 岁，咳嗽，咳痰 3 日。3 日前受凉后咳嗽气急，咽喉痛，并伴有恶风发热，头痛，周身不适，未治疗。今日来诊鼻流黄涕，咳痰黄稠，咳嗽频剧。舌红，苔薄黄，脉浮数。

问题： 本病证属阴证还是阳证？

阴阳学说认为，世界是物质性的，物质世界是阴阳二气对立统一的结果。阴阳二气的相互作用，促成了事物的发生并推动着事物的发展和变化。

阴阳学说作为中医学特有的思维方法，广泛用来阐释人体的生命活动、疾病的发生原因和病理变化，并指导着疾病的诊断和防治，成为中医学理论体系中的重要组成部分。

一、阴阳的基本概念

阴阳，是对自然界相互关联的事物或现象对立双方属性的概括。它既可以代表两个相互对立的事物，也可以代表同一事物内部所存在的相互对立的两个方面。

考点：阴阳的基本概念

阴阳最初的涵义是指日光的向背而言，朝向日光为阳，背向日光为阴。随着对自然现象的观察不断扩展，阴阳的朴素涵义逐渐得到引申，如向日光处温暖、明亮；背日光处寒冷、晦暗。于是古人就以光明、黑暗、温暖、寒冷分阴阳。如此不断引申的结果，几乎把自然界所有的事物和现象都划分为阴与阳两个方面。这时，阴阳变成了一个概括自然界具有对立属性的事物和现象双方的抽象概念。

二、事物的阴阳属性

宇宙间凡是相互关联且又相互对立的事物或现象，或同一事物内部相互对立的两个方面，都可以用阴阳来概括分析其各自的属性。一般来说，凡是运动的、外向的、上升的、温热的、无形的、明亮的、兴奋的都属于阳；相对静止的、内守的、下降的、寒冷的、有形的、晦暗的、抑制的都属于阴。阴和阳的相对属性引入医学领域，将人体中具有中空、外向、弥散、推动、温煦、兴奋、升举等特性的事物及现象统属于阳，而将具有实体、内守、凝聚、宁静、凉润、抑制、沉降等特性的事物和现象统属于阴（表 2-1）。

表 2-1　事物阴阳属性归类表

属性	空间（方位）					时间	季节	温度	湿度	重量	性状	亮度	事物运动状态				
阳	上	外	左	南	天	昼	春夏	温热	干燥	轻	清	明亮	化气	上升	动	兴奋	亢进
阴	下	内	右	北	地	夜	秋冬	寒凉	湿润	重	浊	晦暗	成形	下降	静	抑制	衰退

事物的阴阳属性，既有绝对性的一面，又有相对性的一面。若事物的总体属性未变，或比较的对象或层次未变，它的阴阳属性是固定不变的，这是事物阴阳属性的绝对性。如水与火，水不论多热，对火来说，仍属阴；火不论多弱，对水来说，仍属阳。若事物的总体属性发生了改变，或比较的层次或对象变了，则它的阴阳属性也随之改变，这是事物阴阳属性的相对性，其表现在：①事物的阴阳属性在一定条件下可以转化，如热证可转化为寒证，寒证也可转化为热证。②比较对象不同，阴阳属性也可发生改变，如 70℃与 50℃的水而言，70℃的水属阳，50℃的水属阴；而 50℃与 20℃的水相比较，50℃的水属阳，20℃的水属阴。③阴阳具有无限可分性，如昼为阳，夜为阴，白昼的上午与下午相对而言，则上午为阳中之阳，下午为阳中之阴。夜晚的前半夜与后半夜相对而言，则前半夜为阴中之阴，后半夜为阴中之阳。

知识链接　　　　　　　　　　**阴阳不是迷信**

在一些人眼里，阴阳就是故弄玄虚的玄学，是封建迷信的代名词。其实，这是一种误解。"阴阳"是古人观察到的自然界中各种对立又关联的自然现象，以哲学的思维方式所归纳出的概念。阴阳理论已经渗透到人们生活的方方面面。如日历，农历称为阴历，公历称为阳历；在物理学中的电极，负极称为阴极，正极称为阳极；在化学中的离子有阴离子和阳离子；在临床体格检查中有阴性体征和阳性体征等。由此可见，阴阳本身只是作为相对的概念，用来区分事物的属性。只要我们正确理解阴阳的概念，就不会将阴阳与迷信混为一谈了。

三、阴阳学说的基本内容

阴阳学说是以阴阳的对立统一和相互作用阐释宇宙间万物的生成、发展和变化的根本规律。阴阳学说的基本内容，包括阴阳对立制约、阴阳互根互用、阴阳相互消长、阴阳相互转化四个方面。

（一）阴阳对立制约

阴阳对立制约，是指一切相关联的属性相反的事物或现象，都处于相互对立、相互制约的统一体中，并维持着阴阳之间的动态平衡，因而促进了事物的发生发展和变化。

阴阳学说认为，自然界的一切事物和现象，都存在着相互对立的阴阳两个方面，这种相反的特性就是阴阳的相互对立，如寒与热、水与火、升与降、出与入、动与静等。

阴阳的相互对立，主要表现在它们之间的相互斗争、相互制约。阴阳之间的对立制约，维持了阴阳之间的动态平衡，促进了事物的发生发展和变化。如春、夏、秋、冬四季有温、热、凉、寒的气候变化，春夏之所以温热，是因为春夏阳气上升抑制了秋冬的寒凉之气；秋冬之所以寒冷，是因为秋冬阴气上升抑制了春夏的温热之气。阴阳相互制约是自然界四时寒暑往复变化的根源。

如果阴阳之间的对立制约关系失调，动态平衡遭到了破坏，则标志着疾病的产生。如《素问·阴阳应象大论》云："阴胜则阳病，阳胜则阴病。"

（二）阴阳互根互用

互根，指阴或阳的任何一方都不能脱离对立的另一方而单独存在，阴阳双方都以对方的存在为自己存在的前提。如上为阳，下为阴，没有上也就无所谓下；热为阳，寒为阴，没有寒也就无所谓热，等等。互用，指阴阳双方有相互资助，促进对方势力发展壮大的关系。如气为阳，血为阴。血的正常运行要靠气的推动和统摄，气的正常运行要以血为其载体。

如果阴阳互根关系失常，会导致"孤阴不生""独阳不长"，甚至"阴阳离决"而死亡。如果互用关系失常，则会出现"阴损及阳"和"阳损及阴"的阴阳两虚的病理变化。

（三）阴阳相互消长

消，即削弱、减少；长，即壮大、增加。阴阳相互消长，是指阴阳双方不是一成不变的，而是始终处于阴阳的此消彼长、此长彼消和此长彼长、此消彼消的运动变化之中。

1. 此长彼消，此消彼长　如四季的气候变化，由冬至春及夏，气候由寒逐渐变热，是一个"阴消阳长"的过程；由夏至秋及冬，气候由热逐渐变寒，又是一个"阳消阴长"的过程。但从一年总体来说，阴阳处于相对的动态平衡状态。

2. 此长彼长、此消彼消　例如，在四时寒暑更替过程中，春夏阳气生而渐旺，气温虽升高而降雨增多，是一个"阴随阳长"的过程；秋冬期间阳气渐少，气温降低而降水减少，是一个"阴随阳消"的过程。如此维持自然界气候的相对稳定。

阴阳的消长变化在一定限度内保持稳定，就是保持了相对平衡状态。若消长平衡被破坏，在自然界就会形成灾害，在人体则导致疾病发生。

（四）阴阳相互转化

阴阳相互转化，是指阴阳对立的双方，在一定条件下，可以各自向其相反的方向相互转化，即阴可以转化为阳，阳可以转化为阴。阴阳转化主要是指事物或现象的阴阳属性的改变，如一年四季气候的变化，当"冬至"时寒甚至极而阳气生，气候逐渐转暖；当"夏至"时热甚至极而阴气生，气候逐渐转凉。

考点：阴
阳学说的
基本内容

阴阳相互转化，一般都产生于事物发展的"物极"，即《素问·阴阳应象大论》中所谓"重阴必阳，重阳必阴"。阴阳转化实际上是阴阳的消长运动发展到"极"阶段，使事物的阴阳属性发生了由量变到质变的结果。

四、阴阳学说在中医学中的应用

阴阳学说渗透于中医学的各个方面，用来说明人体的组织结构、生理功能、病理变化，指导疾病的诊断、治疗与护理。

（一）说明人体的组织结构

人体是一个有机的整体，它的组织结构可以用阴阳两方面来加以概括说明。根据人体脏腑组织结构所在的部位不同，将人体的组织结构划分为阴阳两大类。如人体上部为阳，下部为阴；体表为阳，体内为阴；背部为阳，腹部为阴；四肢的外侧为阳，内侧为阴。根据脏腑的位置与功能特点等的不同，将五脏六腑分阴阳。五脏"藏精气而不泻"，六腑"传化物而不藏"，故五脏属阴，六腑属阳。就五脏而言，心肺居上为阳，肝脾肾居下属阴。根据五脏的功能不同，其阴阳属性之中还可再分阴阳：心肺居于上为阳，而心属火，主温通，为阳中之阳；肺属金，主肃降，为阳中之阴。肝脾肾居于下为阴，然肝属木，主升发，为阴中之阳；肾属水，主闭藏，为阴中之阴；脾属土，居中焦，为阴中之至阴。根据经络的走行分布特点，行于四肢内侧者为阴经，行于四肢外侧者为阳经。督脉行于后背正中，总督人体阳经，称为"阳脉之海"；任脉行于腹部正中，总任人体阴经，称为"阴脉之海"。

（二）说明人体的生理功能

对于人体的生理活动，无论是生命活动的整体还是其各个部分，都可以用阴阳来概括说明。

人体的整体生命活动，是由各脏腑、经络、形体、官窍各司其职又协调一致完成的，而脏腑经络的功能，是以贮藏和运行于其中的精与气为基础的。精藏于脏腑之中，主内守而属阴，气由精所化，运行于全身而属阳。精与气的相互资生、相互促进，维持了脏腑、经络、形体、官窍的功能活动稳定有序。人体生、长、壮、老、已的生命过程，也是由精所化之气来推动和调控的。人体之气，因其不同的功能作用而分为阴气与阳气：阴气主凉润、宁静、抑制、沉降，阳气主温煦、推动、兴奋、升发。正是由于人体内阴阳二气的交感相错、相互作用，推动着人体内物质与物质之间、物质与能量之间的相互转化，推动和调控着人体的生命进程。同时体内阴阳二气的对立制约、互根互用和消长转化，维系着阴阳协调平衡的状态，人体的生命活动才能有序进行，各种生理功能才能得到稳定发挥。若人体内的阴阳二气不能相互为用而分离，人的生命活动也就终止了。故《素问·生气通天论》说："阴平阳秘，精神乃治。"

（三）说明人体的病理变化

疾病的发生和发展关系到正气和邪气两个方面，疾病的产生过程就是邪正斗争的过程。从阴阳学说而言，邪正斗争导致机体阴阳的偏盛偏衰，因此，疾病的发生就是机体阴阳失调的结果。

1. 阴阳偏盛　包括阴偏盛和阳偏盛，是指阴或阳的任何一方高于正常水平的病理状态。主要表现为"阳胜则热，阴胜则寒""阴胜则阳病，阳胜则阴病"。

（1）阴偏盛：即阴胜，是阴寒之邪侵袭人体使机体阴寒亢盛所致的病理状态。临床表现为恶寒、无汗、全身冷痛、脉紧等症状。

"阴胜则寒"，是指因阴邪所致疾病性质而言；"阴胜则阳病"，则是指阴胜的病变必然损伤人体的阳气。

（2）阳偏盛：即阳胜，是阳热之邪侵袭人体使机体阳气亢盛所致的病理状态。临床表现为发热、汗出、面赤、口渴、脉洪数等症状。

"阳胜则热"，是指因阳邪所致疾病的性质而言；"阳胜则阴病"，则是指阳胜的病变必然损伤人体的阴液。

阴阳偏盛所形成的病证是实证，阴偏盛导致实寒证，阳偏盛导致实热证。

2. 阴阳偏衰　包括阴偏衰和阳偏衰，是阴或阳任何一方低于正常水平的病理状态。主要表现为"阴虚则热，阳虚则寒"。

（1）阴偏衰：即阴虚，是机体阴液亏虚，无力制约阳所致的病理状态。机体阴液不足，导致阳相对偏盛，故阴虚则热。临床表现为五心烦热、盗汗、舌红少津、脉细数等虚热证候。

（2）阳偏衰：即阳虚，是机体阳气虚弱，不能制约阴所致的病理状态。机体阳气虚弱，导致阴相对偏盛，故阳虚则寒。临床表现为形寒肢冷、面色㿠白、舌淡、脉沉迟无力等虚寒证候。

阴阳偏衰所导致的病证是虚证，阴虚出现虚热证，阳虚出现虚寒证。

（3）阴阳俱损：根据阴阳互根原理，机体的阴或阳任何一方虚损到一定程度，必然导致另一方的不足。阳虚至一定程度时，因阳虚不能化生阴液，而同时出现阴虚的现象，称为"阳损及阴"。同样，阴虚至一定程度时，因阴虚不能化生阳气，而同时出现阳虚的现象，称为"阴损及阳"。"阳损及阴"或"阴损及阳"，最终导致"阴阳两虚"。

（四）用于疾病的诊断

疾病发生发展的机制在于阴阳失调，因此，错综复杂的临床表现都可以用阴阳来概括，以指导疾病的诊断。故《素问·阴阳应象大论》说："善诊者，察色按脉，先别阴阳。"

1. 分析四诊资料　望闻问切是中医诊断疾病的基本手段。对于四诊收集来的资料，可以用阴阳判别其属性。如望诊中，色泽鲜明者属阳，色泽晦暗者属阴。闻诊中，语声高亢宏亮，多言而躁动者，属阳；语声低微无力，少言而沉静者，属阴。问诊中，口干而渴属阳，口润不渴属阴。切诊中，浮、数、有力之脉为阳，沉、迟、无力之脉为阴。

2. 概括疾病证候　虽有阴阳、表里、寒热、虚实八纲，但阴阳是八纲的总纲，即表、实、热属阳，里、虚、寒属阴。在临床辨证中，首先要分清阴阳，才能抓住疾病的本质，做到执简驭繁。

案例 2-1 分析

患者恶风发热，说明病变部位在表；咳痰黄稠，鼻流黄涕，舌红苔黄，脉数，应为热证，故本证属阳证。

（五）用于疾病的防治和护理

由于疾病发生发展的机制在于阴阳失调，因此，调整阴阳，恢复阴阳的相对平衡，是防治疾病的基本原则。

1. 指导养生　养生的目的，一是延年，二是防病。养生最根本的原则就是要"法于阴阳"，即遵循自然界阴阳的变化规律来调理人体之阴阳，使人体中的阴阳与四时阴阳的变化相适应，保持人与自然界的协调统一。根据中医调和阴阳的理论，在养生方法上，要春夏养阳，秋冬养阴，以保持机体内外环境之间的阴阳平衡。如对"能夏不能冬"的阳虚体质者，夏用温热之药预培其阳，则冬不易发病；对"能冬不能夏"的阴虚体质者，冬用凉润之品预养其阴，则夏不得发病。此即所谓"冬病夏治""夏病冬养"之法。

2. 确定治疗原则　由于阴阳失调是疾病的基本病机，因而调整阴阳的偏盛偏衰，恢复阴阳的协调平衡，是治疗疾病的基本原则之一。

（1）阴阳偏盛的治疗原则：阴阳偏盛形成的实证，其治疗原则是"实则泻之"，即损其有余。分而言之，阳偏盛而导致的实热证，则用"热者寒之"的治疗方法；阴偏盛而导致的实寒证，则用"寒者热之"的治疗方法。若在阳盛或阴盛的同时，由于"阳胜则阴病"或"阴胜则阳病"而出现阴虚或阳虚时，则又当兼顾其不足，于"实者泻之"之中配以滋阴或助阳之品。

（2）阴阳偏衰的治疗原则：阴阳偏衰导致虚证，其治疗原则是"虚则补之"，即补其不足。分而言之，阴偏衰产生的是"阴虚则热"的虚热证，治疗当滋阴制阳，用"壮水之主，以制阳光"的治法，《内经》称之为"阳病治阴"；阳偏衰产生的是"阳虚则寒"的虚寒证，治疗当扶阳抑阴，用"益火之源，以消阴翳"的治法，《内经》称之为"阴病治阳"。

（3）阴阳互损的治疗原则：阴阳互损导致阴阳两虚，故应采用阴阳双补的治疗原则。对阳损及阴导致的阴阳两虚证，当补阳为主，兼以补阴；对阴损及阳导致的阴阳两虚证，当补阴为主，兼以补阳。如此则阴阳双方相互资生，相互为用。

3. 分析和归纳药物的性能　阴阳学说用于疾病的治疗，不仅用于确定治疗原则，而且也用来概括药物的性能，作为指导临床用药的根据。治疗疾病，不但要有正确的诊断和治疗方法，还必须熟练地掌握药物的性能。根据确定的治疗原则，选用适宜药物，才能收到良好的治疗效果。

药物的性能，一般来说，主要靠其气、味和升降浮沉来决定，而药物的气、味和升降沉浮，又皆可以用阴阳来归纳说明。

（1）药性：主要是寒、热、温、凉四种药性，又称"四气"。其中寒凉属阴，温热属阳。一般来说，属于寒性或凉性的药物，能清热泻火，减轻或消除机体的热象，阳热证多用之；属于热性或温性的药物，能散寒温里，减轻或消除机体的寒象，阴寒证多用之。

（2）五味：就是酸、苦、甘、辛、咸五种味道。有些药物具有淡味或涩味，但习惯上仍称为"五味"。辛味有发散之性，甘味能滋补与缓急，酸味能收敛，苦味能降能坚，咸味能软坚和泻下。故辛味、甘味属阳，酸、苦、咸三味属阴。如《素问·至真要大论》说："辛甘发散为阳，酸苦涌泄为阴，咸味涌泄为阴，淡味渗泄为阳。"

（3）升降浮沉：指药物在体内发挥作用的趋向。升浮之药，其性多具有上升发散的特点，故属阳；沉降之药，其性多具有收涩、泻下、重镇的特点，故属阴。

总之，养生防病，须根据四时阴阳的变化情况"法于阴阳"；治疗疾病，则要根据病证的阴阳偏盛偏衰等情况，确定治疗原则，阴阳偏盛者，损其有余；阴阳偏衰者，补其不足。再根据药物四气五味和升降浮沉的阴阳属性选择适当的药物，以纠正疾病过程中的阴阳失调，从而达到治疗疾病的目的。

第2节 五 行 学 说

五行学说认为，宇宙间的一切事物都是由木、火、土、金、水五种基本物质所构成的，自然界各种事物和现象的发展变化，都是这五种物质不断运动和相互作用的结果。

案例 2-2

患者，女，38岁。主诉：头晕胀痛、急躁易怒7日。自述近期因事业不顺，情绪波动较大，继而出现头晕胀痛、面红目赤、急躁易怒、口苦等症，伴见大便秘结，小便黄，舌红，苔黄，脉弦数。医生诊断为肝火炽盛，并用清心泻火的方药进行治疗。

问题： 患者为肝火炽盛，却用清心泻火的方药进行治疗，体现了五行的什么关系？

一、五行的基本概念

五行，即指木、火、土、金、水五种基本物质及其运动变化。五，指构成世界的木、火、土、金、水五种基本物质；行，指运动变化。

古人在长期的生产和生活实践中，认识到木、火、土、金、水是自然界不可缺少的五种最基本物质，随着人们对自然现象的观察与推理，逐渐认识到这五类物质之间既相互促进，又相互制约，从而促进了事物的发生与发展，维持着它们的协调与动态平衡。 考点：五行的概念

护考链接

中医五行学说中描述的"五行"是指下列哪五种物质及其运动变化（ ）

A．木、火、风、土、雨　　　　　　　　B．木、火、土、金、水
C．喜、怒、忧、思、恐　　　　　　　　D．木、火、土、寒、热
E．风、寒、湿、燥、火

分析： "五行"是指木、火、土、金、水五种物质及其运动变化，故选B。

二、五行的特性

五行的特性，是古人在对木、火、土、金、水五种物质的直观观察和朴素认识的基础上，进行抽象概括后逐渐形成的理性概念，是用以识别各种事物的五行属性的基本依据。《尚书·洪范》中"水曰润下，火曰炎上，木曰曲直，金曰从革，土爰稼穑"是对五行特性从哲学的高度做出抽

象概括，现分述如下。

（1）"木曰曲直"："曲"，屈也；"直"，伸也。曲直，是指树木的枝条具有生长、柔和，能屈又能伸的特性，引申为凡具有生长、升发、条达、舒畅等性质或作用的事物和现象，归属于木。

（2）"火曰炎上"："炎"，是焚烧、炎热、光明之义；"上"，是上升。炎上，是指火具有炎热、上升、光明、温暖的特性。引申为凡具有温热、上升、光明、温通等性质或作用的事物和现象，归属于火。

（3）"土爰稼穑"："爰"，通"曰"；"稼"，即种植谷物；"穑"，即收获谷物。稼穑，泛指人类种植和收获谷物的农事活动。引申为凡具有生化、承载、化生、长养等性质或作用的事物和现象，归属于土。故有"土载四行""土为万物之母"的说法。

（4）"金曰从革"："从"，顺也；"革"，即变革。从革，是指金有刚柔相济之性，金之质地虽刚硬，可作兵器以杀戮，但有随人意而更改的柔和之性。引申为凡具有沉降、肃杀、收敛、清洁等性质或作用的事物和现象，归属于金。

（5）"水曰润下"："润"，即滋润、濡润；"下"即向下、下行。润下，是指水具有滋润、下行的特性。引申为凡具有滋润、下行、寒凉、闭藏等性质或作用的事物和现象，归属于水。

从上述五行的特性可以看出，五行学说中的木、火、土、金、水，已经不是这五种具体物质本身，而是对物质不同属性的概括。

三、事物和现象的五行分类

古人以五行的特性为依据，运用取象比类法和推演络绎法，将自然界的各种事物和现象进行归类，从而形成了五大系统。

"取象"，即是从事物的形象（形态、作用、性质）中找出能反映本质的特有征象；"比类"，即是以五行各自的抽象属性为基准，与某种事物所特有的征象相比较，以确定其五行归属。如以方位配五行，日出东方，与木升发特性相似，故东方归属于木；南方炎热，与火特性相类似，故南方归属于火。推演络绎法，是根据已知的某些事物的五行归属，推演归纳其他相关的事物，从而确定这些事物的五行归属。如已知肝属木（大前提），因肝与胆相表里，主筋，其华在爪，开窍于目（小前提），故推演络绎出胆、筋、爪、目皆属于木；心属火，心与小肠相表里，主脉，开窍于舌，故小肠、脉、舌归属于火。

中医学在天人相应思想指导下，通过以上两种基本方法，以五行为中心，以空间结构的五方，时间结构的五季，人体结构的五脏为基本框架，将自然界的各种事物和现象，以及人体的生理病理现象，按其属性进行归纳，从而将人体的生命活动与自然界的事物或现象联系起来，形成了联系人体内外环境的五行结构系统，用以说明人体及人与自然环境的统一（表2-2）。

表2-2　自然界、人体五行属性归类表

自然界					五行	人体				
五味	五色	五气	五方	五季		五脏	五腑	五官	五体	五志
酸	青	风	东	春	木	肝	胆	目	筋	怒
苦	赤	暑	南	夏	火	心	小肠	舌	脉	喜
甘	黄	湿	中	长夏	土	脾	胃	口	肌肉	思
辛	白	燥	西	秋	金	肺	大肠	鼻	皮毛	悲
咸	黑	寒	北	冬	水	肾	膀胱	耳	骨	恐

中医饮食中的"五味"指的是（　　　）

A. 酸、苦、甘、辛、咸　　　　　　　　B. 酸、苦、甘、甜、涩

C. 酸、辣、苦、涩、咸　　　　　　　　D. 甜、辣、苦、涩、咸

E. 酸、辣、苦、甘、辛

分析： 自然界中的五味是指酸、苦、甘、辛、咸，故选 A。

四、五行学说的基本内容

五行学说以五行特性为依据，运用取象比类和推演络绎的方法，将自然界千姿百态、千变万化的各种事物和现象分别归属于木、火、土、金、水五大类，而每一类事物和现象之间都有着相同的或相似的特定属性，彼此构成了一定的联系。

（一）五行的相生相克

1. 相生　生，即资生、助长、促进的意思。五行相生，是指木、火、土、金、水之间存在着某一行对另外一行具有资生和促进的作用。五行相生的次序是木生火、火生土、土生金、金生水、水生木。五行相生关系中，任何一行都具有"生我""我生"两方面的关系，又称"母子关系"，生我者为母，我生者为子。如木生火，木为火之母，火为木之子。因此，所谓五行相生，实为五行中的任何一行对其"子行"的资生、助长和促进。

2. 相克　克，即制约、克制的意思。五行相克，是指木、火、土、金、水之间存在着某一行对另一行的制约作用。五行相克的次序是木克土，土克水，水克火，火克金，金克木。五行相克关系中，任何一行都具有"克我""我克"两方面的关系。我克者为我"所胜"，克我者为我"所不胜"。五行的相克关系，又称"所胜"和"所不胜"的关系。如以水为例，克我者为"土"，则土为水之"所不胜"；我克者为"火"，则火为水之"所胜"。五行相克，实际上是指五行中的任何一行对其"所胜行"的制约与克制（图 2-1）。

五行中任何一行都存在着"生我"和"我生"，"克我"和"我克"的现象。五行相生相克维持着五行之间的动态平衡与稳定，是自然界的正常现象。人体内五行的相生相克，也属于正常的生理活动。

（二）五行的相乘相侮

1. 相乘　乘即乘虚侵袭之意。五行相乘指五行之中某一行对所胜一行的过度克制，即"相克太过"。相乘的次序与相克同，即木乘土，土乘水，水乘火，火乘金，金乘木。

导致五行相乘的原因有"太过"和"不及"两种情况。太过导致的相乘，是指五行中的某一行过于亢盛，对其所胜行进行超过正常限度的克制，引起其所胜行的虚弱，从而导致五行之间的

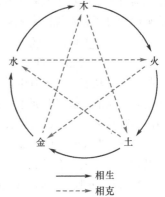

图 2-1　五行相生相克规律示意图

协调关系失常。如以木克土为例：正常情况下，木能克土，土为木之所胜。若木气过于亢盛，对土克制太过，可致土的不足。这种由于木的亢盛而引起的相乘，称为"木旺乘土"。不及所致的相乘，是指五行中某行过于虚弱，难以抵御其所不胜行正常限度的克制，使其本身更显虚弱。仍以木克土为例，正常情况下，木能制约土，若土气不足，木虽然处于正常水平，土仍难以承受木的克制，因而造成木乘虚侵袭，使土更加虚弱。这种由于土的不足而引起的相乘，称为"土虚木乘"。

2. 相侮　侮即欺侮，有恃强凌弱的意思。五行相侮指五行中的某一行对其"所不胜"一行的反向克制，又称反克。相侮的次序与相克相反，即木侮金，金侮火，火侮水，水侮土，土侮木。

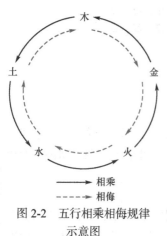

考点：五行的相生、相克、相乘和相侮的概念

图 2-2　五行相乘相侮规律示意图

导致五行相侮的原因有"太过"和"不及"两种情况。太过所致的相侮，是指五行中的某一行过于强盛，使原来克制它的一行不仅不能克制它，反而受到它的反向克制。例如，木气过于亢盛，金不仅不能克木，反而受到木的欺侮，出现"木反侮金"的逆向克制现象，这种现象称为"木亢侮金"。不及所致的相侮，是指五行中某一行过于虚弱，不仅不能制约其所胜的一行，反而受到其所胜行的"反克"。如正常情况下，金克木，木克土，但当木过度虚弱时，则不仅金来乘木，而且土也会因木的衰弱而"反克"之。这种现象，称为"木虚土侮"。

五行的相乘与相侮，都属于异常的相克现象，均可由五行中任何一行的"太过"或"不及"而引起。两者的区别在于，相乘是按五行的相克次序发生的过度克制，相侮则是逆着相克的次序发生的反向克制。相乘与相侮可同时出现（图 2-2）。

知识链接

五行制化

五行制化就是五行之间生中有克，克中有生，生克结合的关系。具体的规律是木克土、土生金、金克木；火克金、金生水、水克火；土克水、水生木、木克土；金克木、木生火、火克金；水克火、火生土、土克水。五行之间的这种相互资生又相互制约的关系，维持着五行之间的协调和稳定。

五、五行学说在中医学中的应用

五行学说在中医学的应用，主要是以五行的特性来分析归纳人体脏腑、经络、形体、官窍等组织器官的功能特点及其相互联系。以五行的生克制化规律来分析五脏之间的生理联系，以五行的乘侮和母子相及规律来阐释五脏病变的相互影响，从而指导疾病的诊断和防治。

（一）说明五脏的生理功能及其相互关系

1. 说明五脏的生理特点　五行学说将人体的五脏分别归属于五行，并以五行的特性来类比五脏的生理功能。如木有生长、升发、舒畅、条达的特性，肝喜条达而恶抑郁，有疏通气血，调畅情志的功能，故以肝属木；火有温热、向上、光明的特性，心主血脉以维持体温恒定，心主神明以为脏腑之主，故以心属火；土性敦厚，有生化万物的特性，脾主运化水谷、化生精微以营养脏腑形体，为气血生化之源，故以脾属土；金性清肃、收敛，肺具有清肃之性，以清肃下降为顺，故以肺属金；水具有滋润、下行、闭藏的特性，肾有藏精、主水、纳气等功能，故以肾属水。

2. 说明五脏之间的生理联系　五脏的功能活动是互相联系的。中医学运用五行生克制化理论来说明五脏之间既相互资生又相互制约的关系。

（1）说明五脏之间的资生关系：肝生心，即木生火，如肝藏血以济心，肝主疏泄以助心行血；心生脾，即火生土，如心阳温煦脾阳，以助运化。

（2）说明五脏之间的制约关系：水克火，如肾水上济于心，可以防止心火之亢烈；火克金，心火温煦肺脏，推动呼吸，以防肺之过寒。

（3）说明五脏之间的生克制化：依据五行学说，五脏中的每一脏都具有生我、我生和克我、我克的生理联系。五脏之间的生克制化，说明每一脏在功能上因有他脏的资助而不至于虚损，有他脏的制约和克制，而不至于过亢；本脏之气太盛，则有他脏之气制约；本脏之气虚损，又可由他脏之气补之。如脾（土）气虚，则有心（火）生之，因有肝（木）克之，所以脾气不会过亢。这种制化关系把五脏紧紧联系成一个整体，从而保证了人体内环境的统一。

应当指出的是，五脏间的相互关系是复杂的，五行的生克关系难以完全阐释五脏间的生理联系。因此，在研究脏腑的生理功能及其相互间联系时，不能拘泥于五行之间相生相克的理论。

（二）阐释五脏病变的相互影响

某脏有病可以传至他脏，他脏疾病也可以传至本脏，这种病理上的相互影响称之为传变。五行学说阐释五脏病变的相互传变，分为相生关系的传变和相克关系的传变两类。

1. 相生关系的传变　包括"母病及子"和"子病及母"两个方面。

（1）母病及子：即母脏之病传及子脏。如肾属水，肝属木，水能生木，故肾为母脏，肝为子脏。肾病及肝，属母病及子。临床常见的因肾精不足不能资助肝血而致的肝肾精血亏虚证，属母病及子的传变。

（2）子病及母：是指疾病的传变，从子脏传及母脏。如肝属木，心属火，木能生火，故肝为母脏，心为子脏。心病及肝，即是子病及母。临床常见的因心血不足累及肝血亏虚而致的心肝血虚证，属子病及母。

2. 相克关系的传变　包括"相乘"和"相侮"两个方面。

（1）相乘：是相克太过致病。如以肝木和脾土之间的相克关系而言，若肝气郁结，影响脾胃的运化功能，出现胸胁苦满、脘腹胀痛、泛酸、泄泻等表现时，称为"木旺乘土"。反之，先有脾胃虚弱，继而致肝气郁结，称为"土虚木乘"。

（2）相侮：是反向克制致病。如肺金本应克制肝木，若暴怒而肝火亢盛，肺金反遭肝火之反向克制，出现急躁易怒，面红目赤，甚则咳逆上气，咯血等症状，称为"木火刑金"。脾土虚衰不能制约肾水，出现全身水肿，称为"土虚水侮"。

由于五行生克规律不能完全阐释五脏间复杂的生理关系，因而疾病在五脏的传变，应从实际情况出发去把握。

（三）指导疾病的诊断治疗及护理

人体是一个有机整体，当内脏有病时，其功能活动及其相互关系的异常变化，可以反映到体表相应的组织器官，即所谓"有诸内必形诸外"（《孟子·告子下》）。依据事物属性的五行归类和五行生克乘侮规律，可确定五脏病变的部位，指导疾病的治疗与护理。

1. 确定五脏病变部位　以五行的归类和生克乘侮规律确定五脏病变的部位。如面见青色，喜食酸味，脉见弦象，可以诊断为肝病；面见赤色、口苦、脉洪数，可诊断为心有病等。又如脾虚患者，面见青色，为木来乘土之象；肺病之人，面见赤色，为火来乘金。

2. 指导疾病的治疗与护理　五行学说指导疾病的治疗，主要表现在根据药物的色、味，按五行归属指导脏腑用药；按五行的生克乘侮规律，控制疾病的传变和确定治则治法；指导针灸取穴和情志疾病的治疗等几个方面。

（1）指导用药：不同的药物，有不同的颜色与气味。以颜色分，有青、赤、黄、白、黑"五色"；以气味辨，则有酸、苦、甘、辛、咸"五味"。药物的五色、五味与五脏的关系是以天然色味为基础，以其不同性能与归经为依据，按照五行归属来确定的。即青色、酸味入肝，而白芍、山茱萸味酸可入肝经以补肝之精血。

（2）控制传变：根据五行生克乘侮理论，五脏中一脏有病，可以传及其他四脏而发生传变。因此，临床治疗时除对所病本脏进行治疗之外，还要依据其传变规律，治疗其他脏腑，以防止其传变。如肝有病可以影响到心、肺、脾、肾等脏。如《难经·七十七难》所说："见肝之病，则知肝当传之于脾，故先实其脾气。"这里的"实其脾气"，是指在治疗肝病的基础上佐以补脾、健脾。

（3）确立治则：临床上根据五行相生规律确定的治疗原则是补母和泻子。常用的治疗方法主要有滋水涵木、益火补土、培土生金、金水相生等。根据五行相克规律确定的治疗原则是抑强与扶弱。常用的治疗方法主要有抑木扶土、培土制水、佐金平木、泻南补北等。

（4）指导取穴：在针灸疗法中，针灸学家将手足十二经近手足末端的井、荥、输、经、合"五输穴"，分别配属于木、火、土、金、水五行。在治疗脏腑病证时，根据不同的病情以五行的生克规律进行选穴治疗。

（5）治疗情志疾病：五脏之间存在相生相克的关系，人的情志可分属五脏，因此人的情志变化也有相互抑制作用。临床上可以运用不同情志变化的相互抑制关系来达到治疗目的。如"怒伤肝，悲胜怒……喜伤心，恐胜喜……思伤脾，怒胜思……忧伤肺，喜胜忧……恐伤肾，思胜恐"（《素问·阴阳应象大论》）。这就是情志疾病治疗中的所谓"以情胜情"之法。

以五行生克规律阐释疾病的治疗，有其一定的实用价值，但是并非所有疾病的治疗都能用五行生克规律来解释。临床上既要正确地掌握五行生克规律，又要根据具体病情进行辨证论治。

案例 2-2 分析

患者诊断为肝火炽盛，而应用清心泻火的方法治疗。肝五行属木，心五行属火，木为火之母，火为木之子，肝火炽盛为实证，"实则泻其子"，故五行的关系为子母关系，治疗以"实则泻其子""虚则补其母"的原则。

小　结

总之，阴阳学说主要强调在阴阳双方对立制约、互根互用、相互消长、相互转化的基础上，维持阴阳相对的动态平衡，是保证人体正常生理功能的关键；调整阴阳，恢复阴阳的相对平衡是治疗疾病的基本原则。五行学说认为木、火、土、金、水是构成自然界万物的基本元素，世界上所有的事物和现象都是这五种物质运动变化的结果。而五行之间通过生克制化的相互关系，维持了整体的动态平衡，从而维持生物的生存和发展。

自　测　题

A₁型题

1. 任何一方都不能脱离另一方而单独存在是指（　　）
   A. 阴阳对立　　　B. 阴阳转化
   C. 阴阳互根　　　D. 阴阳消长
   E. 阴阳制约

2. 按照阴阳学说理论，下列哪项属阳（　　）
   A. 抑郁的　　　B. 沉降的
   C. 寒凉的　　　D. 湿润的
   E. 无形的

3. 事物阴阳两个方面的相互转化是（　　）
   A. 绝对的　　　B. 有条件的
   C. 必然的　　　D. 量变的
   E. 随意的

4. 从夏至秋及冬的热、凉、寒的变化属于（　　）
   A. 阴阳转化　　　B. 重阳必阴
   C. 热及生寒　　　D. 阳消阴长
   E. 阴消阳长

5. 下列不符合五行生克规律的是（　　）
   A. 木为水之子　　　B. 水为火之所不胜

C. 火为土之母　　D. 金为木之所胜

E. 金为土之子

6. 肾精以养肝属五行的（　　）

A. 相侮关系　　　B. 相乘关系

C. 相生关系　　　D. 相克关系

E. 反克关系

7. 下列属"母病及子"关系的是（　　）

A. 肝病及肾　　　B. 肾病及肝

C. 肾病及肺　　　D. 心病及肾

E. 肺病及心

8. 金的"所不胜"是（　　）

A. 水　　　　　　B. 木

C. 土　　　　　　D. 金

E. 火

9. 下列不宜用阴阳的基本概念来概括的
是（　　）

A. 寒与热　　　　B. 上与下

C. 邪与正　　　　D. 内与外

E. 气与血

10. 肝病传肺属于（　　）

A. 相侮　　　　　B. 相克

C. 相乘　　　　　D. 子病及母

E. 相生

11. 肾精不足导致肝血不足，可称为（　　）

A. 子病及母　　　B. 水不涵木

C. 相侮　　　　　D. 相克

E. 以上皆不是

12. "动极者镇之以静，阴亢者胜之以阳"
说明阴阳的（　　）

A. 交互感应　　　B. 对立制约

C. 互根互用　　　D. 消长平衡

E. 相互转化

13. "阴者，藏精而起亟也；阳者，卫外而
为固也"说明阴阳的（　　）

A. 制约　　　　　B. 交感

C. 消长　　　　　D. 互根

E. 互用

14. "无阳则阴无以生，无阴则阳无以化"
说明阴阳的（　　）

A. 交互感应　　　B. 对立制约

C. 互根互用　　　D. 消长平衡

E. 相互转化

15. 根据阴阳属性的可分性，五脏中属于
阴中之阳的脏是（　　）

A. 心　　　　　　B. 肺

C. 肝　　　　　　D. 脾

E. 肾

16. 根据阴阳属性的可分性，五脏中属于
阴中之至阴的脏是（　　）

A. 心　　　　　　B. 肺

C. 肝　　　　　　D. 脾

E. 肾

17. 根据阴阳属性的可分性，一日之中属
于阴中之阴的是（　　）

A. 上午　　　　　B. 下午

C. 前半夜　　　　D. 后半夜

E. 以上均非

18. 根据阴阳属性的可分性，一日之中属
于阴中之阳的是（　　）

A. 前半夜　　　　B. 后半夜

C. 上午　　　　　D. 下午

E. 以上均非

19. "阳病治阴"的方法适用于下列何证
（　　）

A. 阳损及阴　　　B. 阳盛伤阴

C. 阴虚阳亢　　　D. 阳气暴脱

E. 阳虚阴盛

20. 以补阴药为主，适当配伍补阳药的治
疗方法属于（　　）

A. 阴中求阳　　　B. 阳中求阴

C. 阴病治阳　　　D. 阳病治阴

E. 以上均不是

21. 把"脾"归属土，主要采用的是何归
类法（　　）

A. 取象比类法　　B. 推演络绎法

C. 以表知里法　　D. 试探法

E. 反证法

22. "见肝之病，知肝传脾"，从五行之间
的相互关系看，其所指内容是（　　）

A. 木疏土　　　　B. 木克土

C. 木乘土　　D. 木侮土

E. 土侮木

23. 脾病传肾属于（　　）

A. 相生　　B. 相克

C. 相乘　　D. 相侮

E. 母病及子

24. 属于"子病犯母"的是（　　）

A. 脾病及肺　　B. 脾病及肾

C. 肝病及肾　　D. 肝病及心

E. 肺病及肾

25. 据五行相生规律确立的治法是（　　）

A. 培土生金　　B. 佐金平木

C. 泻南补北　　D. 抑木扶土

E. 培土制水

（刘德要　邱学梅）

第 3 章 　　藏　　象

·引 言·

中医的藏象学说是研究人体脏腑的生理功能、病理变化及其相互关系的学说，它是中医学的理论核心。在中医学中，虽然绝大多数脏腑的名称与现代医学的名称相同，但这些脏腑却有着不同于现代医学的生理功能。通过这一章的学习，学会五脏六腑的生理功能、系统联系及脏腑间的相互关系，树立中医学的生理观，为认识人的生理病理及其疾病治疗奠定重要基础。

"藏象"二字，首载于《素问·六节藏象论》，张介宾在《类经·藏象类》注云："象，形象也。藏居于内，形见于外，故曰藏象。"藏象，也称"脏象"，是指人体内脏功能活动及其表现于外的生理病理征象，以及与自然界相通应的事物和现象。"藏"，指藏于体内的内脏，包括五脏、六腑和奇恒之腑。由于五脏是人体生命活动的中心，因此"藏"实际上是以五脏为中心的五个生理功能系统。"象"，是指外在的现象和比象，有两个涵义，其一是指表现于外的生理病理征象，其二是指五脏与外界自然环境的事物与现象类比所获得的比象。

知识链接

"藏"与脏器

"藏"与脏器的概念不同。"藏"是中医学特有的概念，不仅是一个解剖学概念，更重要的是一个生理、病理学概念，一个功能单位的概念。脏器，是西医学的一个形态学概念，是指机体内外的器官。就其结构来说，是一个纯形态学的或实体性的结构，而其功能通过直接对该器官的解剖分析而获得。因此，"藏"与脏器的名称虽然大致相同，但其内涵却大不一样。

藏象学说，是研究人体内在脏腑的形态结构、生理功能、病理变化及与精、气、血、津液相互关系的基本理论。藏象学说是中医学理论体系的核心内容，对养生防病和疾病诊治康复具有非常重要的指导意义。藏象学说在古代解剖方法获得的直观认识基础上，通过长期以象测脏的生理病理的观察，又运用哲学思维来认识脏腑的生命活动规律。因此，中医学的脏腑，不仅仅是解剖学的形态和部位，而且是指赋予了某些特殊机能的人体生理功能系统。藏象学说是以脏腑的生理病理为研究目标的中医学基本理论。

脏腑是内脏的总称，依据形态结构与生理功能特点，分为脏、腑和奇恒之腑三类。脏，即心、肝、脾、肺、肾，合称五脏；腑，即胆、胃、小肠、大肠、膀胱、三焦，合称六腑；奇恒之腑，包括脑、髓、骨、脉、胆、女子胞。

护考链接

中医五脏指的是（　　　）

A. 脾、胆、胃、肺、女子胞
B. 肝、胆、胃、大肠、小肠
C. 心、肝、脾、肺、膀胱
D. 心、肝、脾、肺、肾
E. 心、肝、脾、胆、胃

分析： 五脏包括心、肝、脾、肺、肾，故答案选 D。

五脏多为实质性脏器，共同的生理特点是化生和贮藏精气；六腑多为中空管腔性脏器，共同的生理特点是受盛和传化水谷。《素问·五藏别论》中"所谓五脏者，藏精气而不泻也，故满而不能实；六腑者，传化物而不藏，故实而不能满也"，概括了五脏与六腑的生理特点与主要区别。五脏六腑的生理特点，可指导临床辨证论治。一般来说，病理上"脏病多虚""腑病多实"；治疗

考点：五
脏、六腑
的概念

上"五脏宜补""六腑宜泻"。奇恒之腑的形态为中空有腔，与六腑相类；功能是贮藏精气，与五脏相似，故名奇恒之腑。

第1节　五　　脏

案例3-1

患者，女，43岁。闭经3个月，面白无华，头晕目眩，肢体麻木，爪甲不荣。舌淡，脉细无力。

问题：患者出现了什么问题？

五脏，即心、肝、脾、肺、肾的合称。五脏的共同生理特点是化生和贮藏精气。五脏的职能虽各有所司，但彼此协调，共同维持生命活动。五脏的生理活动与自然环境的变化及精神因素又是密切相关的。

本节主要阐述心、肝、脾、肺、肾五脏的主要生理功能，以及与形体官窍及情志、五液等的联系。

一、心

心居于胸中，两肺之间，膈膜之上，外有心包卫护。心的主要生理机能是主血脉，主神志。心在体合脉，其华在面，在窍为舌，在志为喜，在液为汗，与小肠相表里。心在五行属火，为阳中之阳，与自然界夏气相通应。

（一）生理功能

1. 心主血脉　"主"有主宰、管理的意思；脉即脉道。心主血脉，是指心气推动和调控血液运行于脉中，流注全身，发挥其营养和滋润作用。心主血脉包括心主血和心主脉两个方面。

（1）心主血：①心行血，是指心气具有推动和调控血液运行，向全身各脏腑、形体、官窍输送营养物质，以维持生命活动的作用。全身各脏腑组织及心脉自身有赖于血液的濡养，而血液的运行主要依赖心气的推动和调控，心气是血液运行的原动力。只有心气充足，推动血行有力，血液才能运行不息，营养全身。②心生血，是指饮食水谷经脾胃的运化生成水谷之精，水谷之精再化为营气和津液，经心阳的作用，化为赤色血液。

（2）心主脉：是指心气具有推动和调控心脏的搏动，维持脉道通利的作用。脉为血府，是容纳和运输血液的通道。心与脉直接相连，脉道通利与否，直接影响着血液的正常运行。心气充沛，心阴与心阳协调，心脏有节律地搏动，脉道通利，血运流畅。

因此，心、脉、血密切相连，构成一个血液循环系统。血液在脉中正常运行，必须以心气充沛、血液充盈、脉道通利为最基本的前提条件，其中心气充沛又起主导作用。

心主血脉的功能是否正常，可从心胸部感觉，通过面色、舌色、脉象反映出来。心气充沛，血脉充盈，则胸部舒畅，面色红润有光泽，舌质淡红，脉和缓有力；若心气不足或心血亏虚，则见心悸胸闷，面白无华，脉细弱无力等；若心血瘀阻，可见心胸憋闷疼痛，面色紫暗，唇舌青紫，脉细涩或结代等。

2. 心主神志　又称心主神明、心藏神，是指心具有主宰脏腑、经络、形体、官窍的生理活动和主司意识、思维、情志等精神活动的作用。故《素问·灵兰秘典论》称心为"君主之官"。

人体之神，有广义与狭义之分。广义之神，指整个人体生命活动的主宰和总体现；狭义之神，指人的意识、思维、情志等精神活动。心主神志，既包括广义之神，又包括狭义之神。

人体脏腑、经络、形体、官窍，虽生理机能各不相同，但都是在心神的主司和调节下分工合作，共同完成整体生命活动。心神正常，则人体各脏腑的机能才能相互协调，彼此合作，身心康泰，因此心被称为"五脏六腑之大主"。心还具有接受和反映外界客观事物，进行意识、思维、情志等活动的功能。这一复杂的精神活动实际上是在"心神"的主导下，由五脏协作共同完成的。

心主血脉与心主神志密切相关。因为血是神志活动的物质基础，心的气血充盛，才能意识清楚，精神振奋，思维敏捷。如心血不足，心神失养，可出现失眠、多梦、健忘、反应迟钝，精神萎靡等症。而心主神明，又能调控心血的运行，使血运正常。故心神异常，亦可影响心主血脉的功能。

（二）系统联系

1. 在体合脉，其华在面　心在体合脉，是指全身的血脉统属于心，由心主司。华，外荣。其华在面，是指心脏精气的盛衰，可从面部的色泽表现出来。由于头面部的血脉极其丰富，全身血气皆上注于面，故心的精气盛衰及其生理病理，都可显露于面部的色泽变化。心气旺盛，血脉充盈，则面色红润光泽。心气不足，可见面色㿠白；心血亏虚，则面白无华；心脉痹阻，见面色青紫；心火亢盛，则面色红赤。

2. 在窍为舌　又称心开窍于舌，是指心的气血盛衰及其功能活动可反映于舌。舌主司味觉、表达语言。心的经脉上通于舌，舌体血运丰富，故舌色能反映心主血脉的功能。舌体运动及语言表达皆依赖心神的统领。心主血脉、藏神功能正常，则舌体红活荣润，柔软灵活，味觉灵敏，语言流利。若心血不足，则舌淡瘦薄；心火上炎，则舌红生疮；心血瘀阻，则舌质紫暗，或有瘀斑；心神失常，可出现舌强、语謇等。

✎ 护考链接

开窍于舌的脏器是（　　　）

A. 肺　　　　　　　　B. 心　　　　　　　　C. 脾
D. 肾　　　　　　　　E. 肝

分析： 心开窍于舌，故答案选 B。

3. 在志为喜　是指心的生理机能与喜有关。喜是人体对外界刺激产生的良性情绪反应。心气充沛，心血充盈，心神正常，则精神愉快，心情舒畅；而喜乐愉悦有益于心主血脉的功能。但喜乐过度则可使心神受伤，精神亢奋可使人喜笑不休，精神萎靡可使人易于悲哀。另外，心为神明之主，五志过极均能损伤心神。

4. 在液为汗　是指心血为汗液化生之源。汗是津液通过阳气的蒸化后，经汗孔排于体表的液体。心主血脉，血液与津液同源互化，血中之津渗出脉外则为津液，津液是汗液化生之源。心血充盈，津液充足，汗化有源。汗出过多，津液大伤，必然耗及心气、心血，可见心悸之症，故又有"汗血同源""汗为心之液"之说。

附：心包络

心包络，简称心包，又称"膻中"，是心外面的包膜，有保护心脏的作用。古代医家认为，心包络是心之外围，故外邪侵心，心包络当先受病，故心包有"代心受邪"之功用。在温病学说中，将外感热病出现的神昏谵语等心神失常的病理变化，称之为"热入心包"。实际上，心包受邪所出现的病证，即是心的病证。

二、肺

肺位于胸中，居膈膜之上，左右各一，覆盖于心之上。肺在人体脏腑中位置最高，覆盖诸脏，故有"华盖"之称。因肺叶娇嫩，不耐寒热，易被邪侵，肺又被称为"娇脏"。肺的主要生理机能是主气、司呼吸，主宣发肃降、通调水道，朝百脉。肺在体合皮，其华在毛，在窍为鼻，在志为悲忧，在液为涕，与大肠相表里。肺在五行中属金，为阳中之阴，与自然界秋气相通应。

（一）生理功能

1. 肺主气，司呼吸　肺主气，包括主呼吸之气和主一身之气两个方面。

（1）肺主呼吸之气：指肺具有吸入自然界清气，呼出体内浊气的生理机能。呼吸是机体与外界环境进行气体交换的过程，肺是气体交换的场所。通过肺的呼吸作用，不断吸入自然界的清气，呼出体内的浊气，吐故纳新，实现了机体与外界环境之间的气体交换，从而保证了人体新陈代谢的正常进行。

肺主呼吸之气的功能正常，则气道通畅，呼吸均匀和调。若外邪犯肺或他脏疾病，影响肺的呼吸功能，可出现胸闷、咳嗽、气喘、呼吸不利等症状。

（2）肺主一身之气：是指肺具有主司一身之气的生成和运行的作用。①肺主一身之气的生成，主要体现在宗气的生成。一身之气由先天之气和后天之气构成。宗气属后天之气，由肺吸入的自然界清气与脾胃运化的水谷精气在肺中相结合而成，积存于胸中。宗气上走息道出喉咙以促进肺的呼吸，并能贯注心脉以助心推动血液运行。宗气作为一身之气的重要组成部分，它的生成关系着一身之气的盛衰。②肺主一身之气的运行，体现在肺调节全身气机。肺有节律的呼吸，对全身之气的升降出入运动起着重要的调节作用。肺的呼吸节律均匀，和缓有度，则全身之气升降出入协调通畅。

肺主一身之气的作用，主要取决于肺的呼吸机能。肺的呼吸调匀是气的生成和气机调畅的根本条件。如果肺的呼吸功能失常，一是影响宗气的生成，进而导致一身之气的生成不足，即"气虚"，出现少气不足以息、声低气怯、肢倦乏力等症；二是影响全身气机的调节，导致各脏腑之气的升降出入运动失调。若肺司呼吸的功能丧失，不能吸清呼浊，则新陈代谢停止，人的生命活动终结。

2. 肺主宣发肃降　宣发，是指肺气向上升宣和向外周布散的作用。肃降，是指肺气向下向内通降和使呼吸道保持洁净的作用。肺气的宣发与肃降运动协调，维持着肺的呼吸和行水机能。

（1）肺气宣发：主要体现在以下三个方面：一是呼出体内浊气；二是将脾转输至肺的水谷精微和津液上输头面诸窍，外达全身皮毛肌腠；三是宣发卫气于皮毛肌腠，将代谢后的津液化为汗液，并控制和调节其排泄。若肺气失宣，可出现呼气不畅、胸闷、咳喘、鼻塞、喷嚏、无汗等症。

（2）肺气肃降：亦主要体现在三个方面：一是吸入自然界的清气，下纳于肾，以资元气；二是将脾转输至肺的水谷精微和津液向内向下布散于其他脏腑，将脏腑代谢后产生的浊液下输于肾，成为尿液生成之源；三是肃清肺和呼吸道内的异物，以保持呼吸道的洁净。若肺失肃降，常出现呼吸短促或表浅、喘息、咳痰等症。

肺气的宣发与肃降，在生理上相辅相成，在病理上亦相互影响。宣发与肃降协调，则呼吸均匀通畅，津液得以正常输布代谢。宣发与肃降失调，则见呼吸失常、津液代谢障碍及卫外不固等。

3. 肺通调水道　通，即疏通；调，即调节；水道，是水液运行和排泄的通道。肺通调水道，指肺气宣发与肃降对体内水液的输布、运行和排泄具有疏通和调节作用，因而又称"肺主行水"。

肺通调水道，主要有两个方面：通过肺气的宣发作用，将脾气转输至肺的水液向上、向外布散，上至头面诸窍，外达皮毛肌腠，并化为汗液有节制地排出体外。通过肺气的肃降运动，将脾气转输至肺的水液向内向下输送到其他脏腑，并将脏腑代谢所产生的浊液下输至肾，成为尿液生成之源。由此可见，肺的宣发肃降是通调水道功能的中心环节。若肺气失于宣发或肃降，影响水道的通畅，可导致津液代谢障碍，出现痰饮、尿少、浮肿等症。

因为肺为华盖，在五脏六腑中位置最高，参与调节全身的水液代谢，故通调水道机能也称作"肺为水之上源"。

4. 肺朝百脉　朝，朝向、聚会。肺朝百脉，指全身的血液都通过百脉流注会聚于肺，经肺的呼吸进行体内外清浊之气的交换，再通过肺气宣降作用，将富含清气的血液通过百脉输送到全身。

全身的血脉均统属于心，心气是行血的基本动力。肺吸入自然界的清气与脾胃运化生成的水谷精气生成宗气，而宗气具有贯注心脉以助心推动血液运行的作用。因此，血液运行，又依赖于肺气的推动和调节，即肺气具有助心行血的作用。肺气充沛，宗气旺盛，气机调畅，则血行正常。若肺气虚弱，不能助心行血，可导致心血运行不畅，甚至血脉瘀滞，出现心悸胸闷、唇青舌紫等症；反之，心气虚衰，心血运行不畅，也能影响肺气的宣降，出现咳嗽、气喘等症。

（二）系统联系

1. 在体合皮，其华在毛　皮毛，包括皮肤、汗腺、毫毛等组织，是一身之表，具有防御外邪、调节津液代谢、辅助呼吸的作用。肺与皮毛之间存在着相互为用的关系，故称"肺合皮毛"。

肺可宣发卫气，输精于皮毛。肺气宣发，则皮肤致密，毫毛光泽，抵御外邪侵袭的能力较强；若肺气虚弱，则卫表不固，抵抗外邪侵袭能力低下，可见自汗出，易于外感，皮毛枯槁。皮毛能宣散肺气，调节呼吸，故汗孔又称作"玄府""气门"。皮毛受邪，可内舍于肺。如寒邪客表，卫气被郁，可见恶寒发热、头身疼痛、无汗、脉紧等，若伴有咳喘等症，则表示病邪已伤及肺脏。

2. 在窍为鼻，喉为肺之门户　鼻为呼吸之气出入的通道，与肺直接相连，所以称鼻为肺之窍。鼻为呼吸道之最上端，具有主通气和主嗅觉的机能。鼻的功能依赖肺气的宣发。肺气宣畅，则鼻窍通利，呼吸平稳，嗅觉灵敏；肺失宣发，则鼻塞不通，呼吸不利，嗅觉减退。

喉，上连于鼻，下通于肺，为呼吸之门户，发音之器官。喉的功能有赖于肺津滋养与肺气宣发。肺津充足，肺气宣降协调，则喉得滋养，呼吸通畅，声音洪亮。肺失宣发，呼吸不畅，则语音重浊或嘶哑，称为"金实不鸣"；肺津不足或肺阴亏虚，喉失滋养，则声音嘶哑、低微，称为"金破不鸣"。

3. 在志为悲忧　悲忧皆为人体正常的情绪变化或情感反应，由肺精、肺气所化生。悲忧过度，可损伤肺气，出现身倦乏力、呼吸气短等症。反之，肺气虚衰或肺气宣降失调时，易产生悲忧的情绪变化。

4. 在液为涕　是指涕的变化可以反映肺的功能。涕，即鼻涕，可润泽鼻窍。鼻涕由肺津所化，由肺气的宣发布散于鼻窍。肺津、肺气充足，则鼻涕润泽鼻窍而不外流。若寒邪袭肺，肺气失宣，肺津不化，可见鼻流清涕；风热犯肺，热伤肺津，可见鼻流黄涕；风燥犯肺，伤及肺津，可见鼻干少涕。

三、脾

脾位于腹中，在横膈之下，与胃相邻。脾的主要生理机能是主运化，主统血。脾在体合肌肉而主四肢，在窍为口，其华在唇，在志为思，在液为涎，与胃相表里。脾在五行属土，为阴中之至阴，与长夏之气相通应。

（一）生理功能

1. 脾主运化　运，即转运输送；化，即消化吸收。脾主运化，是指脾具有将水谷化为精微，并将精微物质吸收并转输至全身各脏腑的生理功能。脾主运化是整个饮食物代谢过程的中心环节，也是后天维持生命活动的主要生理功能。脾的运化功能包括运化水谷和运化水液两个方面。

（1）运化水谷：指脾具有消化饮食物，吸收并转输精微（即谷精）到全身的生理功能。食物入胃，经胃的受纳和腐熟作用，初步消化为食糜，下传于小肠作进一步消化。但胃和小肠的消化功能，必须依赖脾的气化才能完成。水谷转化为水谷精微，并经脾气的转输运送到全身。脾气转输精微，一是上输心肺，化生气血；二是布散到其他脏腑、四肢百骸。全身脏腑组织的功能活动皆赖于气血津液的供养，而气血津液的化生，源于脾的运化水谷。饮食水谷是人出生以后所需营养的主要来源，脾气将饮食物化为水谷精微，为化生气、血、津液提供充足的原料，故称脾为"气血生化之源""后天之本"。脾的运化功能强健，称为"脾气健运"；若脾的运化功能减退，称为"脾失健运"，可出现腹胀、便溏、食欲不振、倦怠、消瘦等症。

（2）运化水液：指脾气具有吸收输布水液（水精），调节水液代谢的生理功能。脾运化水液是人体水液代谢的一个重要环节。水液的吸收虽与胃、小肠和大肠的功能相关，但必须依赖脾的运化功能，才能完成。胃和小肠消化吸收的水液，以及大肠吸收的水液，经脾气的转输将水精和部分谷精一同上输于肺。其中清纯部分经肺气的宣发，输布于皮毛、肌腠和头面诸窍；浓厚部分经肺气的肃降，下行五脏六腑。输送到皮肤肌腠的津液，被利用后可化汗排出体外。输送到脏腑的水精，被脏腑利用后化为浊液归肾或膀胱，经肾气的蒸化作用，浊中之清上升，经脾气之转输上达于肺，再次参与水液代谢；浊中之浊变为尿液排出体外。故《素问•经脉别论》说："饮入于胃，游溢精气，上输于脾，脾气散精，上归于肺。通调水道，下输膀胱，水精四布，五经并行。"由于脾居中焦，凡水液的上腾下达，均赖于脾气的转输，从而维持水液代谢的平衡，因此说脾为水液升降输布的枢纽。脾气健运，津液化生充足，输布正常，脏腑形体官窍得养。脾失健运，可导致水液在体内停聚，产生水湿痰饮等病理产物，甚至导致水肿，故《素问•至真要大论》说："诸湿肿满，皆属于脾。"

2. 脾主统血　统，是统摄、控制的意思。脾主统血，是指脾气具有统摄、控制血液在脉中运行而不溢出脉外的功能。

脾气统摄血液，实际上是气的固摄作用的体现。脾气健旺，生气充足，气足则固摄力强，血液循脉运行而不溢出脉外；若脾气虚弱，生气不足；气衰则固摄力弱，血失统摄而出血。由于脾气主升，外合肌肉，故脾功能失调，常出现身体下部和皮下肌肉出血，如便血、尿血、崩漏及肌衄等，称为"脾不统血"。

知识链接　　　　　　　　　　　　　**脾气主升**

脾气的特点是以升为主，以升为健。脾气主升，是指脾具有升清和升举的生理特性。脾主升清，指脾气将水谷精微上输心肺、头目，通过心肺的作用，化生气血，以营养全身。脾气的升清，实际上是脾气运化功能的表现形式。脾气升举，是指脾气上升能维持内脏位置的相对稳定，防止其下垂。若脾气虚弱，不能升清，可见头晕、腹胀、便溏泄泻；无力升举，可致内脏下垂，如胃下垂、肾下垂、阴挺、脱肛等。

（二）系统联系

1. 在体合肉，主四肢　肉，指肌肉，《内经》称为"分肉"。脾在体合肉，是指肌肉的丰满壮实与脾的运化功能密切相关。全身肌肉的壮实丰满，有赖于脾胃运化的水谷精微的营养滋润。脾气健运，气血充足，则肌肉丰满；若脾失健运，转输无力，则肌肉瘦削。

四肢与躯干相对而言，是人体之末，故又称"四末"。四肢的运动，同样需要脾胃运化的水谷精微，故称"脾主四肢"。脾气健运，四肢得养，则活动自如；若脾失健运，则四肢失养，可见倦怠无力，甚或痿废不用。

2. 开窍于口，其华在唇　脾开窍于口，是指人的食欲、口味与脾的运化功能密切相关。口主接纳食物，辨知五味。足太阴脾经"连舌本，散舌下"，舌主味觉，位于口中，故食欲和口味可反映脾的运化功能。脾气健运，则食欲旺盛，口味正常；若脾气虚弱，则食欲不振，口淡乏味；脾失健运，湿浊内生，则口中黏腻。

唇，指口唇。口唇赖于水谷精微及其化生气血的濡养，其色泽可以反映气血的盈亏、脾胃运化的强弱。脾气健旺，气血充足，则唇红润泽；脾失健运，则气血衰少，唇淡无华。

护考链接

开窍于口的脏腑是（　　）
A. 心　　　　　　B. 肝　　　　　　C. 脾
D. 肺　　　　　　E. 肾
分析：脾开窍于口，故答案选 C。

3. 在志为思　脾在志为思，是指脾的生理机能与思志相关。思即思虑，正常限度内的思虑，属人体正常的情志活动，对人体无不良影响。脾胃运化的水谷精微是思虑活动的物质基础，故思为脾志。脾的运化与思虑常相互影响。脾失健运，气血不足，常见思维迟钝，或思虑不决。若思虑过度，或所思不遂，导致脾气郁结，可出现不思饮食、脘腹胀闷、头目眩晕等症。

4. 在液为涎　涎为口津中较清稀的部分，由脾精、脾气化生并转输布散，故说"脾在液为涎"。涎有润泽口腔、利于吞咽、促进消化的作用。脾气健运，化涎适量，饮食得化；若脾胃不和，或脾气不摄，则涎液化生异常增多，甚则口涎自出。

四、肝

肝位于腹中，横膈之下，右胁之内。肝的主要生理机能是主疏泄和主藏血。肝在体合筋，其华在爪，在窍为目，在志为怒，在液为泪，与胆相表里。肝在五行属木，为阴中之阳，与自然界春气相通应。

（一）生理功能

1. 肝主疏泄　疏，即疏通、畅达；泄，即发散、升发。肝主疏泄，是指肝气具有疏通、畅达全身气机的生理机能。肝主疏泄，反映了肝为刚脏及肝主升、主动的特点，是维持全身脏腑、经络、形体、官窍等功能活动协调有序的重要条件。其生理效应主要表现在以下几个方面：

（1）调畅全身气机：脏腑、经络、形体、官窍的机能活动，全赖于气的升降出入运动。调畅气机是肝主疏泄的中心环节。肝主升、主动的特点，调节着全身气机的疏通、畅达。因此，肝气的疏泄作用，可使脏腑经络之气的运行通畅无阻，升降出入运动协调平衡，从而维持全身脏腑、经络、形体、官窍等功能活动的有序进行。肝气的疏泄功能正常，则气机调畅，气血和调，经络通利，脏腑组织的机能活动正常和调。肝气的疏泄功能失常，称为"肝失疏泄"，表现在两个方面：一是疏泄不及，肝气郁结，临床多见情志抑郁，闷闷不乐，悲忧欲哭，善太息，胸胁、乳房或少腹胀痛等症；二是疏泄太过，肝气亢逆，临床表现为急躁易怒，头痛头胀，面红目赤，胸胁窜痛，或血随气逆而吐血、咯血，甚则突然昏厥等症。

（2）调畅情志：情志活动，指人的情感、情绪变化，属于人的精神活动。气血是情志活动的物质基础，肝气疏泄，可畅达气机，和调气血，对情志活动发挥调节作用，因而肝具有调畅情志的机能。肝气疏泄功能正常，则心情开朗，心境平和，情志活动适度。若肝失疏泄，肝气郁结，可见抑郁不乐，悲忧善虑；若肝郁化火，或大怒伤肝，肝气上逆，常见急躁易怒。反之，不良的情志刺激，也可影响肝气疏泄，造成肝气郁结或肝气上逆的病变。由于情志与肝气疏泄功能密切相关，故治疗情志疾病时多着重调理肝气。

（3）促进血液运行与津液输布：血液的运行和津液的输布代谢，有赖于气机调畅。肝气疏泄，调畅气机，气行则血行，因而肝气的疏泄作用能促进血液的运行，使之畅达而无瘀滞。若肝气郁结，可致血行不畅，甚至血液停滞瘀积，出现癥积、痞块，或女子经行不畅、痛经、经闭等；若肝气上逆，可致血随气逆，血不循经，出现吐血，咯血，或女子月经过多、崩漏等症。气能行津，气行则津布，故说肝气的疏泄作用能促进津液的输布代谢。若肝气郁结，气滞津停，形成痰饮水湿等病理产物，可引起梅核气、瘰疬、水肿、鼓胀等病证。

（4）促进消化：肝气疏泄可促进脾胃的消化和胆汁的分泌排泄。①协调脾升胃降：肝气的疏泄功能是维持脾胃升降协调的重要条件。脾主运化，胃主受纳；脾气主升，胃气主降，共同完成了脾胃的消化机能。肝气疏泄，畅达气机，有助脾升胃降，从而促进脾胃的消化。若肝失疏泄，导致脾失健运，出现胁胀腹痛、肠鸣腹泻等症，称为"肝脾不调"或"肝郁脾虚"；影响胃气降浊，见纳呆脘胀、嗳气呕吐等，称为"肝胃不和"或"肝气犯胃"。②促进胆汁的分泌和排泄：胆汁参与饮食物的消化，胆汁的分泌和排泄依赖于肝主疏泄的功能。肝气疏泄，全身气机调畅，胆汁化生正常，排泄通畅。若肝气郁结，胆汁的分泌与排泄发生障碍，将致厌食油腻、腹胀、黄疸等症。

（5）调节排精行经：男子的排精，女子的排卵与月经来潮等，皆有赖于肝气的疏泄功能。男子精液的贮藏与施泄，女子按时排卵和月经定期来潮，是肝气疏泄与肾气闭藏作用相互协调的结果。肝气疏泄，则男子精泄通畅有度，女子月经周期正常，经行通畅；若肝失疏泄，则男子排精不畅，女子月经紊乱，经行不畅，甚或痛经等。由于肝气的疏泄功能对女子的生殖机能尤为重要，故有"女子以肝为先天"之说。

2. 肝主藏血　是指肝具有贮藏血液、调节血量和防止出血的功能。

（1）贮藏血液：血液来源于水谷精微，生化于脾而藏于肝。肝内贮藏的血液，一可濡养肝脏及形体官窍；二是成为女子经血之源；三能化生和濡养肝气。肝血充足、肝气畅达，既可濡养肝脏及其形体官窍，又能流注冲脉，保证月经按时来潮，还可涵养肝气，制约肝阳，防止疏泄太过而亢逆。若肝血不足，常出现两目干涩，肢体麻木，爪甲脆薄；或女性月经量少，甚则闭经；或头晕头胀，心烦易急等症。

（2）调节血量：肝贮藏充足的血液，可根据生理需要调节人体各部分血量的分配。当人体处于安静状态或情绪稳定时，机体的血液需要量减少，部分血液就回流到肝脏并贮藏起来。故《素问·五藏生成论》说："人卧血归于肝。"当人体处于活动状态或情绪激动时，肝将所贮藏的血液运送到外周，供给各组织器官的需要。

（3）防止出血：肝为藏血之脏，具有收摄血液、防止出血的功能。肝气充足，能固摄肝血，即有防止出血的功能。若肝气亢逆，疏泄太过，血随气逆，可导致出血。肝藏血失司引起的出血，称为"肝不藏血"，临床上可见吐血、衄血，或月经先期、崩漏等出血征象。

肝主疏泄，其用属阳，又主藏血，其体属阴，故有"肝体阴而用阳"之说。肝主疏泄和肝主藏血功能是相互为用、相辅相成的。疏泄机能正常，气机调畅，血运通达，才能血藏于肝中；肝血充足，可涵养肝气，不使肝气亢逆，才能保持全身气机疏通畅达。

知识链接　　　　　　　　情　志

情志是中医学对情绪的特有称谓，即是对现代心理学中情绪的中医命名。情志是人对内外环境变化进行认知评价而产生的涉及心理、生理两大系统的复杂反应，具有内心体验、外在表情和相应的生理和行为的变化，可发生在一定的情景之中，其反应和表达方式与个体心理、生理状态有关。情志是不同于意识、思维等精神活动的一类心理现象。

（二）系统联系

1. 在体合筋，其华在爪　筋，即筋膜，包括肌腱和韧带，具有连接关节、肌肉，主司关节运动的功能。筋依赖肝血的濡养。肝血充足，筋得其养，才能运动灵活而有力，并耐受疲劳。若肝血不足，筋膜失养，则表现为肢体麻木，动作迟缓，容易疲劳。

爪，即爪甲，包括指甲和趾甲，乃筋之延续，故称"爪为筋之余"。爪甲亦赖肝血的濡养。肝血充足，则爪甲坚韧，红润有光泽。肝血不足，则爪甲薄脆易折，色泽枯槁，甚则变形。

2. 在窍为目　目为视觉器官，又称"精明"。目的视觉功能，主要依赖肝血的濡养和肝气的疏泄。肝血充足，肝气调和，则目能视物辨色。如肝血不足，见两眼干涩、目眩；肝经风热，则目赤痒痛；肝气郁结，可见两目昏蒙，视物不清。由于肝与目在生理病理上的密切关系，临床上目疾主要以治肝为主。

3. 在志为怒　怒是人在情绪激动时的一种情志变化，由肝血、肝气所化，故说"肝在志为怒"。怒志人人皆有，一定限度内的情绪发泄对维持机体的生理平衡有重要的意义。但郁怒不解，易致肝气郁结，表现为心情抑郁，闷闷不乐；而大怒暴怒，可致肝气上逆，表现为烦躁易怒，面红目赤，头胀头痛，甚则呕血或昏厥。

4. 在液为泪　泪从目出，由肝血所化，有濡润、保护眼睛的功能。正常情况下，泪液的分泌，濡润而不外溢。如肝血不足，泪液减少，常见两目干涩；如肝经风热或肝经湿热，可见目眵增多，迎风流泪等。

案例 3-1 分析

患者面白无华，头晕目眩，肢体麻木，爪甲不荣，病位在肝，为肝血虚的表现。肝血不足，冲脉不充，经血无源，因而闭经；肝血亏虚，不能濡养，故头晕目眩，面白无华，爪甲不荣，肢体麻木。

五、肾

肾位于腰部脊柱两侧，左右各一。《素问·脉要精微论》说："腰者，肾之府。"肾的主要生理机能是主藏精，主水液，主纳气。肾在体合骨，生髓，通脑，其华在发，在窍为耳及二阴，在志为恐，在液为唾，与膀胱相表里。肾在五行属水，为阴中之阴，与自然界冬气相通应。

（一）生理功能

1. 肾藏精　藏，即闭藏。肾藏精，是指肾具有贮存、封藏精气的生理机能。肾藏精，防止精气从体内无故流失，为精气在体内充分发挥其生理效应创造必要的条件。因肾具有藏精气而不妄泄的作用，故称肾为"封藏之本"。

肾所藏之精，称为肾精。就其来源而言，有先天与后天之分。先天之精来源于父母的生殖之精，与生俱来，藏于肾中。因其先身而生，故称为"先天之精"。出生前，先天之精是形成胚胎的原始物质，是生命产生的本原，故称肾为"先天之本"；出生后，先天之精是人体生长发育和生殖繁衍的物质基础。后天之精来源于脾胃化生的水谷之精，是人出生后赖以维持生命活动的精微物质，故称为"后天之精"。后天之精经脾气的转输"灌四傍"，化生为脏腑之精，维持其生理机能后的剩余部分，则输送到肾中，充养先天之精。先天之精和后天之精相互资助，相互为用。出生之后，后天之精有赖于先天之精的活力资助，才能不断地化生，以输布全身，营养脏腑组织；

先天之精也须依赖后天之精的不断培育和充养，才能充分发挥其生理效应。因此，先天之精是肾精的主体成分，后天之精仅起充养作用。

《素问·阴阳应象大论》说"精化为气"。肾精可以化生肾气。肾精与肾气相互化生、相互促进，往往统称为"肾中精气"，共同完成肾的生理功能。肾中精气的生理作用，表现为以下三个方面。

（1）主生长发育和生殖：肾精、肾气具有促进机体生长发育和生殖的作用。《素问·上古天真论》云："女子七岁，肾气盛，齿更发长。二七而天癸至，任脉通，太冲脉盛，月事以时下，故有子。三七，肾气平均，故真牙生而长极。四七，筋骨坚，发长极，身体盛壮。五七，阳明脉衰，面始焦，发始堕。六七，三阳脉衰于上，面皆焦，发始白。七七，任脉虚，太冲脉衰少，天癸竭，地道不通，故形坏而无子也。丈夫八岁，肾气实，发长齿更。二八，肾气盛，天癸至，精气溢泻，阴阳和，故能有子。三八，肾气平均，筋骨劲强，故真牙生而长极。四八，筋骨隆盛，肌肉满壮。五八，肾气衰，发堕齿槁。六八，阳气衰竭于上，面焦，发鬓颁白。七八，肝气衰，筋不能动，天癸竭，精少，肾藏衰，形体皆极。八八，则齿发去。"这段经文记述了肾气由未盛到逐渐充盛，由充盛到逐渐衰少继而耗竭的演变过程，明确地指出了人体的生、长、壮、老、已的生命过程，以及在生命过程中的生殖能力，都取决于肾精及肾气的盛衰。

1）肾中精气主司机体的生长发育：机体的生命过程，可分为幼年期、青年期、壮年期和老年期等阶段，齿、骨、发的生长状态是观察每一阶段肾中精气的外候，是判断机体生长发育状况和衰老程度的客观标志。人自出生之后，肾精及肾气逐渐充盛，到幼年期，则表现出头发生长较快而日渐稠密，更换乳齿，骨骼逐渐生长而身体增高；青年期，肾精及肾气更加充盛，表现为长出智齿，骨骼长成，人体达到一定高度，开始具有生殖能力；壮年期，肾精及肾气充盛至极，表现出筋骨坚强，头发黑亮，身体壮实，精力充沛的状态；老年期，随着肾精及肾气的逐渐衰减，表现出面色憔悴，头发脱落，牙齿枯槁及生育能力丧失等现象。

2）肾中精气主司人体的生殖机能：人体生殖器官的发育，性机能的成熟与维持，以及生殖能力等，都与肾中精气的盛衰密切相关。人出生之后，随着肾精及肾气的不断充盈，产生了天癸。天癸，是人体肾精及肾气充盈到一定程度而产生的一种精微物质，具有促进生殖器官发育成熟和维持人体生殖机能的作用。14～16岁，天癸来至，女子月经来潮，男子出现排精现象，说明性器官发育成熟，具备了生殖能力。其后，肾精及肾气日益充盈，从而维持人体生殖机能旺盛。49～56岁以后，肾精及肾气逐渐衰少，天癸亦随之衰减，生殖机能逐渐衰退，生殖器官日趋萎缩，女子绝经，男子精少。最后，天癸竭绝，丧失生殖功能而进入老年期。因此，肾精及肾气关系到人的生殖机能，是人类生育繁衍的根本。

若肾精及肾气不足时，在小儿则为生长发育不良，五迟（立迟、语迟、行迟、发迟、齿迟），五软（头软、项软、手足软、肌肉软、口软）；青年人则见生殖器官发育不良，性成熟迟缓；中年可见性机能减退，或出现早衰；老年人则衰老加快。

依据肾精及肾气主司人体生长发育和生殖的理论，临床上某些先天性疾病、生长发育迟缓、生殖机能低下，或一些原发性不孕症、不育症，以及后天优生优育、养生保健、防止衰老等措施的建立，应从补养肾精肾气来调理。

（2）推动和调控脏腑气化：肾气通过肾阴和肾阳对各脏腑之气的升降出入运动起着重要的推动和调控作用。

肾精化生肾气，肾气分为肾阴、肾阳二部分：肾阴，又称元阴、真阴，具有抑制、凉润、宁静等作用；肾阳，又称元阳、真阳，具有推动、温煦、兴奋等作用。肾阴与肾阳对立统一，相互制约，相互为用，维持着肾脏及各脏腑阴阳的相对平衡。

1）肾阳为一身阳气之本：能推动和激发脏腑经络的各种机能，温煦全身脏腑形体官窍，进而促进精血津液的化生和运行输布，加速机体的新陈代谢，激发精血津液化生为气。肾阳充盛，脏腑形体官窍得以温煦，各种功能正常发挥，机体代谢旺盛，产热增加，精神振奋。若肾阳虚衰，温煦、推动等功能减退，则脏腑功能减退，机体代谢减缓，产热不足，精神不振，发为虚寒性病证。

2）肾阴为一身阴气之源：能抑制和调控脏腑的各种机能，凉润全身脏腑形体官窍，进而抑制机体的新陈代谢，调控机体的气化过程，减缓精血津液的化生及运行输布，产热相对减少，并使气凝聚成形而为精血津液。肾阴充足，脏腑形体官窍得以濡润，其功能活动得以调控而不亢奋，同时机体代谢减缓，产热减少，精神宁静内守。若肾阴不足，抑制、宁静、凉润等功能减退，则致脏腑机能虚性亢奋，新陈代谢相对加快，产热相对增多，精神虚性躁动，发为虚热性病证。

肾阴、肾阳又称为"五脏阴阳之本"，故肾阴、肾阳亏虚常可累及其他脏腑阴阳失调；而其他脏腑阴阳失调，日久亦可累及肾阴、肾阳，故有"久病及肾"之说。

（3）化生血液：肾藏精，精可以转化为血，是血液生成的来源之一。《张氏医通·诸血门》说："气不耗，归精于肾而为精；精不泄，归精于肝而化清血。"肾精充盈，则肝有所养，血有所充。因而精足则血旺，精亏则血虚，临床上可采用益肾填精的药物治疗血虚病证。

2. 肾主水液 是指肾有主持和调节人体水液代谢的生理功能，又称为肾的气化作用。肾主水液的功能，主要依靠肾阳对水液的蒸腾气化作用来实现的。水液的输布和排泄是一个十分复杂的生理过程。肾气对于水液代谢的调节作用，主要体现在以下两方面。

（1）调节参与水液代谢相关脏腑的功能：在人体的水液代谢过程中，胃、小肠、大肠中的水液，经脾气的运化转输作用，吸收并输送至肺，再经肺气的宣发肃降输布周身，并将输布至皮毛肌腠的水液化为汗液排泄；脏腑形体官窍代谢后所产生的浊液（废水），由肺气的肃降输送到肾或膀胱，再经肾气的蒸化作用，吸收可再利用者，并将剩余的化为尿液排泄。由此可见，机体水液的输布与排泄，是在肺、脾、肾、胃、大肠、小肠、三焦、膀胱等脏腑的参与下共同完成。各脏腑之气必须在其阴阳协调平衡的状态下才能正常参与水液代谢。而肾气分化的肾阴肾阳是各脏腑阴阳的根本，肾阴肾阳通过对各脏腑阴阳的调控，主持和调节着机体水液代谢的各个环节。

（2）调节尿液的生成和排泄：尿液的生成和排泄是津液代谢极其关键的环节。各脏腑组织经代谢而产生的浊液（废水），通过三焦下输于膀胱，在肾气的蒸腾气化作用下，分为清浊：清者重吸收，由脾气的转输作用通过三焦上输于肺，重新参与津液代谢；浊者则化为尿液，在肾与膀胱之气推动作用下排出体外。只有肾阴肾阳协调平衡，肾气的蒸化和推动作用正常，输于膀胱的水液才能升清降浊，化生尿液和排泄尿液。所以肾中精气的蒸腾气化，主宰着整个津液代谢的过程，所以说肾主水液。若肾气不足，固摄无力，则见多尿、遗尿、小便失禁；若肾阳虚衰，气化不利，则见少尿、小便不利，甚至水肿等症。

3. 肾主纳气 纳，有固摄、受纳之意。肾主纳气，是指肾具有摄纳肺吸入的自然界清气，保持吸气的深度，防止呼吸表浅的作用。

人体的呼吸机能，由肺所主，呼气赖肺气宣发，吸气赖肺气肃降。吸入的清气，通过肺气肃降下达于肾，必须再经肾气的摄纳，使其维持一定的深度，才能呼吸通畅调匀，所以说"肺为气之主，肾为气之根"。肾的纳气功能，实际上是肾气的封藏作用在呼吸运动中的具体体现。肾气充沛，摄纳有权，则呼吸均匀和调，气息深长。若肾气衰弱，摄纳无力，肺吸入之清气不能下纳于肾，则会出现呼吸表浅，或呼多吸少，动则气喘等病理表现，称为"肾不纳气"。

知识链接   命   门

命门一词，最早见于《内经》，系指眼睛而言。《难经》提出"右肾为命门"。明清以来，命门学说为历代医家所重视，就其部位提出了左肾右命门说、两肾为命门说、两肾之间为命门说等。以上种种说法虽有不同，但对其生理功能的认识是一致的，即命门与肾同为五脏之本，阴阳之根，水火之宅，故称肾阳即命门之火，肾阴即命门之水。因此，古代医家提出"命门"，无非是强调肾气及肾阴肾阳在生命活动中的重要性。

（二）系统联系

1. 在体合骨，生髓，通于脑，其华在发   肾主骨生髓，是指肾精具有生髓而滋养骨骼的功能。肾主骨生髓，实际上是肾精及肾气促进机体生长发育的具体体现。肾藏精，精生髓，髓分骨髓、脊髓和脑髓。髓居于骨中称骨髓，骨的生长发育，有赖于骨髓的滋养，所以说"肾主骨"。肾精充足，骨髓生化有源，骨得髓养，才能坚固有力；若肾精不足，骨髓生化无源，骨骼失养，则可出现小儿发育迟缓，骨软无力，或常出现腰膝酸软及老年人骨质脆弱，易于骨折等症。

齿，即牙齿，齿与骨同出一源，亦由肾精充养，故称"齿为骨之余"。小儿牙齿生长迟缓，成人牙齿松动、过早脱落等，多与肾中精气不足有关。

脊髓上通于脑，脑为髓聚而成，所以称"脑为髓之海"。肾精充足，髓海得养，脑发育健全，则思维敏捷，精力充沛；若肾精不足，髓海空虚，脑失所养，可见头晕耳鸣、健忘失聪等症。

发，即头发。肾其华在发，是指发之生长与脱落，润泽与枯槁，常能反映肾精的盛衰。发的生长，赖血以养，故称"发为血之余"。肾藏精，精生血，精足则血旺，可见毛发粗壮而润泽，因此说"其华在发"。青壮年肾精充盛，发长而润泽；老年人肾精衰少，发白而脱落，皆属常理。但临床所见的未老先衰，年少而头发枯萎、脱落、白发早生等，则与肾精不足有关。

2. 在窍为耳及二阴   肾在窍为耳，指耳的听觉功能依赖于肾中精气的充养。耳是听觉器官，耳的听觉功能灵敏与否，与肾精、肾气的盛衰密切相关。肾精充盛，髓海得养，则听觉灵敏。若肾精虚衰，髓海失养，则听力减退，甚则耳鸣耳聋。

二阴，指前阴和后阴。前阴司排尿和生殖；后阴主排便。尿液的生成、二便的排泄必须依赖于肾气的蒸化和固摄。若肾气虚衰，不仅见尿频、遗尿、尿失禁、尿少等小便异常的病证，还可出现气虚便秘或久泄滑脱等大便失常的表现。人的生殖机能亦由肾所主，肾气不足，则见男子阳痿、早泄、遗精或不育等，女子则见月经异常及不孕等。

3. 在志为恐   恐，是对事物惧怕的一种情志活动，与肾的关系密切。正常情况下，恐使人能自觉避开危险，保护自身，人人皆有。但过度恐惧，则肾气不固，出现二便失禁，甚则遗精滑泄等症。

4. 在液为唾   是指唾的分泌与肾的功能有关。唾，是口津中较稠厚的部分，多出于舌下，有润泽口腔、滋润食物及滋养肾精的功能。足少阴肾经挟舌本，唾由肾精化生，经肾经直达舌下，故《素问·宣明五气》说："五脏化液……肾为唾。"若唾咽下而不吐，则能回滋肾精；若多唾久唾，则能耗伤肾精。故古代养生家主张"吞唾"以养肾精。

**考点：五
脏的主要
生理功能**

第2节 六   腑

六腑，是胆、胃、小肠、大肠、膀胱、三焦的总称。六腑的生理功能是"传化物"，即受盛和传化水谷。六腑的生理特点是"泻而不藏""实而不能满"。饮食物入口，通过食管入胃，经胃的腐熟，下传于小肠，经小肠分清泌浊：其清者（精微、津液）由脾吸收，转输布散于全身，以供脏腑经络生命活动之需要；其浊者（糟粕）下达于大肠，经大肠的传导，形成粪便排出体外；脏腑代谢产生的浊液（废水）则经三焦注入肾和膀胱，在肾气的蒸化作用下生成尿液，渗入膀胱，排出体外。

六腑的共同生理特点是受盛和传化水谷，故六腑具有通降下行的特性，如《素问·五藏别论》说："六腑者，传化物而不藏，故实而不能满也。所以然者，水谷入口，则胃实而肠虚。食下，则肠实而胃虚。"每一腑都必须适时排空其内容物，才能保持六腑通畅，功能协调，故有"六腑以通为用，以降为顺"之说。

一、胆

胆位于右胁下，附于肝之短叶间，呈中空的囊状器官。胆居六腑之首，又为奇恒之腑。胆与肝构成表里关系。胆的生理机能主要是贮藏、排泄胆汁和主决断。

（一）胆贮藏和排泄胆汁

胆汁来源于肝，由肝之精气所化生，由胆腑浓缩并贮藏。胆内贮藏的胆汁，为清净精微之液，味苦，呈黄绿色，排入小肠中，以促进饮食水谷的消化和吸收。胆汁的化生与排泄，依赖于肝的疏泄。肝气疏泄正常，胆汁排泄畅达，脾胃的运化功能亦健旺。若肝失疏泄，肝气郁结，则胆汁分泌排泄不利，影响脾胃纳运功能，出现厌食、腹胀、腹泻等症状；若湿热蕴结肝胆，以致肝失疏泄，胆汁外溢，浸渍肌肤，则发为黄疸，以目黄、身黄、小便黄为特征；若胆气不利，气机上逆，胆汁上溢，则可出现口苦、呕吐黄绿苦水等症状。

（二）胆主决断

胆主决断，指胆具有判断事物、做出决定的功能。胆主决断对于防御和消除某些精神刺激的不良影响，以维持和控制气血津液的正常运行，确保脏腑之间的协调关系，有着极为重要的作用。胆的决断能力取决于胆气强弱，胆气强者勇敢果断，胆气弱者则谋虑而不决。临床上，心胆气虚者，多见易惊善恐、失眠、多梦等精神情志方面的异常。

胆为中空的囊状器官，内盛胆汁。古人认为，胆汁是精纯、清净的精微物质，称为"精汁"，故胆有"中精之府""清净之府"或"中清之府"之称。胆的形态结构与其他五腑相同，皆属中空有腔的器官，故为六腑之一。而胆内盛的"精汁"，不与饮食水谷直接接触，排泄入小肠以促进饮食物的消化和吸收，又与五脏"藏精"的生理特点相似，故又称胆为"奇恒之腑"。

二、胃

胃位于膈下，腹腔上部，与脾以膜相连。胃又称为胃脘，分为上、中、下三部：胃的上部为上脘，包括贲门；胃的下部为下脘，包括幽门；上、下脘之间的部分称为中脘。贲门上连食管，幽门下通小肠，是饮食物出入胃腑的通道。胃与脾构成表里关系。胃的主要生理功能是主受纳和腐熟水谷。

受纳，是接受和容纳之意。腐熟，是饮食物经过胃的初步消化，变成食糜的过程。饮食入口，经食管进入胃中，在胃气的通降作用下，由胃接受并容纳于其中，故胃有"太仓""水谷之海"之称。容纳于胃中的饮食物，经过胃气的磨化和腐熟作用后，精微物质被吸收，并由脾气转输而营养全身，未被消化的食糜则下传于小肠作进一步消化。若胃的受纳与腐熟水谷的功能失常，可出现胃脘胀痛，纳呆厌食，嗳气酸腐，或多食善饥等症。

胃气的受纳水谷，既是胃主腐熟功能的基础，也是饮食物消化吸收的基础。胃主受纳水谷功能的强弱，可以通过食欲和食量反映出来。胃气的受纳和腐熟水谷功能，必须与脾气的运化功能相互配合，唯有纳运协调，才能将水谷化为精微，进而化生精、气、血、津液，供养全身。

胃气具有向下运动以维持胃肠道通畅的生理特性，称为胃主通降。胃气通降，主要体现于饮食物消化和糟粕排泄的过程中：①饮食物入胃，胃容纳水谷；②经胃气的腐熟作用而形成的食糜，下传小肠作进一步消化；③食物残渣下移大肠，燥化后形成粪便；④粪便有节制地排出体外。胃气通畅下行作用保证了胃肠虚实更替的状态。

藏象学说以脾胃之气的升降运动来概括整个消化系统的生理机能。脾宜升则健，胃宜降则和，脾气升则水谷精微得以输布，胃气降则食糜糟粕得以下传。脾胃之气升降协调，共同完成饮食物的消化吸收过程。胃气通降是胃主受纳的前提条件。胃失和降，则出现纳呆脘闷、胃脘胀痛、大便秘结等症；若胃气上逆，则出现恶心、呕吐、呃逆、嗳气等症状。

✎ 护考链接

主受纳与腐熟水谷的脏腑是（　　　　）
A. 胆　　　　　　　　B. 三焦　　　　　　　　C. 小肠
D. 大肠　　　　　　　E. 胃

分析：胃的主要生理功能是主受纳和腐熟水谷，故答案选 E。

三、小　肠

小肠位于腹中，上端在幽门与胃相接，下端在阑门与大肠相连。小肠是机体对饮食物消化、吸收其精微、下传其糟粕的重要脏器。小肠与心构成表里关系。小肠的主要生理机能是主受盛化物和泌别清浊。

（一）小肠主受盛化物

受盛，即接受，以器盛物之意。化物，即消化、变化之意。小肠主受盛化物，指小肠具有接受容纳胃腐熟的食糜，并作进一步消化的功能。小肠的受盛化物，表现于以下两个方面：一是指小肠接受由胃腑下传的食糜而容纳之，即受盛作用；二是食糜在小肠内必须停留一定的时间，由脾气与小肠的共同作用对其进一步消化，化为精微和糟粕两部分，即化物作用。小肠受盛化物的功能失常，表现为腹胀、腹泻、便溏等。

（二）小肠主泌别清浊

泌，即分泌；别，即分别。清，指水谷精微；浊，指食物糟粕。小肠主泌别清浊，指小肠对食糜作进一步消化，并将其分为清浊两部分的生理功能。清者即精微部分，包括水谷精微和津液，由小肠吸收，经脾气转输至全身；浊者，即食物残渣和部分水液，食物残渣经胃和小肠之气的作用，通过阑门传送到大肠而形成粪便，水液经三焦下渗膀胱而形成尿液。由于小肠参与了人体的水液代谢，故有"小肠主液"之说。小肠泌别清浊的功能正常，则精微与糟粕各走其道而二便正常。若小肠泌别清浊的功能失常，清浊不分，水液归于糟粕，就会导致水谷混杂而出现便溏泄泻等症。临床上，以"利小便所以实大便"的方法治疗泄泻，就是"小肠泌别清浊"理论的具体应用。

四、大　肠

大肠位于腹中，其上口在阑门处与小肠相接，其下端连肛门。大肠与肺构成表里关系。大肠的主要生理功能是主传导糟粕。

大肠主传导糟粕，是指大肠接受由小肠下传的食物残渣，吸收其中多余的水液，形成粪便。

大肠之气的运动，将粪便传送至大肠末端，并经肛门有节制地排出体外。如大肠传导糟粕机能失常，则出现排便异常，常见的有大便秘结或泄泻。若湿热蕴结大肠，大肠传导机能失常，还会出现腹痛、里急后重、下痢脓血等。

大肠的传导糟粕，实为对小肠泌别清浊功能的承接，尚与胃气的通降、肺气的肃降、脾气的运化、肾气的推动和固摄作用有关。

五、膀　　胱

膀胱位于小腹部，居肾之下，大肠之前，下有尿道，开口于前阴。膀胱与肾构成表里关系。膀胱的主要生理功能是贮存和排泄尿液。

（一）膀胱主贮存尿液

人体的津液通过肺、脾、肾等脏的作用，布散全身脏腑形体官窍，发挥其滋养濡润的作用。其代谢后的浊液（废水）则下归于膀胱，经肾气的蒸化作用，升清降浊：清者回流体内，重新参与水液代谢；浊者变成尿液，由膀胱贮存。尿液的贮藏，有赖于肾气及膀胱之气的固摄。

（二）膀胱主排泄尿液

膀胱中尿液的按时排泄，由肾气及膀胱的气化作用调节。肾的气化作用正常，则膀胱开合有度，尿液可及时地从溺窍排出体外。

贮存尿液，依赖于肾气的固摄作用调节。排泄尿液，依赖肾的气化作用。只有肾的气化功能和固摄作用的协调有序，膀胱才能开合有度，尿液才得以正常贮存和排泄。若肾的气化作用失常，膀胱开少合多，可现小便不利，甚或癃闭；若肾气失于固摄，膀胱合少开多，可见夜尿多、尿频、尿急、遗尿、小便失禁等症。

六、三　　焦

三焦是上焦、中焦、下焦的合称。三焦首见于《内经》，属六腑之一。《难经·三十一难》明确提出三焦部位划分。对三焦形质之辨，历代医家众说纷纭。

（一）六腑之三焦

作为六腑之一，明代张介宾等医家认为，三焦是分布于胸腹腔的一个大腑。五脏六腑之中唯三焦最大，无与匹配，故有"孤府"之称。三焦的主要生理功能是运行水液和通行诸气。

1. 运行水液　三焦具有疏通水道，运行水液的生理功能，是全身津液上下输布运行的通道。人体津液的输布和排泄，是在肺、脾、肾等脏腑的协同作用下完成的，但必须以三焦为通道。如果三焦水道不利，则肺、脾、肾等脏腑调节津液代谢的功能难以实现。三焦调节津液代谢平衡的功能，称作"三焦气化"。

2. 通行诸气　三焦是一身之气上下运行的通道。肾精化生的元气，通过三焦自下而上运行至胸中，布散于全身；胸中的宗气，以三焦为通道自上而下到达脐下，以资先天元气，合为一身之气。而三焦通行元气的功能，关系到整个人体的气化作用。

三焦运行水液和通行诸气的功能是相互关联的。津液的运行赖于气的升降出入运动（气能行津），而人体之气只能依附于津液与血而存在（津能载气）。因此，气升降出入的道路，必然是津液运行的通路，而津液运行的通路，也必然是气升降出入的通道。

（二）部位之三焦

部位划分之三焦，实际上并非一个位于腹中的实体性脏器。

1. 上焦　一般将膈以上的胸部，包括心、肺两脏，以及头面部，称作上焦。也有人将上肢归属于上焦。上焦主气的宣发和升散，即主宣发卫气，布散水谷精微和津液以营养滋润全身，如雾露之溉，故称"上焦如雾"，喻指心肺输布气血的作用。

2．中焦　横膈以下、脐以上的上腹部，包括脾胃、肝、胆等脏腑，归属中焦。中焦具有消化、吸收并输布水谷精微和化生血液的作用，如酿酒一样，故称"中焦如沤"。

就解剖位置而言，肝胆属中焦。《内经》的脉法和晋代王叔和的《脉经》中，均以肝应左关而属于中焦。明清时期，温病学以三焦辨证作为辨证纲领，将外感热病后期出现的一系列动风病证，归于下焦范围，又肝肾同源、精血互生，其生理功能与肾关系密切，故将肝与肾一并列为下焦。

考点：六腑的主要生理功能

3．下焦　一般将脐以下至二阴的部位归为下焦，包括小肠、大肠、肾、膀胱、女子胞、精室等脏腑，也有人将下肢归属于下焦。下焦主要有排泄糟粕和尿液的作用，有如水浊不断向下疏通、向外排泄一样，故称"下焦如渎"。

知识链接　　　　　　　　　　　脑和女子胞

脑，内为脑髓，又名"髓海""元神之府"。脑的主要生理机能是主宰生命活动，主司精神活动和感觉活动。人的精神活动，包括思维、意识和情志活动。"脑中为元神，心中为识神"（《医学衷中参西录·人身神明诠》）。人的思维活动，是在元神的调控下，于后天获得的思维识见活动，属识神的范畴。

女子胞，又称胞宫，子宫等，是女性的内生殖器官，具有主持月经和孕育胎儿的作用。女子胞的生理机能与肝、心、脾、肾的关系最为密切。

第3节　脏腑之间的关系

案例3-2

患者，男，37岁。失眠近1年，每晚入睡极难，心烦，盗汗，遗精，头晕耳鸣，腰酸。舌红少苔，脉细数。

问题：患者出现了什么问题？

人体以五脏为中心，与六腑相配合，以精、气、血、津液为物质基础，通过经络系统的密切联系，将人体构成一个有机的整体。在生理上，脏腑之间存在着相互制约、相互依存和相互协同、相互为用的关系。脏腑之间的关系主要有脏与脏之间的关系，腑与腑之间的关系，脏与腑之间的关系。

一、脏与脏之间的关系

心、肺、脾、肝、肾五脏，既各司其职，又存在着密不可分的联系。五脏之间的关系，不能只局限于五行的生克乘侮范围，更应注重五脏精气阴阳及其生理机能之间的相互制约、相互为用、相互资生、相互协调。

（一）心与肺

心肺同居上焦，心主血而肺主气，心主行血而肺主呼吸。心与肺之间的关系，主要表现在血液运行与呼吸吐纳之间的协同调节关系。

心主一身之血，肺主一身之气，两者相互协调，保证气血的正常运行，维持机体各脏腑组织的生理功能。心主血脉，而肺朝百脉，助心行血，是血液正常运行的必要条件。肺司呼吸功能的正常发挥也有赖于心主血脉。宗气具有贯心脉行气血、走息道行呼吸的生理功能，加强了血液运行与呼吸吐纳之间的协调平衡。因此，积于胸中的宗气是联系心之搏动和肺之呼吸的中心环节。在病理上，若肺气虚弱，行血无力，易致心血瘀阻，表现为心悸心痛、胸闷气短等。如心气不足，血行不畅，导致肺气壅滞，气失宣降，表现为咳嗽喘促、胸闷气短等症。

（二）心与脾

心主血而脾生血，心主行血而脾主统血。心与脾的关系，主要表现在血液生成与血液运行方面的相互为用、相互协同。

1. 血液生成 心主血脉，脾的运化功能有赖于心血滋养。脾主运化而为气血生化之源，心血依靠脾气转输的水谷精微化生。心血充足，脾得濡养，脾气健运；脾气健旺，化源充足，心血充盈。病理上，若脾失健运，化源不足，或统血无权，慢性失血，均可导致血虚而心失所养；而劳神思虑过度，既暗耗心血，又损伤脾气，亦可形成心脾两虚之证。临床常见眩晕、心悸、失眠多梦、腹胀食少、体倦无力、精神萎靡、面色无华等症。

2. 血液运行 血液在脉中正常运行，既有赖于心气的推动以维持通畅而不迟缓，又依靠脾气的统摄以使血行脉中而不溢出。心主行血与脾主统血协调平衡，维持着血液的正常运行。若心气不足，行血无力，或脾气虚损，统摄无权，均可导致血行失常的病理状态，或见气虚血瘀，或见气不摄血。

（三）心与肝

心主行血而肝主藏血，心主神志而肝主疏泄、调畅情志。因此，心与肝的关系，主要表现在血液运行和精神情志两个方面。

1. 血液运行方面 心主血脉，推动血行，则肝有所藏。肝藏血，调节血量，防止出血；肝主疏泄，调畅气机，促进血行，使心主血脉功能正常。心与肝两者共同维持血液的正常运行。心血不足与肝血亏虚相互影响，导致心肝血虚，可见头晕目眩，心悸失眠，爪甲色淡，面色无华等症状。

2. 精神情志方面 心主神志，主精神活动；肝主疏泄，调畅情志。心肝两脏，相互为用，共同维持正常的精神情志活动。心血充盈，心神健旺，有助于肝气疏泄，情志调畅；肝气条达，肝血充盈，有助于心神内守。两者相互为用，则精神饱满，情志舒畅。病理上，心神不安与肝气郁结，心火亢盛与肝火亢逆，可两者并存或相互引动。前者可出现以精神恍惚、情志抑郁为主症的心肝气郁，后者则出现以心烦失眠、急躁易怒为主症的心肝火旺的病理变化。

（四）心与肾

心与肾在生理上的联系，主要表现为阴阳水火互济，即"心肾相交"。

心居上焦属阳，在五行中属火；肾居下焦属阴，在五行中属水。就阴阳水火的升降理论而言，在上者宜降，在下者宜升，升已而降，降已而升。故心火（阳）必须下降于肾，以资肾阳，温煦肾水，使肾水不寒；肾水（阴）必须上济于心，以滋心阴，制约心阳，使心火不亢。心与肾的阴阳水火升降互济，维持了两脏生理功能的协调平衡，称为"心肾相交"或"水火既济"。临床上，心与肾的阴阳水火升降互济失常，多见肾阴虚于下而心火亢于上的阴虚火旺，称"心肾不交"或"水火未济"，可见心烦失眠，眩晕耳鸣，腰膝酸软，梦遗梦交，五心烦热等症状。

案例 3-2 分析

患者失眠，心烦，病位在心；遗精，头晕耳鸣，腰酸，病位在肾。失眠心烦系心火偏亢，神明被扰所致。肾阴亏虚，脑髓失养则眩晕耳鸣；腰膝失养则腰酸；虚火内炽，扰动精室，则遗精。盗汗，舌红少苔，脉细数为阴虚火旺之征。二组症状同时出现，属心肾不交。

（五）肺与脾

肺司呼吸而摄纳清气，脾主运化而化生谷气；肺通调水道，脾主运化水液。肺与脾的关系，主要表现在气的生成与津液代谢两个方面。

1. 气的生成　肺主呼吸，吸入自然界的清气；脾主运化，化生水谷精气。清气与水谷精气合为宗气。后天之气的盛衰，主要取决于宗气的生成。脾化生的水谷精微，依赖肺气的宣降以输布全身；维持肺的生理功能所需的水谷精微，又依靠脾气运化水谷而生成。故有"肺为主气之枢，脾为生气之源"之说。只有在肺脾两脏的协同作用下，才能保证宗气及一身之气的生成。在病理上，肺气虚累及脾（子病犯母），脾气虚影响肺（母病及子），终致肺脾两虚之候，可见咳嗽气短，食少倦怠，腹胀便溏等症状。

2. 津液代谢　肺气宣降主行水，使津液正常输布与排泄；脾主运化水液，上输于肺，或脾气散精，使津液正常生成与输布。脾肺两脏协调配合，相互为用，是保证津液正常输布与排泄的重要环节。脾失健运，津液停聚，影响肺气宣降而喘咳、痰多；肺失宣降，水道不畅，水湿困脾而便溏、水肿。两脏病变及相互影响，均导致津液输布失常，形成痰饮、浮肿等。故有"脾为生痰之源，肺为贮痰之器"之说。

（六）肺与肝

肝主升发，肺主肃降。肺与肝的生理联系，主要体现在人体气机升降的调节方面。

肝主疏泄，调畅气机，肝气以升发为宜；肺主气，调节气机，肺气以肃降为顺。肺气充足，肃降正常，有利于肝气的升发；肝气疏泄，升发条达，有利于肺气的肃降。肝升与肺降，升降协调，既相互制约，又相互为用，对全身气机调畅起着重要的调节作用。在病理状态下，肝肺病变可相互影响。如肝郁化火，可耗伤肺阴，使肺气不得肃降，而出现咳嗽、胸痛、咯血等"木火刑金"之证；肺失清肃，燥热内盛，伤及肝阴，致肝阳亢逆，而出现咳嗽、头痛、易怒、胁肋胀痛等肺病及肝之候。

（七）肺与肾

肺为水之上源，肾为主水之脏；肺主呼吸，肾主纳气；肺与肾的关系，主要表现在水液代谢和呼吸运动两个方面。

1. 水液代谢　肺通调水道，为水之上源；肾主水液，为主水之脏。肺的宣发、肃降和通调水道，有赖于肾的蒸腾气化；肾主水液的功能亦赖于肺的宣降和通调水道的作用。肺肾之气协同作用，才能保证体内水液输布与排泄正常。若肺失宣降，通调失职，损及肾脏，可见水肿、少尿等症；若肾不主水，气化失司，累及于肺，可出现水肿、咳喘等症。

2. 呼吸运动　肺司呼吸，肾主纳气。肺气肃降，吸入清气，需肾的纳气机能协助，以维持呼吸深度。在人体呼吸运动中，肺气肃降，有利于肾纳清气；肾气充足，摄纳有权，有利于肺气之肃降。故称"肺为气之主，肾为气之根"。病理上，肺气久虚，肃降失司，久病及肾，与肾气不足，摄纳无权，气浮于上往往互为影响，以致出现气短喘促，呼吸表浅，呼多吸少等肾不纳气的病理变化。

（八）肝与脾

肝主疏泄，脾主运化；肝主藏血，脾主生血统血。肝与脾的生理联系，主要表现在对饮食物消化和血液运行方面。

1. 饮食物消化　肝主疏泄，调畅气机，协调脾胃升降，并疏利胆汁，输于肠道，促进脾胃对饮食物的消化转输；脾气健旺，运化正常，水谷精微充足，气血生化有源，肝得濡养而使肝气冲和条达，有利于肝疏泄机能的发挥。若肝失疏泄，气机郁滞，易致脾失健运，可出现精神抑郁，胸闷太息，纳呆腹胀，肠鸣泄泻等肝脾不调之证；脾失健运，也可影响肝失疏泄，导致"土壅木郁"之证。

2. 血液运行　肝主疏泄，调畅气机，促进血行；肝藏血，调节血量，防止出血。脾主生血，统摄血液。脾气健旺，生血有源，统血有权，使肝有所藏；肝血充足，藏泻有度，血量得以正常调节，气血才能运行无阻。肝脾相互协作，共同维持血液的正常运行。脾气虚弱，则血液生化无源而血虚，或统摄无权而出血，均可导致肝血不足，形成肝脾两虚。此外，肝不藏血与脾不统血同时并见，临床称为"藏统失司"，可见各种虚性出血。

（九）肝与肾

肝主藏血而肾主藏精，肝主疏泄而肾主封藏，肝为水之子，而肾为木之母。故肝肾之间的关系，主要表现在精血同源、藏泄互用及阴阳互滋互制等方面。

1. 精血同源　肝藏血，肾藏精，精血皆由水谷之精所化生，精能生血，血能化精，精血相互滋生，相互转化，称为"精血同源"，亦称"肝肾同源"。肝血的化生，有赖于肾中精气的气化；肾中精气的充盛，有赖于肝血的滋养。肝血不足与肾精亏损多可相互影响，以致出现头昏目眩、耳聋耳鸣、腰膝酸软等肝肾精血两亏的病变。

2. 藏泄互用　肝主疏泄与肾主藏精之间存在着相互为用、相互制约的关系。肝气疏泄可促使肾气封藏有度，肾气闭藏可防肝气疏泄太过。疏泄与封藏，相反而相成，从而调节女子月经来潮和男子排精的生理功能。若肝主疏泄与肾主封藏的关系失调，可见女子月经周期失常，月经量多或闭经；男子则会出现遗精、滑泄或阳强不泄等症。

3. 阴阳互滋互制　肾阴与肾阳为五脏阴阳之本，肾阴滋养肝阴，共同制约肝阳，使肝阳不偏亢；肾阳资助肝阳，共同温煦肝脉，可防肝脉寒滞。肝肾阴阳之间互制互用，维持了肝肾之间的协调平衡。如肾阴不足累及肝阴，可致肝肾阴虚，而阴不制阳，水不涵木，又易致肝阳上亢。肾阳虚衰可累及肝阳，导致下焦虚寒，出现少腹冷痛，阳痿精冷，宫寒不孕等症。

（十）脾与肾

脾为后天之本，肾为先天之本；脾主运化水液，肾为主水之脏。脾与肾的关系，主要表现在先天后天相互资生与水液代谢方面。

1. 先天后天相互资生　脾主运化水谷精微，化生气血，为后天之本；肾藏精，元气根于肾，是生命活动的原动力。元气盛则脾气健旺，化生精微。脾化生的后天之精，不断输送至肾，充养先天之精，使之生化不息。脾与肾之间存在先天促后天，后天养先天的关系。若脾虚，后天之精乏源，不能充养先天，可见生长发育迟缓或未老先衰的肾精亏虚病证；肾精不足，元气虚衰，脾气运化失常，后天之本不固。若肾阳虚，不能温助脾阳，或脾阳虚，累及肾阳，均可致脾肾阳虚，见畏寒腹痛、腰膝酸冷、面色苍白，或五更泄泻、下利清谷等症。

2. 水液代谢　脾气运化水液，有赖肾阳的温煦蒸腾气化作用的支持；肾主水液，调节全身津液代谢，又须脾气运化水液的协助。脾肾两脏相互协同，共同主司水液代谢的协调平衡。脾失健运，水湿内生，经久不愈，可发展至肾虚水泛；而肾虚不化，水湿内蕴，也可影响脾气运化，最终均可导致尿少浮肿、腹胀便溏、畏寒肢冷、腰膝酸软等脾肾两虚、水湿内停之证。

二、腑与腑之间的关系

胆、胃、大肠、小肠、三焦、膀胱的生理机能虽然各不相同，但"六腑者，所以化水谷而行津液者也"（《灵枢·本藏》）。六腑之间的相互关系，主要体现在对饮食的消化、吸收和排泄过程中的相互联系与密切配合。

饮食入胃，经胃的腐熟，成为食糜，下降于小肠。小肠受盛，同时胆排泄胆汁进入小肠。在胆汁的参与下，小肠泌别清浊：清者为水谷精微和津液，经脾的运化和转输，以营养全身；其浊者，水液经三焦渗入膀胱，膀胱贮藏尿液，经蒸化作用排泄于外；食物残渣下传大肠，经大肠燥化与传导作用，形成粪便，通过肛门排出体外。

饮食物从口摄入以后，经过六腑的共同作用，必须不断地由上而下递次传送，完成受纳、消化、吸收、传导和排泄过程。由于六腑传化水谷，需要不断受纳和排空，虚实更替，宜通而不宜滞，故后世医家有"六腑以通为用""腑病以通为补"之说。

六腑之间在病理上相互影响，如胃有实热，津液被灼，可致大肠传导不利而见大便燥结。而大肠传导失司，肠燥便秘也可引起胃失和降，胃气上逆，出现嗳气、呕恶等症。又如胆火炽盛，每可犯胃，出现呕吐苦水等胃失和降之证，而脾胃湿热，熏蒸肝胆，可使胆汁外溢，出现黄疸。

三、脏与腑之间的关系

脏与腑的关系，是脏腑阴阳表里配合关系。脏属阴而腑属阳，脏为里而腑为表，一脏一腑，一阴一阳，一表一里，相互配合，其间有经络互相络属，组成心与小肠、肺与大肠、脾与胃、肝与胆、肾与膀胱等脏腑表里关系。

（一）心与小肠

心与小肠通过经脉相互属络构成表里关系。

1. 生理上 心主血脉，心阳的温煦，心血的濡养，有助于小肠的化物功能；小肠化物，泌别清浊，清者经脾上输心肺，化赤为血，以养心脉。

2. 病理上 心经实火，可移热于小肠，引起尿少、尿赤涩刺痛、尿血等小肠实热的症状；若小肠有热，亦可循经脉上炎于心，可见心烦、舌赤糜烂等症状。

（二）肺与大肠

肺与大肠通过经脉的相互属络构成表里关系。肺与大肠的关系，主要表现在肺气肃降与大肠传导之间的相互为用。

1. 生理上 肺气清肃下降，能促进大肠的传导，有利于糟粕的排泄；大肠传导正常，糟粕下行，亦有利于肺气的肃降。

2. 病理上 肺气壅塞，失于肃降，可引起腑气不通，出现肠燥便秘；若大肠实热，传导不畅，腑气阻滞，则可使肺失肃降，出现胸满咳喘。

（三）脾与胃

脾与胃同居中焦，通过经脉的相互属络构成表里关系。脾胃同为气血生化之源、后天之本，在饮食物的受纳、消化及水谷精微的吸收、转输等生理过程中起主要作用。脾与胃的关系，主要体现为水谷纳运协调、气机升降相因、阴阳燥湿相济三个方面。

1. 水谷纳运协调 胃主受纳腐熟水谷，是脾主运化的前提；脾主运化水谷，转输精微，有利于胃的受纳。两者密切合作，纳运协调，维持着饮食物的不断受纳、消化，以及精微的吸收与转输。若脾失健运，可导致胃纳不振；而胃气失和，也可导致脾运失常，最终均可出现纳少脘痞、腹胀泄泻等脾胃纳运失调之证。

2. 气机升降相因 脾胃居于中焦，脾气主升而胃气主降，脾升则健，胃降则和，脾胃为脏腑气机上下升降的枢纽。脾气上升，将运化吸收的水谷精微向上输布，有助于胃气之通降；胃气通降，将受纳之水谷、食糜通降下行，也有助于脾气之升运。若脾虚气陷，可导致胃失和降而上逆；而胃失和降，亦可影响脾气升运功能，均可见脘腹坠胀、头晕目眩、泄泻不止、呕吐呃逆等症状。

3．阴阳燥湿相济　脾为阴脏，主运化水液，喜燥而恶湿；胃为阳腑，主通降下行，喜润而恶燥。脾易生湿，得胃阳以制之，使脾不至于湿；胃易生燥，得脾阴以制之，使胃不至于燥。脾胃阴阳燥湿相济，是保证两者纳运协调、升降相因的必要条件。若湿困脾运，可导致胃纳不振；胃阴不足，亦可影响脾运功能。脾湿则其气不升，胃燥则其气不降，可见中满痞胀、排便异常等症。

（四）肝与胆

肝与胆通过经脉的相互属络构成表里关系。肝与胆的关系，主要表现在同司疏泄和共主勇怯方面。

1．同司疏泄　肝主疏泄，分泌胆汁；胆主贮藏和排泄胆汁。肝气疏泄正常，促进胆汁的分泌和排泄；而胆汁排泄通畅，利于肝气疏泄功能的正常发挥。两者相互配合，疏利胆汁于小肠，以帮助脾胃消化饮食物。若肝气郁滞，可影响胆汁疏利；或胆腑湿热，也可影响肝气疏泄，最终往往导致肝胆气滞、肝胆湿热，或肝胆火旺的病理变化。

2．共主勇怯　肝主疏泄，调畅情志；胆主决断，与人的勇怯有关。肝胆相互配合，人的情志活动正常，处事果断。肝胆共主勇怯以二者同司疏泄为生理基础。若肝胆气滞，或胆郁痰扰，可见失眠多梦、惊恐胆怯等症状。

（五）肾与膀胱

肾与膀胱通过经脉的相互属络构成表里关系。肾与膀胱的关系，主要表现在共主小便方面。

1．生理上　肾为主水之脏，生成尿液，开窍于二阴；膀胱主贮藏尿液，自前阴排出。膀胱的贮尿和排尿功能，有赖于肾的气化和固摄作用。肾气充足，固摄有权，膀胱开合有度，则尿液能够正常地贮存和排泄。膀胱贮尿排尿有度，也有利于肾气的主水功能。肾与膀胱相互协作，共同完成尿液的生成、贮存与排泄。

2．病理上　若肾气虚弱，气化失常蒸化无力，或固摄无权，则膀胱开合失度，而见尿少、癃闭或尿失禁。膀胱湿热，或膀胱失约，也可影响到肾气的蒸化和固摄，出现尿液色质及其排泄异常。

考点：五脏六腑的关系

小　结

藏象学说是中医学理论体系的核心内容，是中医学特有的关于人体生理病理的系统理论。人体是以五脏为中心，通过经络系统将六腑、五体、五官九窍、四肢百骸等全身脏腑形体官窍联结成的有机整体。五脏化生和贮藏精气，六腑受盛和传化水谷。脏与脏、腑与腑、脏与腑之间，在生理上相互联系，在病理上相互影响。

自测题

A₁型题

1．中医五脏指的是（　　）
A．脾、胆、胃、肺、女子胞
B．肝、胆、胃、大肠、小肠
C．心、肝、脾、肺、膀胱
D．心、肝、脾、肺、肾
E．心、肝、脾、胆、胃

2．肝主疏泄生理功能的核心是（　　）
A．调畅情志　　B．调畅气机
C．协调脾升胃降　D．调节排精行经
E．促进血液运行和津液输布

3．"血府"是指（　　）
A．脾　　　　　B．肝
C．心　　　　　D．脉

E. 冲脉

4. 下列哪项属于心的生理功能（　　）

A. 主疏泄　　　B. 主运化

C. 主藏血　　　D. 主神志

E. 主统血

5. 主宰生长发育功能的脏腑是（　　）

A. 心　　　　　B. 肝

C. 脾　　　　　D. 肺

E. 肾

6. 具有主运化功能的脏腑是（　　）

A. 肝　　　　　B. 心

C. 脾　　　　　D. 肺

E. 肾

7. 五脏六腑之间的关系实际上为（　　）

A. 虚实关系　　B. 相生关系

C. 相克关系　　D. 表里关系

E. 连带关系

8. 中医学中，"广义之精"指的是（　　）

A. 血　　　　　B. 津液

C. 一切精微物质　D. 生殖之精

E. 脏腑

9. "肾为气之根"主要是指（　　）

A. 肾精化生元气　B. 肾为先天之本

C. 肾藏精　　　D. 肾主纳气

E. 肾主水液

10. 先天之本为（　　）

A. 心　　　　　B. 肝

C. 脾　　　　　D. 肺

E. 肾

11. 人的视觉功能正常关键在于（　　）

A. 心主血　　　B. 肺主气

C. 脾主运化　　D. 肝主藏血

E. 肾主藏精

12. 心主神志最主要的物质基础是（　　）

A. 精　　　　　B. 血液

C. 卫气　　　　D. 津液

E. 以上都不是

13. 恶心、呕吐、呃逆、嗳气属于（　　）

A. 肺气上逆　　B. 肝气上逆

C. 胃气上逆　　D. 肝脾不调

E. 肝胃不和

14. "利小便即所以实大便"治法的依据是

（　　）

A. 小肠泌别清浊　B. 脾运化水液

C. 肺通调水道　　D. 膀胱贮尿排尿

E. 肾主水液

15. 肝肾同源的理论依据是（　　）

A. 同居下焦　　B. 藏泄互用

C. 精血互化　　D. 阴液互补

E. 阴阳承制

16. 肺通调水道主要依赖于（　　）

A. 肺主一身之气　B. 肺朝百脉

C. 肺司呼吸　　　D. 肺主肃降

E. 肺主宣发和肃降

17. 水液升降输布的枢纽是（　　）

A. 心　　　　　B. 肝

C. 脾　　　　　D. 肺

E. 肾

18. 被称作"娇脏"的是（　　）

A. 心　　　　　B. 肝

C. 脾　　　　　D. 肺

E. 肾

19. 与生殖、繁衍后代关系最密切的是

（　　）

A. 心主神志　　B. 肝主疏泄

C. 脾主运化　　D. 肺主气

E. 肾藏精

20. 下列哪项属于奇恒之腑（　　）

A. 胃　　　　　B. 小肠

C. 大肠　　　　D. 膀胱

E. 胆

21. "孤府"所指的脏腑是（　　）

A. 胃　　　　　B. 胆

C. 三焦　　　　D. 小肠

E. 膀胱

22. 在机体水液代谢中，具有输布水液作用的是（　　）

A. 肺胃脾　　　　B. 脾肝肾

C. 肺脾肾　　　　D. 肺肝肾

E. 心肝肾

23. 大肠的传导是哪一脏腑机能的延伸
（　　　）

　　A. 胃的降浊　　　B. 肺的肃降

　　C. 小肠化物　　　D. 肝的疏泄

　　E. 以上都不是

A₂ 型题

24. 患者，女，76 岁。下肢浮肿两月余。面色萎黄，食纳不香，腹部时而胀满，大便次数尚正常，但大便不成形，下肢浮肿，按之凹陷，下午明显。此为（　　　）

　　A. 肺不行水　　　B. 三焦失利

　　C. 脾失运化　　　D. 肝失疏泄

　　E. 肾失蒸化

25. 患者，女，32 岁。素有胃脘痛病史，两天前因情绪波动再次发作，呈胀痛，引及两胁，拒按，嗳气后稍舒，情志抑郁，时有叹息，苔薄白，脉弦。主要与哪一脏腑机能失常有关（　　　）

　　A. 脾主运化　　　B. 肝主疏泄

　　C. 胃气通降　　　D. 肺主气司呼吸

　　E. 肾主藏精

26. 患者，女，42 岁。咳嗽咳血月余。经常急躁易怒，而出现咳嗽、胸痛、咯血。属哪两脏同病（　　　）

　　A. 心、脾　　　B. 肝、胃

　　C. 肝、肺　　　D. 肝、脾

　　E. 心、肾

A₃ 型题

（27、28 题共用题干）

患者，女，40 岁。3 年前因流产失血过多而致头晕，心悸，失眠，多梦，久服镇静剂无效，近来感神疲乏力，动则汗出，气短懒言，纳呆，大便溏泄，面色萎黄，舌淡而润，脉弱。

27. 患者 3 年前失血过多主要影响（　　　）

　　A. 心　　　　　B. 肝

　　C. 脾　　　　　D. 肺

　　E. 肾

28. 近来出现的症状，与哪一脏腑机能失常有关（　　　）

　　A. 心主神志　　　B. 肝主藏血

　　C. 脾主运化　　　D. 肺主气司呼吸

　　E. 肾主纳气

（张　瑾）

第4章 气血津液

· 引 言 ·

气、血、津液在人体生命活动中占有极其重要的位置，是构成人体和维持人体生命活动的基本物质。气、血、津液是脏腑、经络等组织器官进行生理活动的物质基础，也是脏腑生理活动的产物。通过本章的学习，需懂得气血津液的生成及功能，熟悉这些物质之间的相互关系。

知识链接

人体之精

人体之精有广义和狭义之分。广义之精，泛指人体一切精微物质，包括气、血、津液和从食物中摄取的营养物质，故称作"精气"；狭义之精专指具有繁衍后代作用的生殖之精。精是构成人体和维持人体生命活动的基本物质。

考点：精的概念

气、血、津液是构成人体和维持人体生命活动的基本物质，是脏腑、经络等组织器官进行生理活动的物质基础，也是脏腑生理活动的产物。因此，无论在生理还是病理状况下，这些基本物质与脏腑经络、形体官窍之间，始终存在着相互依赖、相互影响的关系。本章主要介绍气、血、津液及其相互关系。

第1节 气

案例4-1

患者，男，75岁。体弱，少气声低，小便清长，尿次频数，甚至自觉尿有余沥未尽，夜间尤甚。

问题： 该患者排尿异常的根源是什么？

一、人体之气的基本概念

气是人体内活力很强、运行不息的极精微物质，是构成人体和维持人体生命活动的最基本物质。气运行不息，推动和调控着人体内的新陈代谢，维系着人体的生命进程。气的运动停止，则意味着生命的终止。

人体之气分为阴气和阳气两部分：阴气是气中具有寒凉、抑制特性的部分，阳气是气中具有温热、兴奋特性的部分。气中的阴阳两部分对立互根，协调共济，推动和调控机体的生命进程。

此外，中医学中的"气"还有其他含义，如六气指风、寒、暑、湿、燥、火六种正常的气候变化，邪气是各种致病因素的统称，药物之气指药性等，这些与本节所述的构成人体基本物质的"气"有区别。

考点：气的概念

二、气的生成

人体之气，来源于父母的先天之气、饮食物中的水谷之气和存在于自然界的清气，通过肾、脾胃和肺等脏腑生理功能的综合作用而生成。

（一）先天之气

受之于父母的先天之精，在人未出生前化生为先天之气，成为人体之气的根本。先天之气是人体生命活动的原动力，又称为"真气""原气"或"元气"。

（二）水谷之气

水谷之气来源于饮食物的水谷精微，被人体吸收后化生为水谷之气，简称为"谷气"，布散全身后成为人体之气的主要部分。

（三）自然界之清气

自然界之清气来源于肺吸入自然界的清气，并且不断吐故纳新，促进人体代谢活动进行，因而是生成人体之气的重要来源。

总之，人体之气来源于先天之气（即元气）、水谷之气和自然界之清气，后两者又合称为后天之气（即宗气）。

三、气 的 运 动

人体之气是运动不息的。人体的生命历程就是气的运动及其所产生的各种变化的过程。气的运动止息，标志着生命过程的终止。

（一）气机

1. 气机的概念　气的运动称为气机。人体之气是不断运动着的活力很强的极精微物质，流行全身，内至五脏六腑，外达筋骨皮毛，推动和激发人体的各种生理活动。

2. 气的运动形式　升、降、出、入是气运动的基本形式。升，指气自下而上的运动；降，指气自上而下的运动；出，指气由内向外的运动；入，指气自外向内的运动。例如，呼吸，呼出浊气是升与出，是肺气宣发的体现；吸入清气是降与入，是肺气肃降的体现。

3. 脏腑之气的运动规律　人体的脏腑、经络、形体、官窍，都是气升降出入的场所。气的运动，推动和激发全身脏腑、经络、形体、官窍的各种生理活动；只有在脏腑组织的生理功能中，才能体现出气的升降出入运动。一般来说，心肺在上，在上者宜降；肝肾在下，在下者宜升；脾胃居中，通连上下，脾主升、胃主降，为升降转输的枢纽。六腑传化物而不藏，其气的运动是以降为主。但在饮食物的传化过程中，小肠和大肠还吸收水谷精微和津液，所以，六腑的气机运动总体是降，降中寓升。在脏腑关系中，如肝气升发、肺气肃降，脾气升清、胃气降浊等，说明脏与脏、脏与腑之间处于升降的统一体中。而肺气的宣发肃降，小肠的分清泌浊，也体现了同一脏腑本身也是升与降的统一体。

总之，脏腑的气机升降运动，在生理状态下，体现了升已而降，降已而升，升中有降，降中有升的对立统一规律。各脏腑之气的升降出入及其协调，保证了机体不断升清降浊，摄取精微，排泄废物，共同完成整个机体的新陈代谢，维持了生命活动的正常进行。

4. 气运动失常的表现形式　气的升降出入运动之间协调平衡，称为"气机调畅"，当气的运动出现异常变化，升降出入之间失去协调平衡时，称为"气机失调"。由于气的运动形式是多种多样的，所以气机失调也有多种表现。如气的运行受阻而不畅通，称作"气机不畅"；受阻较甚，局部阻滞不通，称作"气滞"；气的上升太过或下降不及时，称作"气逆"；气的上升不及或下降太过时，称作"气陷"；气的外出太过而不能内守时，称作"气脱"；气不能外达而郁结闭塞于内时，称作"气闭"。

（二）气化

气运动而产生的各种变化称为气化。气化是生命活动最基本的特征之一。

气化就是体内物质新陈代谢的过程，是物质转化和能量转化的过程。因此，体内精、气、血、津液各自的代谢及其相互转化，是气化的基本形式。如精的生成，精化为气，精化为髓，精与血同源互化，津液与血同源互化，津液的化生与其化汗化尿，以及粪便排泄等，皆属气化的具体体现。气化过程的有序进行，是脏腑生理活动相互协调的结果。

（三）气机与气化的关系

气机强调气的运动，基本形式是脏腑之气的升降出入。气化强调气的变化，基本形式是生命物质的新陈代谢。气的运动具有普遍性，生命活动是在气的不断运动过程中产生的，故气的运动是产生气化过程的根本。气的升降出入运动维系了体内新陈代谢的协调稳定和生命过程的有序发展，气的运动及其气化过程的停止就意味着生命活动的终结。气机和气化是生命最基本的特征。

四、气 的 功 能

气具有非常重要的作用，它既是构成人体的基本物质之一，又是推动和调控脏腑机能活动的动力，从而起到维系生命进程的作用。因此，《难经•八难》说："气者，人之根本也。"人体之气的生理功能可归纳为以下几个方面：

（一）推动作用

气的推动作用，是指阳气的激发、兴奋、促进等作用。气的推动作用主要体现在：①激发和促进人体的生长发育与生殖功能；②激发和促进各脏腑经络的生理功能；③激发和促进精、血、津液的生成与运行输布；④激发和兴奋精神活动。

若气的推动作用减弱，可出现生长发育迟缓或早衰，亦可使脏腑经络生理功能减退，精、血、津液的生成不足、运行不畅及输布排泄障碍、精神抑制等。

（二）温煦作用

气的温煦作用，是指阳气促进产热，消除寒冷，使人体温暖的作用，对人体具有重要的生理意义。气的温煦作用主要体现在：①温煦机体，维持人体体温相对恒定；②温煦脏腑经络，维持其正常生理活动；③温煦精、血、津液，维持其正常运行、输布与排泄，即所谓"得温而行，得寒而凝"。

若阳气不足，产热过少，可出现畏寒喜暖，四肢不温，体温低下，脏腑生理功能减弱，精、血、津液运行迟缓等机体失于温煦的虚寒性病变，因而有"气不足便是寒"之说。

（三）防御作用

气的防御作用，是指气具有卫护全身肌表、防御外邪入侵，同时也可祛除侵入体内病邪的作用。气的防御功能正常，则邪气不易侵入；或虽有邪气侵入，机体也不易发病；即使发病，气也能驱邪外出，也易于治愈。故《素问•刺法论》说："正气存内，邪不可干。"

若气的防御功能低下，势必不能抗邪，邪气易于入侵而发生疾病，而且患病后难以速愈。故《素问•评热病论》有"邪之所凑，其气必虚"之说。所以，气的防御功能决定着疾病的发生、发展与转归。

（四）固摄作用

气的固摄作用，是指气对于体内血、津液、精等液态物质的固护、统摄和控制作用，从而防止这些物质无故流失，保证它们在体内发挥正常的生理功能。气的固摄作用主要体现在：①统摄血液，使其循脉而正常运行，防止其溢出脉外；②固摄汗液、尿液、唾液、胃液、肠液，控制其分泌排泄，使之有度而规律地排泄，防止其过多排出及无故流失；③固摄精液，防止其妄加排泄；④固摄月经、带下和胎儿。

若气的固摄作用减弱，则可导致体内液态物质的丢失。如气不摄血，可导致各种出血；气不摄津，可以引起自汗、多尿、小便失禁、流涎、呕吐清水、泄泻、滑脱等；气不固精，可以引起遗精、滑精、早泄等病症；气虚而冲任不固，可出现早产、滑胎等。

气的固摄作用和推动作用是相反相成的两个方面。气推动血液的运行和津液的输布、排泄；气固摄体内液态物质，防止其无故流失。两者相辅相成、相互协调，共同调节和控制着体内液态物质的正常运行、输布和排泄。

（五）气化作用

气的气化作用，是指因物质运动而产生的各种生理功能效应。具体表现在精、气、血、津液各自的新陈代谢及其相互转化等方面。如将饮食物转化为水谷精微，再将其化生为气、血、津液等；津液的生成、输布，最后转化为汗液、尿液排出体外；食物消化吸收后的残渣，形成粪便排出体外等，都是气化作用的具体体现。所以说气化过程，就是体内物质代谢的过程，是物质转化和能量转化的过程。气化功能失常，必然会影响整个物质代谢的过程，从而导致各种代谢异常的病变。

此外，气还具有营养作用。气为机体脏腑组织的功能活动提供营养物质。如水谷精气化生气血，为生命活动提供所必需的营养物质；营气化生血液，以营养五脏六腑、四肢百骸。

案例 4-1 分析

患者有体弱少气等气虚表现，而主症为尿多频数，余沥未尽，为气虚不能固摄所致。

考点：气的主要功能

五、气 的 分 类

人体之气来源于先天之气、水谷之气和自然界的清气，经过脾胃、肺、肾等脏腑生理功能的综合作用而生成，分布于全身，无处不到。由于生成来源、分布部位及功能特点的不同，人体之气又有着各自不同的名称。从生成来源而言，以先天之精化生者为元气，由水谷之精化生者为谷气。人身之气从其分布部位来说，行于脉中者为营气，行于脉外者为卫气；谷气与自然界的清气相聚于胸中者为宗气；分布于脏腑、经络者为脏腑之气、经络之气。本书主要阐述元气、宗气、营气、卫气。

（一）元气

元气，是人体最根本、最重要的气，是人体生命活动的原动力。元气，又称"原气""真气"，以先天精气为基础，根源于肾，赖后天精气充养。

1. 生成与分布　元气主要由肾所藏的先天之精所化生，通过三焦而流行于全身。

（1）生成：元气由肾中先天之精所化生。先天之精禀受于父母的生殖之精，胚胎时期已存在，出生之后，必须得到脾胃化生的水谷之精的滋养补充，方能化生充足的元气。因此，元气充盛与否，不仅与来源于父母的先天之精有关，而且与脾胃运化功能、饮食营养及化生的后天之精是否充盛有关。若因先天之精不足而导致元气虚弱者，也可通过后天的培育补充而使元气充实。

（2）分布：元气以三焦为通路而循行全身，内而五脏六腑，外而肌肤腠理，无处不到，发挥其生理功能，成为人体最根本、最重要的气。

2. 生理功能　元气的生理功能主要有两个方面：一是推动人体的生长发育和生殖功能；二是推动各脏腑、经络、形体、官窍的生理活动。

（1）推动人体的生长发育和生殖功能：元气的这个功能与肾的功能类同。因为肾精的主体成分是先天之精，肾精所化生的肾气也主要是先天之气，所以元气与肾气的构成成分大致是相同的，所发挥的功能也基本类似。元气的盛衰变化体现于机体生、长、壮、老、已的自然规律。元气充沛，机体生长发育正常，脏腑、经络、形体、官窍生理功能旺盛，体魄强健而少病；若先天禀赋不足，或后天失养，或久病损伤元气，导致元气虚衰，可出现生长发育迟缓、生殖功能低下及未老先衰的病理改变。

（2）推动各脏腑、经络、形体、官窍的生理活动：元气通过三焦布散全身，促进和调控全身各脏腑、经络、形体、官窍的生理活动。元气可分为元阴、元阳，而且影响一身之阴阳。元气既能发挥推动、兴奋、温煦等属于元阳的功能，又能发挥宁静、抑制、凉润等属于元阴的功能。元阴与元阳之间协调平衡，元气才能保持脏腑机能处于"阴平阳秘"的健康状态。若元气亏少或元阴、元阳失衡，都会产生较为严重的病变。

（二）宗气

宗气，是由水谷精气与自然界清气相结合，聚于胸中之气。宗气属后天之气的范畴，宗气的生成直接关系到一身之气的盛衰。宗气在胸中积聚之处，称为"气海"，又名"膻中"。

1. 生成与分布

（1）生成：宗气的生成有两个来源，一是脾胃运化的水谷之精所化生的水谷之气，一是肺从自然界中吸入的清气，二者相结合生成宗气。因而脾的运化转输功能和肺的呼吸功能是否正常，与宗气的生成和盛衰有着直接的关系。

（2）分布：宗气聚于胸中，通过上出息道（呼吸道），贯注心脉及沿三焦下行的方式布散全身。其分布途径有三：①上出于肺，循喉咙而走息道，推动呼吸；②贯注心脉，推动血行；③沿三焦向下运行于脐下丹田（下气海），以资先天元气。

2. 生理功能　宗气的生理功能主要有行呼吸、行气血和资元气三个方面。

（1）走息道以行呼吸：宗气上走息道，助肺气进行呼吸运动，故有司呼吸、发声音的作用。宗气的盛衰，直接影响着呼吸、语言、发声的强弱。宗气充盛，则呼吸徐缓均匀，语言清晰，声音洪亮。若宗气不足，则呼吸短促微弱，语言不清，发声低微。

（2）贯心脉以行气血：凡血液的运行、心搏的力量及节律等皆与宗气有关。宗气充盛，则脉搏徐缓有力，节律一致。宗气不足，则脉来躁急，节律不规则，或微弱无力。由于宗气助心行血，故宗气不足亦可导致血行瘀滞的病理变化。

宗气对呼吸运动及血液循行都有推动作用，因而可以影响到人体的多种生理活动，凡气血运行、肢体寒温、视听言动及脉搏强弱节律等，都与宗气盛衰有关。

（3）蓄丹田以资元：宗气作为后天生成之气，对先天元气有重要的资助作用。以三焦为通道，元气自下而上运行，散布于胸中，以助后天之宗气；宗气自上而下分布，蓄积于脐下丹田，以资先天元气。先天与后天之气相合，则成一身之气。受之父母的先天之精所化生的元气是一定的，所以一身之气的盛衰，主要取决于宗气的生成。因此说，一身之气不足（即气虚），在先天主要责之肾，在后天主要责之脾肺。

（三）营气

营气是行于脉中而具有营养作用的气。因其富有营养，在脉中营运不休，故称之为营气。由于营气在脉中，是血液的重要组成部分，营气与血的关系密切，可分不可离，故常常将"营血"并称。营气与卫气从性质、功能和分布进行比较，则营属阴，卫属阳，所以营气又称"营阴"。

1. 生成与分布

（1）生成：营气来源于脾胃运化的水谷精微。水谷之精化为水谷之气，其中由精华部分所化生的为营气。

（2）分布：营气充盈于血脉之中，成为血液的组成部分。营气循脉运行全身，内入脏腑，外达肢节，终而复始，周而不休。

2. 生理功能　营气的生理功能有化生血液和营养全身两个方面。

（1）化生血液：营气经肺注于脉中，成为血液的组成成分之一。《灵枢·邪客》说："营气者，泌其津液，注之于脉，化以为血。"营气与津液调和，共注脉中，化成血液，维持血液充盈。

（2）营养全身：营气循血脉流注于全身，为全身脏腑、经络等生理功能活动提供营养物质，在生命活动中起着非常重要的作用。

营气化生血液和营养全身的生理作用是互相关联的，若营气亏少，则会引起血液亏虚，以及全身脏腑组织生理功能减退的病理变化。

（四）卫气

卫气是行于脉外而具有防御作用的气。因其有卫护人体，避免外邪入侵的作用，故称之为卫气。与营气相对而言，卫气又称"卫阳"。

1. 生成与分布

（1）生成：卫气来源于脾胃运化的水谷精微。水谷之精化为水谷之气，其中剽悍部分化生为卫气。故《素问·痹论》说："卫者，水谷之悍气也。"

（2）分布：卫气的特性是剽疾滑利，也就是说它的活动力强劲，流动迅速。卫气与营气相偕而行，卫气经肺的宣发，行于脉外，不受脉道的约束，外而皮肤肌腠，内而脏腑胸腹，布散全身。

2. 生理功能　卫气有防御外邪、温养全身和调控腠理的生理功能。

（1）防御外邪：卫气布达于肌表，温养肌肤腠理，使腠理致密，构成一道抗御外邪入侵的屏障，使外邪不能侵入机体。因此，卫气充盛则肌表固密，外邪难侵；卫气虚弱则腠理疏松，外邪易袭。

（2）温养全身：是气的温煦作用的具体表现。卫气布散全身，内而脏腑，外而肌肉皮毛，发挥其温养作用，以维持脏腑肌肤的生理活动。卫气充足，温养机体，则人体的体温相对恒定。卫气亏虚，温养之力减弱，易致风寒湿等邪气侵袭肌表而出现寒性病变。若卫气在局部运行受阻，郁积化热则又可出现热性病变。

（3）调控腠理：卫气能够调节控制腠理的开阖，促使汗液有节制地排泄。这是气的固摄和推动的体现。通过汗液的正常排泄，使机体维持相对恒定的体温，从而保证了机体内外环境之间的协调平衡。当卫气虚弱时，则调控腠理功能失职，可以出现无汗、多汗或自汗等症状。

此外，卫气循行与睡眠也有密切关系。正常情况下，卫气昼行于阳经，阳气盛则醒；夜行于阴经，阴气盛则眠。若卫气循行异常，则可导致睡眠异常。卫气行于阳分时间长则少寐，行于阴分时间长则多寐。

营气与卫气，既有联系，又有区别。营属阴，卫属阳。营气与卫气都来源于脾胃所化生的水谷精微。但是营气性质精纯、富有营养，卫气性质剽疾滑利、易于流行；营气行于脉中，卫气行于脉外；营气有化生血液和营养全身的功能，卫气有防御外邪、温养全身和调控腠理的功能。营卫之间必须协调，才能发挥正常的生理功能。若营卫失和，则可出现恶寒发热，无汗或汗多，"昼不精，夜不瞑"，以及抗邪能力低下而易于感冒等。

知识链接　　　　　**关于气概念的研究**

近年来，强调气是物质概念。其是一类具有功能作用的细微物质，肉眼不易直接见到，只能看到因气的运动变化所引起的种种生理病理现象。

在整个生命活动过程中，气促进免疫组织和免疫细胞的形成，发挥了调节免疫平衡、确保免疫功能稳定的作用；还通过与精、神的密切关系，组成了维持生命系统代谢的精、气、神三大要素。精气神学说与现代生化代谢中物质-能量-信息自组织系统存在着特异的逻辑关系和理论重叠。

1. 具有防御作用而运行于脉外之气是（　　）
A. 元气　　　　　　　B. 营气　　　　　　　C. 肺气
D. 卫气　　　　　　　E. 真气

分析： 卫气是行于脉外而具有防御作用的气，故选 D。

2. 中医将人体最基本、最重要的"真气"称为（　　）
A. 宗气　　　　　　　B. 大气　　　　　　　C. 营气
D. 元气　　　　　　　E. 卫气

分析： 元气，又称"真气"，是人体最根本、最重要的气，故答案选 D。

第2节 津　液

一、津液的基本概念

　　津液，是机体一切正常水液的总称，包括各脏腑组织器官的内在液体及其正常的分泌物（如胃液、肠液、关节液和涕、泪等）。津液是构成人体和维持人体生命活动的基本物质。

　　津液，是津和液的合称。津和液在性状、分布和功能上有所不同：津，质地较清稀，流动性较大，布散于体表皮肤、肌肉和孔窍，并能渗入血脉，起滋润作用；液，质地较浓稠，流动性较小，灌注于骨节、脏腑、脑、髓等，起濡养作用。津与液两者同源于饮食水谷，且可以互补转化，两者一般不作严格区分，津和液常同时并称。在病理过程中，则有"伤津"与"脱液"的区别。

考点：津液的概念

二、津液的生成、输布和排泄

　　津液的生成、输布和排泄，是一个复杂的生理过程，涉及脾、肺、肾等多个脏腑的生理机能，是多个脏腑相互协调配合的结果。对此《素问·经脉别论》作了简要的概括："饮入于胃，游溢精气，上输于脾，脾气散精，上归于肺，通调水道，下输膀胱，水精四布，五经并行。"

　　（一）津液的生成

　　津液来源于饮食水谷，通过脾胃的运化及有关脏腑的共同参与而生成。

　　胃主受纳腐熟，"游溢精气"而吸收饮食水谷的部分精微；小肠主液，泌别清浊，吸收了小肠中的大部分水液，并将食物残渣下送大肠；大肠传化糟粕，吸收食物残渣中的水液，促使糟粕成形而为粪便。胃、小肠、大肠所吸收的水液，均上输于脾，通过脾气的转输作用布散到全身。可见，津液的生成主要与脾、胃、小肠、大肠等脏腑的生理活动有关。若脾失健运及胃肠的吸收功能失调，都会影响津液生成，出现津液不足的病变。

　　（二）津液的输布

　　津液的输布主要是依靠脾、肺、肾、肝和三焦等多个脏腑生理机能的协调配合来完成的。

　　1. 脾气散精　脾主运化水谷精微，通过其转输作用，一方面脾气将津液上输于肺，通过肺气的宣发肃降，使津液输布于全身而灌溉脏腑、形体和官窍；另一方面，脾气也可以直接将津液向四周布散至全身各脏腑，即脾有"灌溉四傍"的功能。若脾失健运，脾气输布津液障碍，则易致水液停聚，或为水湿、痰饮，或为水肿胀满等。

　　2. 肺通调水道　肺主宣发肃降，为水之上源。肺接受脾转输来的津液，一方面通过肺气的宣发，将津液输布至身体上部和外周体表；另一方面通过肺气的肃降，将津液输布至身体下部和内部脏腑，并将脏腑代谢后产生的浊液向肾和膀胱输送。若肺气宣发肃降失常，水液输布障碍，则可发为痰饮，甚则水泛为肿。

3. 肾主水液　肾为主水之脏，对津液输布代谢起着主宰作用。一方面，肾气对人体整个水液输布代谢具有推动和调控作用。胃的"游溢精气"、脾气运化水液、肺气宣降津液、肝气疏利津液、三焦通行水液，乃至津液的排泄等，都离不开肾气及肾阴肾阳的调控作用。若肾气虚亏，或肾阴肾阳失调，则可致津液输布失常。另一方面，肾脏本身也是参与津液输布的一个重要环节。由脏腑代谢产生的浊液，通过肺气的肃降作用向下输送到肾或膀胱，经过肾气的蒸化作用，将其中的清者重新吸收而参与全身水液代谢，将其浊者化为尿液排泄。这一升清降浊作用对维持整个水液输布代谢的平衡协调有着重要意义。

4. 肝主疏泄　肝气疏泄可以调畅气机，气行则水行，促进了津液输布的通畅。若肝失疏泄，气机郁结，往往影响津液的输布，水液停滞，产生痰饮、水肿及痰气互结的梅核气、瘿瘤、鼓胀等病证。

5. 三焦运行水液　三焦为水液运行的通路，而三焦水道通利，保证了诸多脏腑输布津液的道路通畅，津液得以正常输布。若三焦水道不利，也会导致水液停聚，发为多种病证。

综上所述，津液在体内的输布主要依赖于肾气的蒸化和调控、脾气的运化、肺气的宣降、肝气的疏泄和三焦的通利。津液的正常输布是多个脏腑生理功能密切协调、相互配合的结果，是人体生理活动的综合体现。

（三）津液的排泄

津液的排泄主要通过排出尿液和汗液来完成。此外，呼气和粪便也带走一些水分。与津液排泄相关的脏主要有肾、肺、脾，由于尿液是津液排泄的最主要途径，因此，在津液排泄中，肾的生理功能最为重要。

1. 尿液的排泄　尿液为津液代谢的最终产物，也是津液排泄的最主要途径。肾气将下输到膀胱的浊液，经气化作用生成尿液。尿液贮存于膀胱，通过肾气的推动与调节排出体外。由此可见，尿液的生成和排泄均依靠于肾气的蒸化等作用，肾在维持人体津液代谢平衡中的作用最为关键。若肾气蒸化失常，则可引起尿少、尿闭、水肿等津液排泄障碍的病变。

2. 汗液的排泄　汗液的排泄是津液排泄的又一重要途径。肺气宣发，将津液外输体表皮毛，在气的蒸腾激发作用下，津液化为汗液，由汗孔排出体外。若肺气虚衰或宣发失司，则会出现汗液排泄的异常。

3. 粪便的排泄　大肠排出粪便，也随糟粕带走一些残余的水分，但正常情况下粪便中所含水液的量很少。当各种原因导致腹泻时，则可以引起体内津液的损耗，发生伤津或脱液的病变。

4. 呼气　肺在呼气时也会随之带走一些水液，这也是津液排泄的一个途径。

总之，津液的生成、输布和排泄过程，是诸多脏腑相互协调、密切配合而完成的，其中尤以脾、肺、肾三脏的综合调节为首要。各有关脏腑特别是脾、肺、肾的功能失调，均可影响津液的生成、输布和排泄，从而破坏津液代谢的平衡，导致伤津、脱液等津液不足的病变，或形成内生水湿、水肿、腹水、痰饮等津液运行障碍或水液停滞积聚的病变。

三、津液的功能

津液的生理功能主要有滋润濡养和充养血脉两个方面。

（一）滋润濡养

津液具有滋润和濡养作用。津以滋润作用为主，液以濡养作用为主。内至脏腑筋骨，外至皮肤毫毛，都有赖于津液的濡养。若津液不足，则会使皮毛、肌肉、孔窍、关节、脏腑和骨髓、脊髓、脑髓等失去滋润与濡养的作用。

（二）充养血脉

津液渗入血脉，成为血液的重要组成部分，循环全身以发挥其滋润、濡养作用。津液亦可调节血液浓度。当血液浓度增高时，津液就渗入脉中稀释血液，并补充了血量。当机体津液亏少时，血中的津液可以从脉中渗出到脉外以补充津液。

另外，津液的代谢对调节机体内外环境的阴阳相对平衡起着十分重要的作用。气候炎热时，津液化为汗液向外排泄以散热；而天气寒冷时，津液因腠理闭塞而不外泄，如此可维持人体体温的相对恒定。

第3节 血

一、血的基本概念

血，即血液，是循行于脉中而富有营养的红色液态物质，是构成人体和维持人体生命活动的基本物质。

脉是血液运行的管道，又称为"血府"，具有约束血液运行的作用。血必须循脉而流于全身，**考点：血的概念** 内至脏腑，外达肢节，周而复始，才能充分发挥营养和滋润作用。若血液在脉中运行迟滞，或血液溢出脉外而出血（即"离经之血"），均可成为瘀血。

二、血的生成

水谷精微和肾精是血液化生的基础，在脾胃、心、肺、肾等脏腑的共同作用下，化生为血液。

（一）物质基础

1. 水谷精微　血主要由营气和津液组成，营气和津液都来源于脾胃化生的水谷精微。故脾胃化生的水谷精微是血液生成的最基本物质。

2. 肾精　肾精化血，一指肾精是化生血液的基本物质；二指精血之间存在着相互资生和相互转化的关系，即精能化血，血能生精。

（二）相关脏腑功能

血液的化生是在多个脏腑的共同作用下完成的，其中，脾胃的生理功能尤为重要。

1. 脾胃　为血液生化之源，脾胃运化的水谷精微所产生的营气和津液，是血液生成的最基本物质。因此，脾胃运化功能的强弱，饮食水谷的摄取，均直接影响着血液的化生。若脾胃虚弱，水谷精微化生不足，则可致血液生化乏源，形成血虚证。故临床治疗血虚证，首先应调理脾胃。

2. 心肺　脾胃运化水谷精微所化生的营气和津液，由脾上升输于心肺，与肺吸入的清气相结合，贯注心脉，在心气的作用下变化而成为红色血液。心肺在血液的生成过程中起着重要作用，因此，治疗血虚证时，常常调补心肺。

3. 肾　肾藏精，精生髓，精髓是化生血液的基本物质之一。肾中精气充足，则血液化生有源。若肾精不足，或肾不藏精，则往往导致血液生成亏少。因此，临床上治疗血虚证，有时需采用补肾益精之法。

总之，血液的化生以水谷之精及肾精为物质基础，主要依赖于脾胃的运化功能，并在心、肺、肾等脏的配合作用下完成。

三、血的运行

血液运行于脉道之中，循环不已，流布全身，才能为全身各脏腑器官提供丰富的营养。血液正常运行必须具备两个条件：一是脉道的完好无损和通畅无阻；二是全身各脏腑发挥正常生理功能，特别是心、肺、肝、脾四脏的功能尤为重要。

（一）影响血液运行的因素

血液运行是气的推动、温煦和固摄功能的协同作用。气的推动作用，是血液运行的动力。气的温煦作用，维持血液的正常运行，有"气血得温则行，得寒则凝"之说法。气的固摄作用，使血液行于脉中而不溢出脉外。临床治疗血行失常，首当调气。

（二）相关脏腑的功能

1. 心　心主血脉，心气是推动血液运行的动力，在血液循行中起着主导作用。心气充沛，则行血有力。

2. 肺　肺朝百脉，能助心行血。肺主气司呼吸，调节一身气机，通过气的升降出入运动而推动血液运行至全身。宗气贯心脉而行气血的功能，也体现了肺在血行中的推动作用。

3. 肝　肝主疏泄，调畅气机，是保证血行通畅的一个重要环节。肝藏血，在肝气疏泄功能的协调下，调节脉中的循环血量，维持血液循环的正常运行。同时，肝藏血的功能也可以防止血溢脉外，避免出血的发生。

4. 脾　脾主统血，脾气健旺，则能固摄血液在脉中运行，防止血溢脉外。

由此可见，心气的推动、肺朝百脉、肝气的疏泄是推动和促进血液运行的重要因素；脾统血、肝藏血则是固摄血液运行的重要因素。心、肝、脾、肺等脏生理功能的相互协调与密切配合，共同维持血液的正常运行。其中任何一脏的生理功能失调，都可以引起血行失常的病变。例如，心气不足，血运无力，可以形成血瘀；脾气虚弱，统摄无力，可以产生多种出血病证。

四、血的功能

血的功能主要有以下两个方面。

（一）营养和滋润作用

血液由水谷精微所化生，具有营养和滋润全身的生理功能。血在脉中循行，内至五脏六腑，外达皮肉筋骨，不断地对全身各脏腑组织器官起着濡养和滋润作用，以维持各脏腑组织器官发挥生理功能，保证人体生命活动的正常进行。血的濡养作用，反映在面色、肌肉、皮肤、毛发、感觉和运动等方面。血液充盈，濡养功能正常，则面色红润，肌肉壮实，皮肤和毛发润泽，感觉灵敏，运动自如。如若血液亏虚，濡养功能减弱，则可出现面色萎黄，肌肉瘦削，皮肤干涩，毛发不荣，肢体麻木或运动无力等症。

（二）神志活动的主要物质基础

血是人体神志活动的主要物质基础。血气充盛，血脉调和，则精神充沛，神志清楚，感觉灵敏，思维敏捷。若血液亏耗，血行异常，则可出现精神疲惫、失眠、健忘、多梦、惊悸、烦躁，甚至神志恍惚、谵妄、昏迷等不同程度的精神情志方面的病证。

第4节　气血津液之间的关系

气、血、津液均是人体内的基本精微物质，是产生一切机能和维持生命活动的物质基础。人体是一个有机的整体，气、血、津液之间有着相互依存、相互制约的关系。

一、气与血的关系

气与血是人体内的两大类基本物质。气属阳，无形而主动，具有温煦、推动、固摄等作用；血属阴，有形而主静，具有营养、滋润等作用。气与血的关系，可以概括为"气为血之帅""血为气之母"。

（一）气为血之帅

气为血之帅，表现为气能生血、气能行血、气能摄血三个方面。

1. 气能生血　是指气参与并促进血液的生成。气能生血体现在两个方面：一是指营气化血，营气直接参与血液的生成，是血液的主要构成成分；二是指气化是血液生成的动力，从饮食物转化成水谷精微，最后化成赤色的血液，每一个环节都离不开相应脏腑之气的推动和激发作用。气旺则血充，气虚则血虚。临床治疗血虚病证，常以补气药配合补血药使用。

2. 气能行血　是指气具有推动血液在脉中运行的作用。血液运行全身，有赖于心气、肺气的推动及肝气的疏泄的共同协调作用。气充盛，气机调畅，气行则血行。若气虚或气滞则血行涩滞。气机逆乱，升降出入失常，可导致血液妄行的病变，出现血随气升的咯血、吐血，血随气陷的便血、尿血等症。在治疗血液运行失常的病变时，常配合补气、行气、降气、升提的药物。

3. 气能摄血　是指气具有统摄血液在脉中正常循行而不溢出脉外的作用。主要通过脾气统血来实现。若脾气虚弱，统摄无力，血液溢出脉外，则可出现吐血、咯血、尿血、便血、衄血、崩漏等多种出血病证，称为"脾不统血"或"气不摄血"，必须健脾益气以摄血。临床中应用这一理论，用大剂量补气药来治疗大出血的危重证候。

（二）血为气之母

血为气之母，表现为血能载气和血能养气两个方面。

1. 血能载气　指血是气的载体。气将存于血中，依附于血而不致散失，气赖血之运载而布于周身。若血不载气，气将漂浮无根而发生气脱。大出血的患者，常导致气脱病变，称为"气随血脱"，治疗应采取益气固脱和止血补血的方法。

2. 血能养气　指血对气具有濡养作用。气的生成离不开血液的化生和濡养。故血足则气旺，血少则气虚。临床上血虚日久的患者，往往兼有气虚的表现。

考点：气与血的关系

二、气与津液的关系

气与津液同源于饮食水谷。气与津液相对而言，气属阳，津液属阴，气与津液的关系和气与血的关系极其相似。

（一）气对津液的作用

1. 气能生津　指气是津液生成的动力。津液的生成依赖于气的推动作用。津液来源于饮食水谷，依赖脾胃运化、小肠分清别浊、大肠传化糟粕等脏腑生理功能而化生，其中尤以脾胃之气最为重要。脾胃等脏腑之气充盛，则津液充足。若脾胃等脏腑之气虚亏，则化生津液力量减弱，会导致津液不足的病变，治疗时往往采取补气生津的法则。

2. 气能行津　指气具有推动津液输布和排泄的作用。津液的输布和排泄依赖于气的推动作用和升降出入运动。津液的输布依赖于肺、脾、肾、肝及三焦等脏腑之气的推动；而津液的排泄，主要通过肺、肾、膀胱等脏腑的气化，化为汗液和尿液排出体外。若气虚，推动作用减弱，气化无力，或气机郁滞，气化受阻，皆可导致津液输布、排泄障碍，形成痰、饮、水、湿等病理产物，称为"气不化（行）水"。治疗水肿时，常将利水与行气法并用。

3. 气能摄津　指气具有固摄津液，防止津液无故流失的作用。气控制和调节津液的分泌和排泄，维持着体内津液量的相对恒定。若气虚固摄无力，可致多汗、多尿、遗尿、小便失禁、口角流涎等病理现象，临床上多采用补气摄津法治疗。

（二）津液对气的作用

1. 津能化气　指由水谷化生的津液，在输布过程中，受到各脏腑阳气的蒸腾温化，可以化生为气，敷布于脏腑、组织、形体、官窍，发挥其滋养作用，以促进脏腑组织正常的生理活动。因此，津足则气旺，津亏则气少。

2. 津能载气　指津液是气运行的载体之一。在血脉之外，气的运行必须依附于津液才能存在于体内。津液的丢失，必定导致气的损耗。如暑热证，不仅伤津耗液，而且出现少气懒言、体倦乏力等"气随津泄"的表现。而当大汗、大吐、大泻等津液大量丢失时，可见精神萎靡、肌肤湿冷、四肢厥冷、脉微欲绝等"气随液脱"的症状。临床中使用汗法、下法或吐法时，必须中病即止，勿过用而生变证。

三、津血同源

血和津液都由水谷精微所化生，都具有滋润和濡养作用。二者之间可以相互资生，相互转化。津液渗入脉中，与营气结合，化为血液；血液中的津液，与营气分离而渗出脉外，便化为津液。这种关系称为"津血同源"。

血和津液，在生理上相互渗透，相互转化；在病理上，二者又相互影响。若失血过多，脉中血少，脉外津液进入脉中以维持血量，可引起脉外津液不足而见口渴、尿少等症状，此时应慎用发汗之法，以防进一步耗伤津液。若大汗、大吐、大泻，或严重烧伤，脉外津液不足，则血中之津液渗出于脉外，以补充脉外津液，从而导致血脉空虚、血液浓稠，流行不畅等病变，此时应慎用破血逐瘀之剂，以防血液和津液进一步耗伤。

小　结

气、血、津液是构成人体和维持人体生命活动的基本物质。气、血、津液等的生成和代谢，依赖于脏腑、经络等组织器官的正常生理活动，机体的脏腑、经络等组织器官进行生理活动，其能量又来源于气、血、津液。这些基本物质与脏腑之间，无论在生理还是病理状况下，始终存在着相互依赖、相互影响的密切关系。

自测题

A₁型题

1. 具有营养作用而行于脉中之气是（　　）

A. 元气　　　B. 营气

C. 肺气　　　D. 卫气

E. 真气

2. 根于肾，为人体生命活动原动力的是（　　）

A. 元气　　　B. 宗气

C. 营气　　　D. 卫气

E. 以上都不是

3. 脾统血是通过下面哪项实现的（　　）

A. 气的固摄作用　B. 气的温煦作用

C. 气的气化作用　D. 气的防御作用

E. 气的推动作用

4. 血液运行的主要通道是（　　　）

A. 十二经脉　　　B. 脉管

C. 三焦　　　　　D. 肝

E. 以上都不是

5. 血液的生成与何脏关系最为密切（　　　）

A. 心　　　　　　B. 肝

C. 脾　　　　　　D. 肺

E. 肾

6. 津液输布的通道是（　　　）

A. 经络　　　　　B. 三焦

C. 脉管　　　　　D. 腠理

E. 分肉

7. 一身之气的生成与哪组脏腑关系最为密切（　　　）

A. 心肝脾　　　　B. 心肺肾

C. 脾肺肾　　　　D. 肝脾肾

E. 心脾肾

8. 血液的运行离不开气的功能，说明了气与血之间的哪种关系（　　　）

A. 气能生血　　　B. 气能行血

C. 气能摄血　　　D. 血能载气

E. 血能养气

9. 对血运和呼吸运动均有推动作用的是（　　　）

A. 心气　　　　　B. 宗气

C. 脾气　　　　　D. 卫气

E. 营气

10. 治疗血虚病变，常常补气，理论依据是（　　　）

A. 气能生血　　　B. 气能行血

C. 气能摄血　　　D. 血能养气

E. 血能载气

A₂ 型题

11. 患者，女，40 岁。全身紫癜 3 个月。素体虚弱，操劳过度，体倦乏力，头晕自汗，全身出现散在出血点，局部已呈片状，色淡紫。此为（　　　）

A. 气不生血　　　B. 气不行血

C. 气不摄血　　　D. 气不养血

E. 气不调血

12. 患者，男，26 岁。剧烈吐泻 3 日。吐泻后，出现气短懒言，精神疲惫，体倦乏力，头晕目眩，自汗，动则加剧等表现。属于（　　　）

A. 血不养气　　　B. 气随津泄

C. 气不生津　　　D. 血不载气

E. 以上均不是

A₃ 型题

（13、14 题共用题干）

患者，男，30 岁。原有胃痛病史，昨晚饮酒后出现剧烈呕吐，现黑便量多，面色淡白，舌淡，脉细。

13. 剧烈呕吐主要损耗（　　　）

A. 津液　　　　　B. 血

C. 精　　　　　　D. 气

E. 神

14. 黑便量多，除了损耗血以外，还可影响（　　　）

A. 津　　　　　　B. 液

C. 精　　　　　　D. 气

E. 神

（张　瑾）

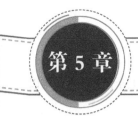

第 5 章

经络腧穴

·引言·

针灸是一种中国特有的治疗疾病的手段。它是一种"从外治内"的治疗方法，通过经络、腧穴的作用，以及应用一定的手法，来治疗全身疾病。在临床上按中医的诊疗方法诊断出病因，找出疾病的关键，辨别疾病的性质，确定病变属于哪一经脉，辨明它的寒热、虚实、表里与阴阳。然后进行相应的配穴处方，进行治疗，以通经脉，调气血，使阴阳归于相对平衡，使脏腑功能趋于调和，从而达到防治疾病的目的。经络与腧穴是针灸的理论基础。

经络腧穴学说是阐述人体经络系统与腧穴的循行分布、生理功能、病理变化及其与脏腑相互关系的理论体系，是中医学理论体系的重要组成部分。它不仅是针灸、推拿、气功等学科的理论基础，同时对指导中医临床各科的诊断与治疗均有十分重要的意义。

第1节 经　络

案例 5-1

患者，男，50 岁，心前区疼痛已有一年余。昨日饮酒后疼痛加重，并放射至左肩背及上肢内侧后缘，常伴有胸闷、心悸、气短、痰多、失眠多梦，舌质暗红，苔腻，脉沉弦。

问题：用经络理论说明该患者属于何经病变？

一、经络的概念

经络是人体运行全身气血、联络脏腑肢节、沟通上下内外的通路，是经脉和络脉的总称。经，有路径的意思，经脉是经络系统中的主干，大多循行于人体的深部，且直接络属于十二脏腑，存在表里关系；络，有网络的意思，络脉是经脉的分支，纵横联络，遍布全身，其分布部位较浅。《灵枢·脉度》指出："经脉为里，支而横者为络，络之别者为孙。"经脉与络脉纵横交错，把人体的五脏六腑、四肢百骸、五官九窍、皮肉筋脉等联结成一个有机整体。

"行血气"是经脉最主要的生理功能。《灵枢·本藏》曰："经脉者，所以行血气而营阴阳，濡筋骨，利关节者也。"这是对经脉（络）本质特征最经典的概括。正因为人体内存在经脉（络），才使得人体各组成部分的功能得以正常发挥，脏腑得以荣养，筋骨得以濡润，关节得以通利。　**考点：**经络的概念

知识链接　　　　　　　　　　经络的本质

经络学说是中医学理论体系的核心内容之一，是针灸临床治疗疾病的理论基础。经络是人体机能活动的联络、调节和反应体系，但它的实质是什么？对经络实质的探讨，国家花费了大量的人力、物力和财力，试图揭示经络的实质。经过多年攻关，国内学者对经络现象的存在基本上持肯定的态度，并对经络的实质作了各种诠释，提出了许多假说。诸如生物电假说，神经网络假说，骨骼肌链假说等。目前没有统一定论。

二、经络系统的组成

经络纵横交错，遍布全身，将人体联系成为一个有机的整体。经络系统由经脉和络脉组成，

其中经脉包括十二经脉、奇经八脉、十二经别、十二经筋、十二皮部；络脉包括十五络脉和难以数计的浮络、孙络等。

（一）经脉

经脉包括十二经脉、奇经八脉、十二经别、十二经筋、十二皮部，是经络系统的主体和全身气血运行的主要通道。

1．十二经脉　即手三阴经（手太阴肺经、手厥阴心包经、手少阴心经），手三阳经（手阳明大肠经、手少阳三焦经、手太阳小肠经），足三阴经（足太阴脾经、足厥阴肝经、足少阴肾经），足三阳经（足阳明胃经、足少阳胆经、足太阳膀胱经），又称"十二正经"。它们左右对称地分布于人体的头面、躯干和四肢，各自分属于一个脏或一个腑。

2．奇经八脉　奇经有八条，即督脉、任脉、冲脉、带脉、阴跷脉、阳跷脉、阴维脉、阳维脉，合称"奇经八脉"。这些经脉"别道奇行"，分布不如十二经脉那样规则，且无脏腑络属关系，故名"奇经"。

3．十二经别　是十二正经离、入、出、合的别行部分，是正经别行深入体腔的支脉。十二经别多从四肢肘膝关节以上的正经别出（离），经过躯干深入体腔与相关的脏腑联系（入），再浅出于体表上行头项部（出），在头项部，阳经经别合于本经的经脉，阴经经别合于其相表里的阳经经脉（合）。十二经别按阴阳表里关系汇合成六组，在头项部合于六阳经脉，故有"六合"之称。

4．十二经筋　是十二经脉之气输布于筋肉骨节的体系，是附属于十二经脉的筋肉系统。其循行分布均起始于四肢末端，结聚于关节骨骼部，走向躯干头面。十二经筋行于体表，不入内脏，有刚筋、柔筋之分。刚（阳）筋分布于项背和四肢外侧，以手足阳经经筋为主；柔（阴）经分布于胸腹和四肢内侧，以手足阴经经筋为主。

5．十二皮部　是十二经脉功能活动反映于体表的部位，也是络脉之气散布之所在。十二皮部的分布区域是以十二经脉在体表的分布范围，即十二经脉在皮肤上的分属部分为依据而划分的。

（二）络脉

络脉分为别络、浮络和孙络。

别络是络脉中较大者，共十五条，其中十二经脉与任督二脉各有一支别络，加上脾之大络，合称"十五别络"。十二经脉的别络均从本经四肢肘膝关节以下的络穴分出，走向其相表里的经脉，即阴经别络于阳经，阳经别络于阴经；浮络是浮行于人体浅表部位的络脉；孙络是络脉中最细小的分支，遍布全身。

三、十二经脉

（一）十二经脉的命名

十二经脉的名称由手足、阴阳、脏腑三部分组成。凡是起、止于手足末端且循行于手足的经脉称为手足经；用手、足将十二经脉分成手六经和足六经，手经循行于上肢，足经循行于下肢；凡属五脏（心包）及循于肢体内侧的经脉为阴经，属六腑及循于肢体外侧的经脉为阳经。根据阴阳消长变化多少的规律，阴阳又划分为三阴三阳，三阴为太阴、少阴、厥阴，三阳为阳明、太阳、少阳。按照上述命名规律，十二经脉的名称分别为手太阴肺经、手阳明大肠经、足阳明胃经、足太阴脾经、手少阴心经、手太阳小肠经、足太阳膀胱经、足少阴肾经、手厥阴心包经、手少阳三焦经、足少阳胆经、足厥阴肝经。

（二）十二经脉的循行走向和交接规律

1．十二经脉的走向规律　十二经脉的循行走向总的规律，在《灵枢·逆顺肥瘦》中说："手之三阴，从胸走手；手之三阳，从手走头；足之三阳，从头走足；足之三阴，从足走腹。"即手三阴经，从胸走手，交于手三阳经；手三阳经，从手走头，交于足三阳经；足三阳经，从头走足，交于足三阴经；足三阴经，从足走腹、胸，交于手三阴经（图5-1）。

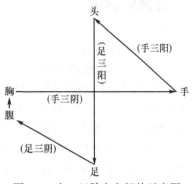

2. 十二经脉循行交接规律　相表里的阴经与阳经在手足末端交接，如手太阴肺经与手阳明大肠经交接于食指；同名的阳经在头面部交接，如手阳明大肠经与足阳明胃经交接于鼻旁；相互衔接的阴经在胸中交接，如足太阴脾经与手少阴心经交接于心中（图5-2）。

图 5-1　十二经脉走向规律示意图

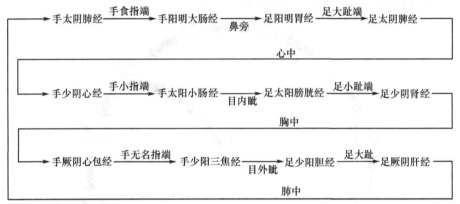

图 5-2　十二经脉走向和交接规律示意图

（三）十二经脉的分布规律

1. 四肢部的分布规律　按正立姿势，两臂下垂拇指向前的体位，将上下肢的内外侧分别分成前、中、后三个区线。手阳经为阳明在前、少阳在中、太阳在后；足阳经为阳明经在下肢前面、少阳经在下肢外侧面、太阳经在下肢后面；手足阴经为太阴在前、厥阴在中、少阴在后。其中足三阴经在足内踝上8寸以下为厥阴在前、太阴在中、少阴在后，至内踝上8寸以上，太阴交出于厥阴之前。

2. 头面部的分布规律　阳明经行于面部、额部，少阳经行于耳颞部，太阳经行于面颊、头顶和枕项部。另外，足厥阴经循行至巅顶部。手三阳经止于头面，足三阳经起于头面，手足六阳经循行会合于头面部，所以说"头为诸阳之会"。

3. 躯干部的分布规律　手三阴经均从腋下走出；手三阳经行于肩和肩胛部；足三阳经中阳明经行于胸腹部，太阳经行于背部，少阳经行于侧面部；足三阴经均行于胸腹部。循行于胸腹部的经脉，以前正中线为基准，自内向外的顺序依次是足少阴肾经、足阳明胃经、足太阴脾经、足厥阴肝经。

（四）十二经脉的表里属络关系

十二经脉"内属于府藏，外络于肢节"，在体内与脏腑有明确的属络关系。其中阴经属脏络腑主里，阳经属腑络脏主表。手太阴肺经属肺络大肠，手阳明大肠经属大肠络肺，足阳明胃经属胃络脾，足太阴脾经属脾络胃，手少阴心经属心络小肠，手太阳小肠经属小肠络心，足太阳膀胱经属膀胱络肾，足少阴肾经属肾络膀胱，手厥阴心包经属心包络三焦，手少阳三焦经属三焦络心包，足少阳胆经属胆络肝，足厥阴肝经属肝络胆。

案例5-1分析

患者出现心前区疼痛，并放射至左肩背及上肢内侧后缘。根据十二经脉的循行规律与脏腑络属特点进行分析，手少阴心经，属心络小肠，循行于上肢内侧后缘。故判断为手少阴心经的病变。

（五）十二经脉的循环流注

十二经脉的气血流注循环往复，如环无端，但其流注顺序有一定的规律。经脉运行气血，而气血是通过中焦受纳、腐熟水谷、化生水谷精微而产生，所以将十二经脉循环的开端定为中焦。气血的运行，有赖于肺气的输送，才能流注十二经脉，濡养全身，所以气血流注由手太阴肺经开始。由肺经逐经相传，形成周而复始，如环无端的传注系统。具体流注次序是气血流注始于手太阴肺经，然后交手阳明大肠经，再交足阳明胃经、足太阴脾经，继交手少阴心经、手太阳小肠经、足太阳膀胱经、足少阴肾经、手厥阴心包经、手少阳三焦经、足少阳胆经、足厥阴肝经，自肝经上注肺，再返回至肺，重新再循环，周而复始（图5-3）。

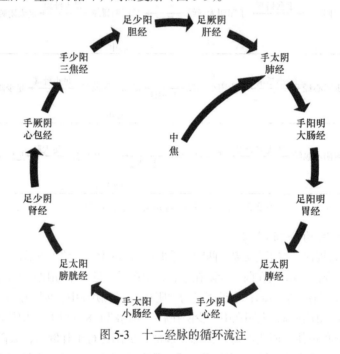

图5-3　十二经脉的循环流注

知识链接　　　　　　　　　　　　**四海理论**

经络学说认为十二经脉内流行的气血像大地上的水流一样，如百川归海，故《灵枢·海论》指出："人有髓海、有血海、有气海、有水谷之海，凡此四者，以应四海也。""四海"即髓海、血海、气海、水谷之海的总称，为人体气血精髓等精微物质汇聚之所。脑部髓海为元神之府，是神气的本源，脏腑经络活动的主宰；胸部为气海，宗气所聚之处，贯心脉而行呼吸；胃为水谷之海，是营气、卫气的化源之地，即气血化生之处；冲脉为十二经之海，起于胞宫，伴足少阴经上行，为十二经之根本，亦是三焦原气之所出，乃人体生命活动的原动力，又称血海。

四、奇经八脉

奇经八脉是指别道奇行的经脉，有督脉、任脉、冲脉、带脉、阴维脉、阳维脉、阴跷脉、阳跷脉共八条，故称奇经八脉。

"奇"有"异"的意思，即奇特、奇异。奇经八脉与十二正经不同，不直接隶属于十二脏腑，也无表里关系，但与奇恒之腑（脑、髓、骨、脉、胆、女子胞）联系密切，故称"奇经"，也称"别道奇行"的经脉。奇经八脉中的督脉、任脉、冲脉皆起于胞中，同出于会阴，称为"一源三歧"。督脉可调节全身阳经脉气，故称"阳脉之海"；任脉可调节全身阴经脉气，故称"阴脉之海"；冲脉可涵蓄和调节十二经与脏腑气血，故称"十二经之海""五脏六腑之海"，又称"血海"。

奇经八脉的主要作用体现在三方面：其一，沟通、联络作用，沟通了十二经脉之间的联系，将部位相近、功能相似的经脉联系起来，具有统摄有关经脉气血、协调阴阳的作用；其二，统率、主导作用。十二经脉的循行分布和作用性质虽各有特点，但其中某些经脉的性质和作用是基本相同和相近的，奇经八脉经这些作用相近似的经脉联系在一起，具有统率与主导作用，如督脉可统领阳气等。其三，蓄积、渗灌的调节作用，若喻十二经脉如江河，奇经八脉则犹如湖泊，当十二经脉和脏腑之气旺盛时，奇经则加以储蓄，当十二经脉生理功能需要时，奇经又能渗灌和供应（表 5-1）。

表 5-1 奇经八脉（部分）循行分布和功能

脉名	循行分布概况	功能
任脉	腹、胸、颏下正中，总任六阴经	调节全身阴经经气，故称"阴脉之海"
督脉	腰、背、头面正中，总督六阳经	调节全身阳经经气，故称"阳脉之海"
冲脉	与足少阴经相并上行，环绕口唇，且与任、督、足阳明等有联系	涵蓄十二经气血，故称"十二经之海"或"血海"

五、经络的生理作用

（一）联系脏腑、沟通内外

《灵枢·海论》指出："夫十二经脉者，内属于府藏，外络于肢节。"人体的五脏六腑、四肢百骸、五官九窍、皮肉筋骨等组织器官，之所以能保持相对的协调与统一，完成正常的生理活动，是依靠经络系统的联络沟通而实现的。经络中的经脉、经别与奇经八脉、十五络脉，纵横交错、入里出表、通上达下，联系人体各脏腑组织；经筋、皮部联系肢体筋肉皮肤；浮络和孙络联系人体各细微部分。这样，经络将人体形成了一个统一的有机整体。

经络的联络沟通作用，反映出经络具有传导功能。体表感受病邪和各种刺激，可传导于脏腑；脏腑的生理功能失常，亦可传导于体表。这些都是经络作用所为。

（二）运行气血、营养全身

《灵枢·本藏》指出："经脉者，所以行血气而营阴阳，濡筋骨，利关节者也。"气血是人体生命活动的物质基础，全身各组织器官只有得到气血的营养才能完成正常的生理功能。经络是人体气血运行的通道，能将营养物质输布到全身各组织脏器，使脏腑组织得以营养，筋骨得以濡润，关节得以通利。

（三）抗御病邪、保卫机体

营气行于脉中，卫气行于脉外。经络"行血气"而使营卫之气密布周身，在内和调于五脏、洒陈于六腑，在外抗御病邪，防止内侵。外邪侵犯人体由表及里，先从皮毛开始。卫气充实于络脉，络脉散布于全身、密布于皮部，当外邪侵犯机体时，卫气首当其冲发挥其抗御外邪、保卫机体的屏障作用。如《素问·缪刺论》所说："夫邪客于形也，必先舍于皮毛，留而不去，入舍于孙脉，留而不去，入舍于络脉，留而不去，入舍于经脉，内连五脏，散于肠胃。"

（四）感应传导与传递信息

考点：经
络的生理
作用
　　感应与传导，是指经络对于机体内外各种刺激所产生的感应，通过传导作用，传递其内外上下的生理功能。经络循行分布于人体各组织器官，沟通表里上下，犹如机体的信息传导网，具有传递各种信息的作用。如针刺疗法中的"得气"现象，就是这一功能的表现之一。

六、经络学说的临床护理应用

（一）指导临床诊断与辨证

　　经络是人体通内达外的一个联络系统，在生理功能失调时，又是病邪传注的途径，具有反映病候的特点。如在有些疾病的病理过程中，常可在经络循行通路上出现明显的压痛，或结节、条索状等反映物，以及相应的部位皮肤色泽、形态、温度等变化。因此在临床护理中可以通过望色、循经触摸反映物和按压等，推断疾病的状况，为进一步实施辨证护理提供理论依据。

　　辨证归经，是指通过辨析患者的症状、体征，以及相关部位发生的病理变化，以确定疾病所在的经脉。辨证归经在经络学说指导下进行。如头痛一证，痛在前额者多与阳明经有关，痛在两侧者多与少阳经有关，痛在后项者多与太阳经有关，痛在巅顶者多与督脉、足厥阴经有关。这是根据头部经脉分布特点辨证归经。临床上还可根据所出现的证候，结合其所联系的脏腑，进行辨证归经。如咳嗽、鼻流清涕、胸闷，或胸外上方，上肢内侧前缘疼痛等，与手太阴肺经有关；脘腹胀满、胁肋疼痛、食欲不振、嗳气吞酸等，与足阳明胃经和足厥阴肝经有关。在护理的过程中可以运用辨证归经以确定临床症状与哪条经相关性最大，从而进行有针对性的护理。

（二）指导临床针灸护理治疗

　　针灸治病是通过针刺和艾灸等刺激体表经络腧穴，以疏通经气，调节人体脏腑气血功能，从而达到治疗疾病的目的。腧穴的选取、针灸方法的选用是针灸治疗的两大关键，均依靠经络学说的指导。针灸护理临床通常根据经脉循行和主治特点进行循经取穴，如《四总穴歌》所载"肚腹三里留，腰背委中求，头项寻列缺，面口合谷收"就是循经取穴的具体体现。由于经络、脏腑与皮部有密切联系，故经络、脏腑的疾患可以用皮肤针叩刺皮部或皮内埋针进行治疗，如胃脘痛可用皮肤针叩刺中脘、胃俞穴，也可在该穴皮内埋针；经络瘀滞、气血痹阻，可以刺其络脉出血进行治疗，如目赤肿痛刺太阳穴出血，软组织挫伤在其损伤局部刺络拔罐等；经筋疾患，多因疾病在筋膜肌肉，表现为拘挛、强直、弛缓，可以"以痛为输"取其局部痛点或穴位进行针灸护理治疗。

第2节　腧　穴

一、腧 穴 概 述

（一）腧穴概念

　　腧穴，俗称穴位。"腧"通"输"，有转输、输注的含义；"穴"有空隙、空穴的意思。腧穴是人体脏腑经络之气输注于体表的部位。腧穴是疾病在人体体表的反应点，更是针灸推拿的施术部位。

知识链接　　　　　　　　　　　　　　腧穴的命名

　　腧穴的名称均有一定的含意，《千金翼方》指出："凡诸孔穴，名不徒设，皆有深意。"了解腧穴命名的含意，有助于记忆腧穴的部位和治疗作用。腧穴的命名：一是根据所在部位命名，如腕旁的腕骨；

二是根据治疗作用命名，如治目疾的睛明、光明；三是利用天体地貌命名，如涌泉；四是参照动植物命名，如伏兔；五是借助建筑物命名，如屋翳；六是结合中医学理论命名，如心俞。

（二）定位方法

取穴是否准确，直接影响针灸的疗效。因此，针灸治疗，强调准确取穴。《灵枢·邪气藏府病形》指出："刺此者，必中气穴，无中肉节。"《备急千金要方》亦载："灸时孔穴不正，无益于事，徒破好肉耳。"为了准确取穴，必须掌握好腧穴的定位方法。常用的腧穴定位方法有以下四种：

1. **骨度分寸定位法**　是指主要以骨节为标志，将两骨节之间的长度折量为一定的分寸，用以确定腧穴位置的方法。不论男女、老少、高矮、胖瘦，均可按一定的骨度分寸在其自身测量。如胸剑联合到脐中为 8 等分，即 8 寸。现时采用的骨度分寸是以《灵枢·骨度》所规定的人体各部的分寸为基础，结合历代医家创用的折量分寸而确定的。常用的"骨度"折量寸见表 5-2 和图 5-4。

表 5-2　常用"骨度"折量寸表

部位	起止点	折量寸	度量法	说明
头面部	前发际正中至后发际正中	12	直寸	用于确定头部经穴的纵向距离
	眉间（印堂）至前发际正中	3	直寸	
	第 7 颈椎棘突下（大椎）至后发际正中	3	直寸	用于确定前或后发际及其头部经穴的纵向距离
	眉间（印堂）至后发际正中第 7 颈椎棘突下（大椎）	18	直寸	
	前两额发角（头维）之间	9	横寸	用于确定头前部经穴的横向距离
	耳后两乳突（完骨）之间	9	横寸	用于确定头后部经穴的横向距离
胸腹胁部	胸骨上窝（天突）至胸剑联合中点（歧骨）	9	直寸	用于确定胸部任脉经穴的纵向距离
	胸剑联合中点（歧骨）至脐中	8	直寸	用于确定上腹部经穴的纵向距离
	脐中至耻骨联合上缘（曲骨）	5	直寸	用于确定下腹部经穴的纵向距离
	两乳头之间	8	横寸	用于确定胸腹部经穴的横向距离
	腋窝顶点至第 11 肋游离端（章门）	12	直寸	用于确定胁肋部经穴的纵向距离
背腰部	肩胛骨内缘（近脊柱侧）至后正中线	3	横寸	用于确定背腰部经穴的横向距离
上肢部	腋前、后纹头至肘横纹（平肘尖）	9	直寸	用于确定上臂部经穴的纵向距离
	肘横纹（平肘尖）至腕掌（背）侧横纹	12	直寸	用于确定前臂部经穴的纵向距离
下肢部	耻骨联合上缘至股骨内上髁上缘	18	直寸	用于确定下肢内侧足三阴经穴的纵向距离
	胫骨内侧髁下方至内踝尖	13	直寸	
	股骨大转子至腘横纹	19	直寸	用于确定下肢外后侧足三阳经经穴的纵向距离（臀沟至腘横纹相当 14 寸）
	腘横纹至外踝尖	16	直寸	用于确定下肢外后侧足三阳经经穴的纵向距离

2. **体表解剖标志定位法**　是以人体解剖学的各种体表标志为依据来确定腧穴位置的方法，俗称自然标志定位法。可分为固定的标志和活动的标志两种。

（1）固定的标志：指各部位由骨节和肌肉所形成的不受人体活动变化影响的标志，如突起、凹陷、五官轮廓、发际、指（趾）甲、乳头、肚脐等，是在自然姿势下可见的标志。可以借助这些标志确定腧穴的位置。如腓骨小头前下方 1 寸定阳陵泉；足内踝尖上 3 寸，胫骨内侧缘后方定三阴交；眉头定攒竹；脐中旁开 2 寸定天枢；脐中定神阙穴等。

（2）活动的标志：指各部的关节、肌肉、肌腱、皮肤随着活动而出现的空隙、凹陷、皱纹、尖端等，是在活动姿势下或者特定姿势才会出现的标志。据此亦可确定腧穴的位置。如在耳屏与

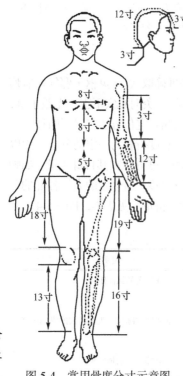

图 5-4　常用骨度分寸示意图

考点：腧穴的定位方法

下颌关节之间微张口呈凹陷处取听宫；下颌角前上方约一横指当咀嚼时咬肌隆起，按之凹陷处取颊车；屈肘，于横纹头与肱骨外上髁之间取曲池穴等。

3. 手指同身寸定位法　是指依据患者本人手指所规定的分寸来量取腧穴的定位方法，又称"指寸法"。常用的手指同身寸有以下 3 种。

（1）中指同身寸：以患者中指中节桡侧两端纹头（拇、中指屈曲成环形）之间的距离作为 1 寸（图 5-5）。

（2）拇指同身寸：以患者拇指的指间关节的宽度作为 1 寸（图 5-5）。

（3）横指同身寸：令患者将食指、中指、无名指和小指并拢，以中指中节横纹为标准，其四指的宽度作为 3 寸（图 5-5）。四指相并名曰"一夫"；用横指同身寸量取腧穴，又名"一夫法"。

4. 简便定位法　是临床中一种简便易行的腧穴定位方法。如立正姿势，手臂自然下垂，其中指端在下肢所触及处为风市；两手虎口自然平直交叉，一手食指压在另一手腕后，高骨的上方，其食指尽端到达处取列缺；两耳尖连线中点取百会穴等。此法是一种辅助取穴方法。

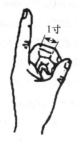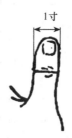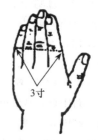

图 5-5　手指同身寸定位法

知识链接

王惟一与针灸铜人

公元 1027 年，宋朝医官、针灸学家王惟一铸造了两座针灸铜人。铜人身高略同于正常成年人，体表铸有针灸穴位，穴位旁标有穴位名称。铜人不但是教授针灸的模型，更是针灸操作考核的标本。考核之前，用黄蜡涂敷铜人的体表。考核时，应考学生依据考官提出的穴位名施行针灸。若刺中穴位，则有水流出，若未刺中穴位，则无此现象。

（三）腧穴分类

人体的腧穴大体上可归纳为十四经穴、奇穴、阿是穴三类。

1. 十四经穴　是指具有固定的名称和位置，且归属于十二经和任脉、督脉的腧穴。

这类腧穴具有主治本经和所属脏腑病证的共同作用，因此，归纳于十四经脉系统中，简称"经穴"。十四经穴共有 361 个，是腧穴的主要部分。

2. 奇穴　是指既有一定的名称，又有明确的位置，但尚未归入或不便归入十四经系统的腧穴。这类腧穴的主治范围比较单纯，多数对某些病证有特殊疗效，因而未归入十四经系统，故又称"经外奇穴"。历代对奇穴记载不一。目前，国家技术监督局批准发布的《经穴部位》，对 48 个奇穴的部位确定了统一的定位标准。

3. 阿是穴　是指既无固定名称，亦无固定位置，而是以压痛点或其他反应点作为针灸施术部位的一类腧穴，又称"天应穴""不定穴""压痛点"等。唐代孙思邈在《备急千金要方》中载："有阿是之法，言人有病痛，即令捏其上，若里当其处，不问孔穴，即得便快成痛处，即云阿是，灸刺皆验，故曰阿是穴也。"阿是穴无一定数目。

（四）腧穴的功能

从针灸治疗上讲，腧穴既是疾病的反应点，又是针灸与推拿的施术部位。所有腧穴均有一定的治疗作用。通过针刺、艾灸等对腧穴的刺激可通其经脉、调其气血，使阴阳平衡，脏腑和调，从而达到扶正祛邪的目的。腧穴的治疗作用具有明显的特点和一定的规律。腧穴的功能主要表现在三个方面，即近治作用、远治作用和特殊作用。

1. 近治作用　是指腧穴均具有治疗其所在部位局部及邻近组织、器官病证的作用。这是一切腧穴主治作用所具有的共同特点。如眼区及其周围的睛明、承泣、攒竹、瞳子髎等经穴均能治疗眼疾；胃脘部及其周围的中脘、建里、梁门等经穴均能治疗胃病；膝关节及其周围的鹤顶、膝眼等奇穴均能治疗膝关节疼痛；阿是穴均可治疗所在部位局部的病痛等。

2. 远治作用　是指腧穴具有治疗其远隔部位的脏腑、组织器官病证的作用。十四经穴，尤其是十二经脉中位于四肢肘膝关节以下的经穴，远治作用尤为突出，如合谷穴不仅能治疗手部的局部病证，还能治疗本经脉所过处的颈部和头面部病证。奇穴也具有一定的远治作用，如二白治疗痔疾，胆囊穴治疗胆疾等。

3. 特殊作用　是指有些腧穴具有双向的良性调整作用和相对的特异治疗作用。所谓双向良性调整作用，是指同一腧穴对机体不同的病理状态，可以起到两种相反而有效的治疗作用。如腹泻时针天枢穴可止泻，便秘时针天枢穴可以通便；内关可治心动过缓，又可治疗心动过速；又如实验证明，针刺足三里穴既可使原来处于弛缓状态或处于较低兴奋状态的胃运动加强，又可使原来处于紧张或收缩亢进的胃运动减弱。此外，腧穴的治疗作用还具有相对的特异性，如大椎穴退热，至阴穴矫正胎位，阑尾穴治疗阑尾炎等。　　考点：腧穴的功能

（五）经穴的主治规律

经穴的治疗作用呈现出一定的主治规律，主要有分经主治和分部主治两类。大体上，四肢部经穴以分经主治为主，头身部经穴以分部主治为主。

1. 分经主治规律　分经主治，是指某一经脉所属的经穴均可治疗该经经脉及其相表里经脉循行部位的病证。"经脉所过，主治所及"，是对这一规律的概括。古代医家在论述针灸治疗时，往往只选取有关经脉而不列举具体穴名，即所谓"定经不定穴"。如《灵枢·杂病》记载："齿痛，不恶清饮，取足阳明；恶清饮，取手阳明。"《素问·刺热》亦载："热病始于头首者，刺项太阳而汗出止；热病始于足胫者，刺足阳明而汗出止。"实践证明，同一经脉的不同经穴，可以治疗本经相同病证。如手太阴肺经的尺泽、孔最、列缺、鱼际，均可治疗咳嗽、气喘等肺系疾患，说明腧穴有分经主治规律。根据腧穴的分经主治规律，后世医家在针灸治疗上有"宁失其穴，勿失其经"之说。

经脉具有表里关系。经穴既可主治本经循行部位的病证，又可治疗相表里经脉的病证。如手太阴肺经的列缺穴，不仅主治本经的咳嗽、胸闷等病证，还能治疗与其相表里的手阳明大肠经的头痛、项强等病证。

2．分部主治规律　分部主治，是指处于身体某一部位的腧穴均可治疗该部位的病证。腧穴的分部主治与腧穴的局部治疗作用有相关性。位于头面、颈项部的腧穴，以治疗头面五官及颈项部病证为主；位于胸腹部的腧穴，以治疗脏腑病证为主；位于四肢部的腧穴，可以治疗四肢的病证。人体某一部位出现病证，均可选取位于相应部位的腧穴治疗，或循经近道取穴，或在局部直接选取腧穴。《灵枢·终始》载："从腰以上者，手太阴阳明皆主之；从腰以下者，足太阴阳明皆主之……病生于头者头重，生于手者臂重，生于足者足重，治病者先刺其病所从生者也。"《素问·水热穴论》载："大杼、膺俞、缺盆、背俞，此八者，以泻胸中之热也。"这些都与腧穴的分部主治规律有关。

十四经腧穴的主治既各具特点，又有其共性，兹分经列表如下（表5-3～表5-7）：

表5-3　手三阴经主治异同表

经名 ＼ 主治	本经特点	二经相同	三经相同
手太阴经	肺、喉病		胸部病
手厥阴经	心、胃病	神志病	
手少阴经	心病		

表5-4　手三阳经主治异同表

经名 ＼ 主治	本经特点	二经相同	三经相同
手阳明经	前头、鼻、口、齿病		咽喉病，热病
手少阳经	侧头、胁肋病	目病、耳病	
手太阳经	后头、肩胛病，神志病		

表5-5　足三阳经主治异同表

经名 ＼ 主治	本经特点	三经相同
足阳明经	前头、口齿、咽喉病，胃肠病	眼病，神志病，热病
足少阳经	侧头、耳、胁肋病	
足太阳经	后头、背腰病（背俞并治脏腑病）	

表5-6　足三阴经主治异同表

经名 ＼ 主治	本经特点	三经相同
足太阴经	脾胃病	前阴病，妇科病
足厥阴经	肝病	
足少阴经	肾病，肺病，咽喉病	

表5-7　任督二脉主治异同表

经名 ＼ 主治	本经特点	三经相同
任脉	回阳，固脱，有强壮作用	神志病，脏腑病，妇科病
督脉	中风，昏迷，热病，头面病	

考点：经穴的主治规律

二、十四经常用穴位

特 定 穴

十四经中具有特殊性能和治疗作用，并有特定称号的经穴，称为特定穴。根据其不同的分布特点、含义和治疗作用，将特定穴分为"五输穴""原穴""络穴""郄穴""下合穴""背俞穴""募穴""八会穴""八脉交会穴""交会穴"十类。

（一）手太阴肺经和手阳明大肠经

1. 手太阴肺经经穴

（1）孔最　郄穴

【定位】尺泽穴与太渊穴连线上，腕横纹上7寸处（图5-6）。

【主治】①咳血，咳嗽，气喘，咽喉肿痛；②肘臂挛痛。

【操作】直刺0.5～1寸。

（2）列缺　络穴；八脉交会穴（通于任脉）

【定位】桡骨茎突上方，腕横纹上1.5寸，当肱桡肌与拇长展肌腱之间（图5-6）。简便取穴法：两手虎口自然平直交叉，一手食指按在另一手桡骨茎突上，指尖下凹陷中是穴。

【主治】①咳嗽，气喘，咽喉肿痛；②头痛，齿痛，项强，口眼㖞斜等头项疾患。

【操作】向上斜刺0.5～0.8寸。

（3）太渊　输穴；原穴；八会穴之脉会

【定位】在掌后腕横纹桡侧，桡动脉的桡侧凹陷中（图5-6）。

【主治】①咳嗽，气喘；②无脉症；③腕臂痛。

【操作】避开桡动脉，直刺0.3～0.5寸。

（4）鱼际　荥穴

【定位】第1掌骨中点，赤白肉际处（图5-6）。

【主治】①咳嗽，咳血；②咽干，咽喉肿痛，失音；③小儿疳积。

【操作】直刺0.5～0.8寸。治小儿疳积可用割治法。

（5）少商　井穴

【定位】拇指桡侧指甲角旁0.1寸（图5-6）。

【主治】①咽喉肿痛，鼻衄；②高热，昏迷，癫狂。

【操作】浅刺0.1寸，或点刺出血。

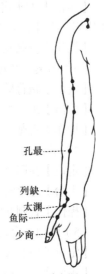

图5-6　手太阴肺经
经穴

2. 手阳明大肠经经穴

（1）商阳　井穴

【定位】食指桡侧指甲角旁0.1寸（图5-7）。

【主治】①齿痛，咽喉肿痛等五官疾患；②热病，昏迷。

【操作】浅刺0.1寸，或点刺出血。

（2）合谷　原穴

【定位】在手背，第1、2掌骨间，当第2掌骨桡侧的中点处（图5-7）。简便取穴：以一手的拇指指骨关节横纹，放在另一手拇、食指之间的指蹼缘上，当拇指尖下是穴，又名虎口。

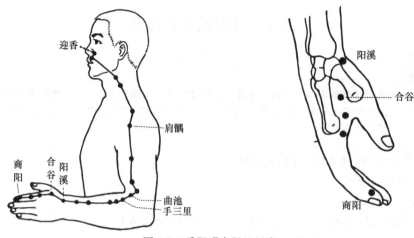

图 5-7 手阳明大肠经经穴

【主治】①头痛，目赤肿痛，鼻衄，齿痛，口眼㖞斜，耳聋等头面五官诸疾；②诸痛证；③热病，无汗，多汗；④经闭，滞产。

【操作】直刺 0.5～1 寸，针刺时手呈半握拳状。孕妇不宜针。

（3）阳溪　经穴

【定位】腕背横纹桡侧，当拇短伸肌腱与拇长伸肌腱之间的凹陷中（图 5-7）。

【主治】①手腕痛；②头痛，目赤肿痛，耳聋等头面五官疾患。

【操作】直刺 0.5～0.8 寸。

（4）手三里

【定位】在阳溪穴与曲池穴连线上，肘横纹下 2 寸处（图 5-7）。

【主治】①手臂无力，上肢不遂；②腹痛，腹泻；③齿痛，颊肿。

【操作】直刺 0.8～1.2 寸。

（5）曲池　合穴

【定位】屈肘成直角，在肘横纹外侧端与肱骨外上髁连线中点（图 5-7）。

【主治】①手臂痹痛，上肢不遂；②热病，高血压，癫狂；③腹痛，吐泻；④五官疼痛；⑤瘾疹，湿疹，瘰疬。

【操作】直刺 0.5～1 寸。

（6）肩髃

【定位】肩峰端下缘，当肩峰与肱骨大结节之间，三角肌上部中央。臂外展或平举时，肩部出现两个凹陷，当肩峰前下方凹陷处（图 5-7）。

【主治】①肩臂挛痛，上肢不遂；②瘾疹。

【操作】直刺或向下斜刺 0.8～1.5 寸。肩周炎宜向肩关节直刺，上肢不遂宜向三角肌方向斜刺。

（7）迎香

【定位】在鼻翼外缘中点旁开约 0.5 寸，当鼻唇沟中（图 5-7）。

【主治】①鼻塞，鼽衄；②口㖞；③胆道蛔虫症。

【操作】略向内上方斜刺或平刺 0.3～0.5 寸。

知识链接   十二募穴歌

大肠天枢肺中府，小肠关元心巨阙；膀胱中极肾京门，肝募期门胆日月。

胃募中脘脾章门，三焦募在石门穴；膻中穴是包络募，从阴引阳是妙诀。

（二）足阳明胃经和足太阴脾经

1. 足阳明胃经经穴

（1）四白

【定位】目正视，瞳孔直下，当眶下孔凹陷处（图5-8）。

【主治】①目疾；②口眼㖞斜，三叉神经痛，面肌痉挛；③头痛，眩晕。

【操作】直刺或微向上斜刺0.3～0.5寸，不可深刺，以免伤及眼球，不可过度提插捻转。

（2）地仓

【定位】口角旁约0.4寸，上直对瞳孔（图5-8）。

【主治】①口角㖞斜，流涎；②三叉神经痛。

【操作】斜刺或平刺0.5～0.8寸。可向颊车穴透刺。

（3）颊车

【定位】在下颌角前上方约1横指，按之凹陷处，当咀嚼时咬肌隆起最高点处（图5-8）。

【主治】①齿痛，牙关不利，颊肿；②口角㖞斜。

【操作】直刺0.3～0.5寸，或平刺0.5～1寸。可向地仓穴透刺。

（4）下关

【定位】在耳屏前，下颌骨髁状突前方，当颧弓与下颌切迹所形成的凹陷中。合口有孔，张口即闭，宜闭口取穴（图5-8）。

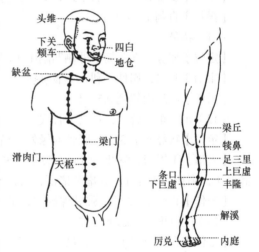

图5-8 足阳明胃经经穴

【主治】①牙关不利，三叉神经痛，齿痛；②口眼㖞斜；③耳聋，耳鸣，聤耳。

【操作】直刺0.5～1寸。留针时不可作张口动作，以免折针。

（5）头维

【定位】当额角发际上0.5寸，头正中线旁4.5寸（图5-8）。

【主治】①头痛；②目眩，目痛。

【操作】平刺0.5～1寸。

（6）缺盆

【定位】在锁骨上窝中央，前正中线旁开4寸（图5-8）。

【主治】①咳嗽，气喘；②咽喉肿痛，缺盆中痛，瘰疬。

【操作】直刺或斜刺0.3～0.5寸。

（7）梁门

【定位】脐中上4寸，前正中线旁开2寸（图5-8）。

【主治】纳少，胃痛，呕吐等胃疾。

【操作】直刺0.8～1.2寸。过饱者禁针，肝肿大者慎针或禁针，不宜作大幅度提插。

（8）滑肉门

【定位】脐中上1寸，前正中线旁开2寸（图5-8）。

【主治】①胃痛，呕吐；②癫狂。

【操作】直刺0.8～1.2寸。

（9）天枢　大肠募穴

【定位】脐中旁开2寸（图5-8）。

【主治】①腹痛，腹胀，便秘，腹泻，痢疾等胃肠病；②月经不调，痛经。

【操作】直刺1～1.5寸。《备急千金要方》：孕妇不可灸。

（10）梁丘　郄穴

【定位】屈膝，在髂前上棘与髌骨外上缘连线上，髌骨外上缘上3寸（图5-8）。

【主治】①膝肿痛，下肢不遂；②急性胃痛，乳痈，乳痛。

【操作】直刺1～1.2寸。

（11）犊鼻

【定位】屈膝，在髌韧带外侧凹陷中（图5-8）。又名外膝眼。

【主治】膝痛，屈伸不利，下肢麻痹。

【操作】向后内斜刺0.5～1寸。

（12）足三里　合穴；胃之下合穴

【定位】犊鼻穴下3寸，胫骨前缘外一横指处（图5-8）。

【主治】①胃痛，呕吐，噎膈，腹胀，腹泻，痢疾，便秘等胃肠诸疾；②下肢痿痹；③心悸，高血压，癫狂；④乳痈；⑤虚劳诸证，为强壮保健要穴。

【操作】直刺1～2寸。强壮保健用，常用温灸法。

（13）上巨虚　大肠下合穴

【定位】在犊鼻穴下6寸，足三里穴下3寸（图5-8）。

【主治】①肠鸣，腹痛，腹泻，便秘，肠痈等肠胃疾患；②下肢痿痹。

【操作】直刺1～2寸。

（14）条口

【定位】上巨虚穴下2寸（图5-8）。

【主治】①下肢痿痹，转筋；②肩臂痛；③脘腹疼痛。

【操作】直刺1～1.5寸。

（15）下巨虚　小肠下合穴

【定位】上巨虚穴下3寸（图5-8）。

【主治】①腹泻，痢疾，小腹痛；②下肢痿痹；③乳痈。

【操作】直刺1～1.5寸。

（16）丰隆　络穴

【定位】外踝尖上8寸，条口穴外1寸，胫骨前缘外二横指处（图5-8）。

【主治】①头痛，眩晕，癫狂；②咳嗽痰多；③下肢痿痹。

【操作】直刺1～1.5寸。

（17）解溪　经穴

【定位】足背踝关节横纹中央凹陷处，当踇长伸肌腱与趾长伸肌腱之间（图5-8）。

【主治】①下肢痿痹，踝关节病，垂足；②头痛，眩晕，癫狂；③腹胀，便秘。

【操作】直刺 0.5～1 寸。

（18）内庭　荥穴

【定位】足背第 2、3 趾间缝纹端（图 5-8）。

【主治】①齿痛，咽喉肿痛，鼻衄；②热病；③胃病吐酸，腹泻，痢疾，便秘；④足背肿痛，跖趾关节痛。

【操作】直刺或斜刺 0.5～0.8 寸。

（19）厉兑　井穴

【定位】第 2 趾外侧趾甲角旁约 0.1 寸（图 5-8）。

【主治】①鼻衄，齿痛，咽喉肿痛；②热病，多梦，癫狂。

【操作】浅刺 0.1 寸。

2．足太阴脾经经穴

（1）隐白　井穴

【定位】足大趾内侧趾甲角旁 0.1 寸（图 5-9）。

【主治】①月经过多，崩漏；②便血，尿血等慢性出血；③癫狂，多梦，惊风。④腹满，暴泄。

【操作】浅刺 0.1 寸。

（2）太白　输穴；原穴

【定位】第 1 跖骨小头后缘，赤白肉际凹陷处（图 5-9）。

【主治】①肠鸣，腹胀，腹泻，胃痛，便秘；②体重节痛。

【操作】直刺 0.5～0.8 寸。

（3）三阴交

【定位】内踝尖上 3 寸，胫骨内侧面后缘（图 5-9）。

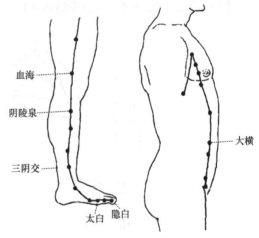

图 5-9　足太阴脾经经穴

【主治】①肠鸣腹胀，腹泻等脾胃虚弱诸证；②月经不调，带下，阴挺，不孕，滞产，遗精，阳痿，遗尿等生殖泌尿系统疾患；③心悸，失眠，高血压；④下肢痿痹；⑤阴虚诸证。

【操作】直刺 1～1.5 寸。孕妇禁针。

（4）阴陵泉　合穴

【定位】胫骨内侧髁下方凹陷处（图 5-9）。

【主治】①腹胀，腹泻，水肿，黄疸，小便不利；②膝痛。

【操作】直刺 1～2 寸。

（5）血海

【定位】屈膝，在髌骨内上缘上 2 寸，当股四头肌内侧头的隆起处（图 5-9）。简便取穴法：患者屈膝，医者以左手掌心按于患者右膝髌骨上缘，二至五指向上伸直，拇指约成 45°斜置，拇指尖下是穴。对侧取法仿此。

【主治】①月经不调，痛经，经闭；②瘾疹，湿疹，丹毒。

【操作】直刺 1.0～1.5 寸。

（6）大横

【定位】脐中旁开4寸（图5-9）。

【主治】腹痛，腹泻，便秘。

【操作】直刺1～2寸。

下合穴歌

胃经下合三里乡，上下巨虚大小肠；膀胱当合委中穴，三焦下合属委阳；胆经之合阳陵泉，腑病用之效必彰。

（三）手少阴心经和手太阳小肠经

1. 手少阴心经经穴

（1）极泉

【定位】腋窝正中，腋动脉搏动处（图5-10）。

【主治】①心痛，心悸；②肩臂疼痛，胁肋疼痛，臂丛神经损伤。③瘰疬，腋臭；④上肢针麻用穴。

【操作】避开腋动脉，直刺或斜刺0.3～0.5寸。

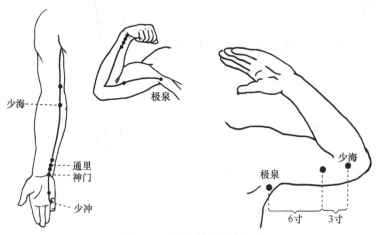

图5-10　手少阴心经经穴

（2）少海　合穴

【定位】屈肘，当肘横纹内侧端与肱骨内上髁连线的中点处（图5-10）。

【主治】①心痛，癔病；②肘臂挛痛，臂麻手颤，头项痛，腋胁痛；③瘰疬。

【操作】直刺0.5～1寸。

（3）通里　络穴

【定位】腕横纹上1寸，尺侧腕屈肌腱的桡侧缘（图5-10）。

【主治】①心悸，怔忡；②舌强不语，暴喑；③腕臂痛。

【操作】直刺0.3～0.5寸。不宜深刺，以免伤及血管和神经。留针时，不可作屈腕动作。

（4）神门　输穴；原穴

【定位】腕横纹尺侧端，尺侧腕屈肌腱的桡侧凹陷处（图5-10）。

【主治】①心痛，心烦，惊悸，怔忡，健忘，失眠，痴呆，癫狂痫等心与神志病变；②高血压；③胸胁痛。

【操作】直刺 0.3～0.5 寸。

（5）少冲　井穴

【定位】小指桡侧指甲角旁 0.1 寸（图 5-10）。

【主治】①心悸，心痛，癫狂；②热病，昏迷。③胸胁痛。

【操作】浅刺 0.1 寸，或点刺出血。

2. 手太阳小肠经经穴

（1）少泽　井穴

【定位】小指尺侧指甲角旁 0.1 寸（图 5-11）。

【主治】①乳痈，乳汁少；②昏迷，热病；③头痛，目翳，咽喉肿痛。

【操作】浅刺 0.1 寸或点刺出血。孕妇慎用。

（2）后溪　输穴；八脉交会穴（通于督脉）

【定位】微握拳，第 5 指掌关节后尺侧的远侧掌横纹头赤白肉际（图 5-11）。

【主治】①头项强痛，腰背痛，手指及肘臂挛痛；②耳聋，目赤；③癫狂痫；④疟疾。

【操作】直刺 0.5～1 寸。治手指挛痛可透刺合谷穴。

（3）养老　郄穴

【定位】以手掌面向胸，当尺骨茎突桡侧骨缝凹缘中（图 5-11）。

【主治】①目视不明；②肩、背、肘、臂酸痛。

【操作】直刺或斜刺 0.5～0.8 寸。强身保健可用温和灸。

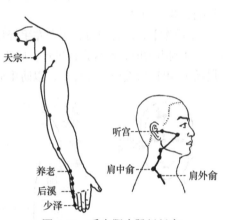

图 5-11　手太阳小肠经经穴

（4）天宗

【定位】肩胛骨冈下窝中央凹陷处，约肩胛冈下缘与肩胛下角之间的上 1/3 折点处取穴（图 5-11）。

【主治】①肩胛疼痛，肩背部损伤；②气喘。

【操作】直刺或斜刺 0.5～1 寸。遇到阻力不可强行进针。

（5）肩外俞

【定位】第 1 胸椎棘突下旁开 3 寸（图 5-11）。

【主治】肩背疼痛，颈项强急。

【操作】斜刺 0.5～0.8 寸。不宜深刺。

（6）肩中俞

【定位】第 7 颈椎棘突下旁开 2 寸（图 5-11）。

【主治】①咳嗽，气喘；②肩背疼痛。

【操作】斜刺 0.5～0.8 寸。不宜深刺。

（7）听宫

【定位】耳屏前，下颌骨髁状突的后方，张口时呈凹陷处（图 5-11）。

【主治】①耳鸣，耳聋，聍耳等诸耳疾；②齿痛。

【操作】张口，直刺 1～1.5 寸。留针时应保持一定的张口姿势。

十五络穴歌

手之三阴列内通，手之三阳偏外支；足之三阳丰光飞，足之三阴公蠡大。

阳督之络号长强，阴任之络号尾翳；脾之大络为大包，十五络名君须记。

（四）足太阳膀胱经和足少阴肾经

1. 足太阳膀胱经经穴

（1）睛明

【定位】目内眦角稍上方凹陷处（图5-12）。

【主治】①目赤肿痛，流泪，视物不明，目眩，近视，夜盲等目疾；②急性腰扭伤，坐骨神经痛；③心动过速。

【操作】嘱患者闭目，医者左手轻推眼球向外侧固定，左手缓慢进针，紧靠眶缘直刺0.5～1寸。遇到阻力时，不宜强行进针，应改变进针方向或退针。不捻转，不提插（或只轻微地捻转和提插）。出针后按压针孔片刻，以防出血。针具宜细，消毒宜严。禁灸。

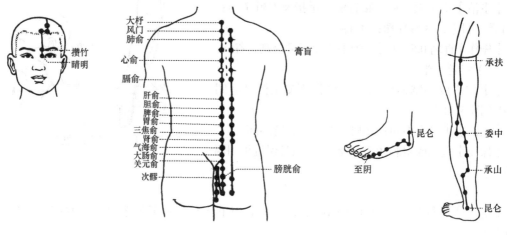

图5-12　足太阳膀胱经经穴

（2）攒竹

【定位】眉头凹陷中，约在目内眦直上（图5-12）。

【主治】①头痛，眉棱骨痛；②眼睑瞤动，眼睑下垂，口眼㖞斜，目视不明，流泪，目赤肿痛；③呃逆。

【操作】可向眉中或向眼眶内缘平刺或斜刺0.5～0.8寸。禁灸。

（3）大杼　八会穴之骨会

【定位】第1胸椎棘突下，旁开1.5寸（图5-12）。

【主治】①咳嗽；②项强，肩背痛。

【操作】斜刺0.5～0.8寸。本经背部诸穴，不宜深刺，以免伤及内部重要脏器。

（4）风门

【定位】第2胸椎棘突下，旁开1.5寸（图5-12）。

【主治】①感冒，咳嗽，发热，头痛；②项强，胸背痛。

【操作】斜刺0.5～0.8寸。

（5）肺俞　肺之背俞穴

【定位】第3胸椎棘突下，旁开1.5寸（图5-12）。

【主治】①咳嗽，气喘，咯血等肺疾；②骨蒸潮热，盗汗。

【操作】斜刺0.5～0.8寸。

（6）心俞　心之背俞穴

【定位】第5胸椎棘突下，旁开1.5寸（图5-12）。

【主治】①心痛，惊悸，失眠，健忘，癫痫，盗汗等心与神志病变；②咳嗽，吐血。

【操作】斜刺0.5～0.8寸。

（7）膈俞　八会穴之血会

【定位】第7胸椎棘突下，旁开1.5寸（图5-12）。

【主治】①呕吐，呃逆，气喘，吐血等上逆之证；②贫血；③瘾疹，皮肤瘙痒；④潮热，盗汗。

【操作】斜刺0.5～0.8寸。

（8）肝俞　肝之背俞穴

【定位】第9胸椎棘突下，旁开1.5寸（图5-12）。

【主治】①肝疾，胁痛，目疾；②癫狂痫；③脊背痛。

【操作】斜刺0.5～0.8寸。

（9）胆俞　胆之背俞穴

【定位】第10胸椎棘突下，旁开1.5寸（图5-12）。

【主治】①黄疸，口苦，胁痛等肝胆疾患；②肺痨，潮热。

【操作】斜刺0.5～0.8寸。

（10）脾俞　脾之背俞穴

【定位】第11胸椎棘突下，旁开1.5寸（图5-12）。

【主治】①腹胀，纳呆，呕吐，腹泻，痢疾，便血，水肿等脾胃疾患；②背痛。

【操作】斜刺0.5～0.8寸。

（11）胃俞　胃之背俞穴

【定位】第12胸椎棘突下，旁开1.5寸（图5-12）。

【主治】胃脘痛，呕吐，腹胀，肠鸣等胃疾。

【操作】斜刺0.5～0.8寸。

（12）三焦俞　三焦背俞穴

【定位】第1腰椎棘突下，旁开1.5寸（图5-12）。

【主治】①肠鸣，腹胀，呕吐，腹泻，痢疾，水肿等脾胃疾患；②腰背强痛。

【操作】直刺0.5～1寸。

（13）肾俞　肾之背俞穴

【定位】第2腰椎棘突下，旁开1.5寸（图5-12）。

【主治】①腰痛；②遗尿，遗精，阳痿，月经不调，带下等生殖泌尿系疾患。③耳鸣，耳聋。

【操作】直刺0.5～1寸。

（14）气海俞

【定位】第3腰椎棘突下，旁开1.5寸（图5-12）。

【主治】①肠鸣腹胀；②痛经，腰痛。

【操作】直刺 0.5～1 寸。

（15）大肠俞　大肠背俞穴

【定位】第 4 腰椎棘突下，旁开 1.5 寸（图 5-12）。

【主治】①腰腿痛；②腹胀，腹泻，便秘。

【操作】直刺 0.8～1.2 寸。

（16）关元俞

【定位】第 5 腰椎棘突下，旁开 1.5 寸（图 5-12）。

【主治】①腹胀、腹泻；②腰骶痛；③小便频数或不利，遗尿。

【操作】直刺 0.8～1.2 寸。

（17）膀胱俞　膀胱背俞穴

【定位】第 2 骶椎棘突下，旁开 1.5 寸，约平第 2 骶后孔（图 5-12）。

【主治】①小便不利，遗尿；②腰骶痛；③腹泻，便秘。

【操作】直刺或斜刺 0.8～1.2 寸。

（18）次髎

【定位】第 2 骶后孔中，约当髂后上棘下与后正中线之间（图 5-12）。

【解剖】在臀大肌起始部；当骶外侧动、静脉后支处；为第 2 骶神经后支通过处。

【主治】①月经不调，痛经，带下等妇科疾患；②小便不利，遗精，疝气；③腰骶痛，下肢痿痹。

【操作】直刺 1～1.5 寸。

（19）承扶

【定位】臀横纹的中点（图 5-12）。

【主治】①腰骶臀股部疼痛；②痔疾。

【操作】直刺 1～2 寸。

（20）委中　合穴；膀胱下合穴

【定位】腘横纹中点，当股二头肌腱与半腱肌肌腱的中间（图 5-12）。

【主治】①腰背痛，下肢痿痹；②腹痛，急性吐泻；③小便不利，遗尿；④丹毒。

【操作】直刺 1～1.5 寸，或用三棱针点刺腘静脉出血。针刺不宜过快、过强、过深，以免损伤血管和神经。

（21）膏肓

【定位】第 4 胸椎棘突下，旁开 3 寸（图 5-12）。

【主治】①咳嗽，气喘，肺痨；②肩胛痛；③虚劳诸疾。

【操作】斜刺 0.5～0.8 寸。

（22）承山

【定位】腓肠肌两肌腹之间凹陷的顶端处，约在委中穴与昆仑穴之间中点（图 5-12）。

【主治】①腰腿拘急、疼痛；②痔疾，便秘。

【操作】直刺 1～2 寸。不宜作过强的刺激，以免引起腓肠肌痉挛。

（23）昆仑　经穴

【定位】外踝尖与跟腱之间的凹陷处（图 5-12）。

【主治】①后头痛，项强，腰骶疼痛，足踝肿痛；②癫痫；③滞产。

【操作】直刺 0.5～0.8 寸。孕妇禁用，经期慎用。

（24）至阴　井穴

【定位】足小趾外侧趾甲角旁 0.1 寸（图 5-12）。

【主治】①胎位不正，滞产；②头痛，目痛，鼻塞，鼻衄。

【操作】浅刺 0.1 寸。胎位不正用灸法。

2．足少阴肾经经穴

（1）涌泉　井穴

【定位】足趾跖屈时，约当足底（去趾）前 1/3 凹陷处（图 5-13）。

【主治】①昏厥，中暑，癫狂痫，小儿惊风；②头痛，头晕，目眩，失眠；③咳血，咽喉肿痛，喉痹；④大便难，小便不利；⑤奔豚；⑥足心热。急救要穴之一。

【操作】直刺 0.5～0.8 寸。祛邪宜用灸法或药物贴敷。

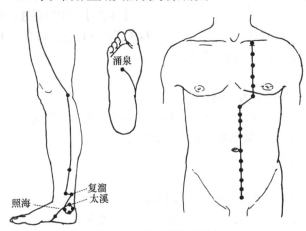

图 5-13　足少阴肾经经穴

（2）太溪　输穴；原穴

【定位】内踝高点与跟腱后缘连线的中点凹陷处（图 5-13）。

【主治】①头痛，目眩，失眠，健忘，咽喉肿痛，齿痛，耳鸣，耳聋；②咳嗽，气喘，咳血，胸痛；③消渴，小便频数，便秘；④月经不调，遗精，阳痿；⑤腰脊痛，下肢厥冷。

【操作】直刺 0.5～0.8 寸。

（3）照海　八脉交会穴（通于阴跷脉）。

【定位】内踝高点正下缘凹陷处（图 5-13）。

【主治】①失眠，癫痫；②咽喉干痛，目赤肿痛；③月经不调，带下，阴挺，小便频数，癃闭。

【操作】直刺 0.5～0.8 寸。

（4）复溜　经穴

【定位】太溪穴上 2 寸，当跟腱的前缘（图 5-13）。

【主治】①水肿，汗证；②腹胀，腹泻；③腰脊强痛，下肢痿痹。

【操作】直刺 0.5～1 寸。

知识链接

十二背俞穴歌

胸三肺俞四厥阴，心五肝九胆十临；十一脾俞十二胃，腰一三焦腰二肾；

腰四骶一大小肠，膀胱骶二椎外寻。

（五）手厥阴心包经和手少阳三焦经

1. 手厥阴心包经经穴

（1）内关　络穴；八脉交会穴（通于阴维脉）

【定位】腕横纹上2寸，掌长肌腱与桡侧腕屈肌腱之间（图5-14）。

【主治】①心痛，心悸；②胃痛，呕吐，呃逆；③胁痛，胁下痞块；④中风，失眠，眩晕，郁证，癫狂痫，偏头痛；⑤热病；⑥肘臂挛痛。

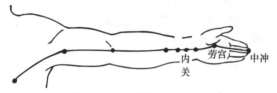

图5-14　手厥阴心包经经穴

【操作】直刺0.3～0.5寸。为急救要穴之一。

（3）中冲　井穴

【定位】中指尖端的中央（图5-14）。

【主治】①中风昏迷，舌强不语，中暑，昏厥，小儿惊风；②热病。

【操作】浅刺0.1寸；或点刺出血。为急救要穴之一。

2. 手少阳三焦经经穴

（1）关冲　井穴

【定位】无名指尺侧指甲根角旁0.1寸（图5-15）。

【主治】①头痛，目赤，耳鸣，耳聋，喉痹，舌强；②热病，心烦。

【操作】浅刺0.1寸；或点刺出血。为急救要穴之一。

（2）液门　荥穴

【定位】第4、5掌指关节之间的前缘凹陷中（图5-15）。

【主治】①头痛，目赤，耳鸣，耳聋，喉痹；②疟疾；③手臂痛。

【操作】直刺0.3～0.5寸。

（3）中渚　输穴

【定位】手背，第4、5掌骨小头后缘之间凹陷中，当液门穴后1寸（图5-15）。

【主治】①头痛，目赤，耳鸣，耳聋，喉痹；②热病；③肩背肘臂酸痛，手指不能屈伸。

【操作】直刺0.3～0.5寸。

（4）阳池　原穴

【定位】腕背横纹中，指总伸肌腱尺侧缘凹陷中（图5-15）。

【主治】①目赤肿痛，耳聋，喉痹；②消渴，口干；③腕痛，肩臂痛。

【操作】直刺0.3～0.5寸。

（5）外关　络穴；八脉交会穴（通阳维脉）

【定位】腕背横纹上2寸，尺骨与桡骨正中间（图5-15）。

【操作】直刺0.5～1寸。

（2）劳宫　荥穴

【定位】掌心横纹中，第2、3掌骨中间（图5-14）。简便取穴法：握拳，中指尖下是穴。

【主治】①中风昏迷，中暑；②心痛，烦闷，癫狂痫；③口疮，口臭；④鹅掌风。

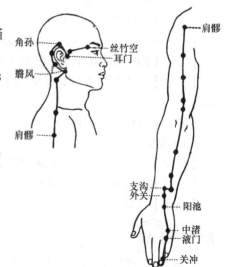

图5-15　手少阳三焦经经穴

【主治】①热病；②头痛，目赤肿痛，耳鸣，耳聋；③瘰疬，胁肋痛；④上肢痿痹不遂。

【操作】直刺 0.5～1 寸。

（6）支沟　经穴

【定位】腕背横纹上 3 寸，尺骨与桡骨正中间（图 5-15）。

【主治】①便秘；②耳鸣，耳聋，暴喑；③瘰疬，胁肋疼痛；④热病。

【操作】直刺 0.5～1 寸。

（7）会宗　郄穴

【定位】支沟穴尺侧约 1 寸，当尺骨桡侧缘（图 5-15）。

【主治】耳聋，痫证，上肢肌肤痛。

【操作】直刺 0.5～1 寸。

（8）天井　合穴

【定位】屈肘，尺骨鹰嘴上 1 寸凹陷中（图 5-15）。

【主治】①耳聋；②癫痫；③瘰疬，瘿气；④偏头痛，胁肋痛，颈项肩臂痛。

【操作】直刺 0.5～1 寸。

（9）肩髎

【定位】肩峰后下方，上臂外展时，当肩髃穴后寸许凹陷中（图 5-15）。

【主治】肩臂挛痛不遂。

【操作】直刺 1～1.5 寸。

（10）翳风

【定位】乳突前下方与耳垂之间的凹陷中（图 5-15）。

【主治】①耳鸣，耳聋；②口眼㖞斜，牙关紧闭，颊肿；③瘰疬。

【操作】直刺 0.5～1 寸。

（11）角孙

【定位】当耳尖发际处（图 5-15）。

【主治】①头痛，项强；②目赤肿痛，目翳；③齿痛，颊肿。

【操作】平刺 0.3～0.5 寸。

（12）耳门

【定位】耳屏上切迹前，下颌骨髁状突后缘，张口有孔（图 5-15）。

【主治】①耳鸣，耳聋，聤耳；②齿痛，头颔痛。

【操作】微张口，直刺 0.5～1 寸。

（13）丝竹空

【定位】眉梢的凹陷处（图 5-15）。

【主治】①癫痫；②头痛，眩晕，目赤肿痛，眼睑瞤动；③齿痛。

【操作】平刺 0.3～0.5 寸。

（六）足少阳胆经和足厥阴肝经

1. 足少阳胆经经穴

（1）听会

【定位】耳屏间切迹前，下颌骨髁状突后缘，张口有孔（图 5-16）。

【主治】①耳鸣，耳聋，聤耳；②齿痛，口眼㖞斜。

【操作】微张口，直刺 0.5～0.8 寸。

（2）率谷

【定位】耳尖直上，入发际 1.5 寸（图 5-16）。

【主治】①头痛，眩晕；②小儿急、慢惊风。

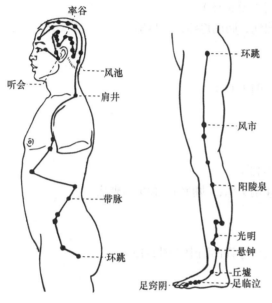

图 5-16　足少阳胆经经穴

【操作】平刺 0.5～0.8 寸。

（3）风池

【定位】胸锁乳突肌与斜方肌上端之间的凹陷中，平风府穴（图 5-16）。

【主治】①中风，癫痫，头痛，眩晕，耳鸣等内风为病的患者；②感冒，鼻塞，衄血，目赤肿痛，羞明流泪，耳聋，口眼㖞斜等外风为病的患者；③颈项强痛。

【操作】针尖微下，向鼻尖斜刺 0.8～1.2 寸，或平刺透风府穴。深部中间为延髓，必须严格掌握针刺的角度与深度。

（4）肩井

【定位】肩上，大椎穴与肩峰连线的中点（图 5-16）。

【主治】①颈项强痛，肩背疼痛，上肢不遂；②难产，乳痈，乳汁不下；③瘰疬。

【操作】直刺 0.5～0.8 寸。内有肺尖，慎不可深刺；孕妇禁针。

（5）带脉

【定位】侧腹，第 11 肋骨游离端直下平脐处（图 5-16）。

【主治】①月经不调，闭经，赤白带下；②疝气；③腰痛，胁痛。

【操作】直刺 1～1.5 寸。

（6）环跳

【定位】侧卧屈股，当股骨大转子高点与骶管裂孔连线的外 1/3 与内 2/3 交界处（图 5-16）。

【主治】①腰胯疼痛，下肢痿痹，半身不遂；②遍身风疹。

【操作】直刺 2～3 寸。

（7）风市

【定位】大腿外侧正中，腘横纹上 7 寸。或垂手直立时，中指尖下是穴（图 5-16）。

【主治】①下肢痿痹、麻木，半身不遂；②遍身瘙痒。

【操作】直刺 1～1.5 寸。

（8）阳陵泉　合穴；胆之下合穴；八会穴之筋会

【定位】腓骨小头前下方凹陷中（图 5-16）。

【主治】①黄疸，胁痛，口苦，呕吐，吞酸等胆腑病；②膝肿痛，下肢痿痹、麻木；③小儿惊风。

【操作】直刺 1～1.5 寸。

（9）光明　络穴

【定位】外踝高点上 5 寸，腓骨前缘（图 5-16）。

【主治】①目痛，夜盲；②胸乳胀痛；③下肢痿痹。

【操作】直刺 0.5～0.8 寸。

（10）悬钟　八会穴之髓会（又名绝骨）

【定位】外踝高点上 3 寸，腓骨后缘（图 5-16）。

【主治】①痴呆，中风，半身不遂；②颈项强痛，胸胁满痛，下肢痿痹。

【操作】直刺 0.5～0.8 寸。

（11）丘墟　原穴

【定位】外踝前下方，趾长伸肌腱的外侧凹陷中（图 5-16）。

【主治】①目赤肿痛，目生翳膜；②颈项痛，腋下肿，胸胁痛，外踝肿痛；③下肢痿痹。

【操作】直刺 0.5～0.8 寸。

（12）足临泣　输穴；八脉交会穴（通于带脉）

【定位】第 4、5 跖骨结合部的前方凹陷处，足小趾伸肌腱的外侧（图 5-16）。

【主治】①偏头痛，目赤肿痛，胁肋疼痛，足跗疼痛；②月经不调，乳痈：③瘰疬。

【操作】直刺 0.5～0.8 寸。

（13）足窍阴　井穴

【定位】第 4 趾外侧趾甲根角旁 0.1 寸（图 5-16）。

【主治】①头痛，目赤肿痛，耳鸣，耳聋，咽喉肿痛；②胸胁痛，足跗肿痛。

【操作】浅刺 0.1 寸，或点刺出血。

　2. 足厥阴肝经经穴

（1）大敦　井穴

【定位】足大趾外侧趾甲根角旁约 0.1 寸（图 5-17）。

【主治】①疝气，少腹痛；②遗尿，癃闭，五淋，尿血；③月经不调，崩漏，缩阴，阴中痛，阴挺；④癫痫，善寐。

【操作】浅刺 0.1～0.2 寸，或点刺出血。

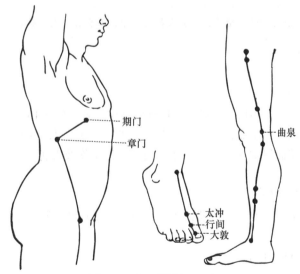

图 5-17　足厥阴肝经经穴

（2）行间　荥穴

【定位】足背，当第 1、2 趾间的趾蹼缘上方纹头处（图 5-17）。

【主治】①中风，癫痫；②头痛，目眩，目赤肿痛，青盲，口㖞；③月经不调，痛经，闭经，崩漏，带下，阴中痛，疝气；④遗尿，癃闭，五淋；⑤胸胁满痛；⑥下肢内侧痛，足跗肿痛。

【操作】直刺 0.5～0.8 寸。

（3）太冲　输穴；原穴

【定位】足背，第 1、2 跖骨结合部之前凹陷中（图 5-17）。

【主治】①中风，癫狂痫，小儿惊风：②头痛，眩晕，耳鸣，目赤肿痛，口㖞，咽痛；③月经不调，痛经，经闭，崩漏，带下；④胁痛，腹胀，呕逆，黄疸；⑤癃闭，遗尿；⑥下肢痿痹，足跗肿痛。

【操作】直刺 0.5～0.8 寸。

（4）曲泉　合穴

【定位】屈膝，当膝内侧横纹头上方，半腱肌、半膜肌止端前缘凹陷中（图 5-17）。

【主治】①月经不调，痛经，带下，阴挺，阴痒，产后腹痛；②遗精，阳痿，疝气，小便不利；③膝髌肿痛，下肢痿痹。

【操作】直刺 1～1.5 寸。

（5）章门　脾之募穴；八会穴之脏会

【定位】第 11 肋游离端下际（图 5-17）。

【主治】①腹痛，腹胀，肠鸣，腹泻，呕吐；②胁痛，黄疸，痞块，小儿疳积。

【操作】直刺 0.8～1 寸。

（6）期门　肝之募穴

【定位】乳头直下，第 6 肋间隙，前正中线旁开 4 寸（图 5-17）。

【主治】①胸胁胀痛，乳痈；②呕吐，吞酸，呃逆，腹胀，腹泻；③奔豚；④伤寒热入血室。

【操作】斜刺或平刺 0.5～0.8 寸，不可深刺，以免伤及内脏。

知识链接　　　　　　　　　八会穴歌

腑会中脘脏章门，筋会阳陵髓绝骨；骨会大杼气膻中，血会膈俞太渊脉。

（七）任脉和督脉

1. 督脉经穴

（1）长强　督脉络穴

【定位】跪伏或胸膝位，当尾骨尖端与肛门连线的中点处（图 5-18）。

【主治】①腹泻，痢疾，便血，便秘，痔疮，脱肛；②癫狂痫，瘛疭，脊强反折。

【操作】紧靠尾骨前面斜刺 0.8～1 寸；不宜直刺，以免伤及直肠。

（2）腰俞

【定位】正当骶管裂孔处（图 5-18）。

【主治】①腹泻，痢疾，便血，便秘，痔疮，脱肛；②月经不调，经闭；③腰脊强痛，下肢痿痹。

【操作】向上斜刺 0.5～1 寸。

（3）腰阳关

【定位】后正中线上，第 4 腰椎棘突下凹陷中；约与髂嵴相平（图 5-18）。

【主治】①腰骶疼痛，下肢痿痹；②月经不调，赤白带下；③遗精，阳痿。

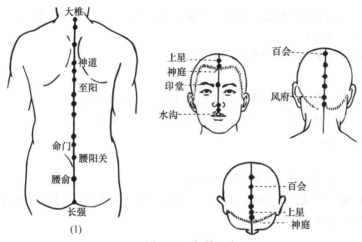

图 5-18　督脉经穴

【操作】向上斜刺 0.5～1 寸。多用灸法。

（4）命门

【定位】后正中线上，第 2 腰椎棘突下凹陷中（图 5-18）。

【主治】①腰脊强痛，下肢痿痹；②月经不调，赤白带下，痛经，经闭，不孕；③遗精，阳痿，精冷不育，小便频数；④小腹冷痛，腹泻。

【操作】向上斜刺 0.5～1 寸。多用灸法。

（5）至阳

【定位】后正中线上，第 7 胸椎棘突下凹陷中（图 5-18）。

【主治】①黄疸；②胸胁支满，咳嗽，气喘；③腰背疼痛，脊强。

【操作】向上斜刺 0.5～1 寸。

（6）神道

【定位】后正中线上，第 5 胸椎棘突下凹陷中（图 5-18）。

【主治】①心痛，心悸，怔忡，失眠，健忘；②中风不语，癫痫；③咳嗽，气喘；④腰脊强，肩背痛。

【操作】向上斜刺 0.5～1 寸。

（7）大椎

【定位】后正中线上，第 7 颈椎棘突下凹陷中（图 5-18）。

【主治】①热病，疟疾；②恶寒发热，咳嗽，气喘，骨蒸潮热，胸痛；③癫狂痫，小儿惊风；④项强，脊痛；⑤风疹，痤疮。

【操作】向上斜刺 0.5～1 寸。

（8）风府

【定位】正坐，头微前倾，后正中线上，入发际上 1 寸（图 5-18）。

【主治】①中风，癫狂痫，癔病；②眩晕，头痛，颈项强痛；③咽喉肿痛，失音，目痛，鼻衄。

【操作】正坐位，头微前倾，项部放松，向下颌方向缓慢刺入 0.5～1 寸；不可向上深刺，以免刺入枕骨大孔，伤及延髓。

（9）百会

【定位】后发际正中直上 7 寸；或当头部正中线与两耳尖连线的交点处（图 5-18）。

【主治】①中风，痴呆，癫狂痫，癔病，瘛疭；②头风，头痛，眩晕，耳鸣；③惊悸，失眠，健忘；④脱肛，阴挺，腹泻。

【操作】平刺 0.5～0.8 寸；升阳举陷可用灸法。

（10）上星

【定位】囟会穴前 1 寸；或额前部发际正中直上 1 寸（图 5-18）。

【主治】①头痛，目痛，鼻渊，鼻衄；②热病，疟疾；③癫狂。

【操作】平刺 0.5～0.8 寸。

（11）神庭

【定位】额前部发际正中直上 0.5 寸（图 5-18）。

【主治】①癫狂痫，中风；②头痛，目眩，失眠，惊悸；③目赤，目翳，鼻渊，鼻衄。

【操作】平刺 0.5～0.8 寸。

（12）印堂

【定位】在额部，当两眉头的中间（图 5-18）。

【主治】头痛、眩晕、鼻衄、鼻渊、小儿惊风、失眠。

【操作】提捏局部皮肤，平刺 0.3～0.5 寸，或用三棱针点刺出血；可灸。

（13）水沟（人中）

【定位】在人中沟的上 1/3 与下 2/3 交界处（图 5-18）。

【主治】①昏迷，晕厥，中风，中暑，癔病，癫狂痫，急慢惊风；②鼻塞，鼻衄，面肿，口㖞，齿痛，牙关紧闭；③闪挫腰痛。

【操作】向上斜刺 0.3～0.5 寸，强刺激；或指甲掐按。为急救要穴之一。

2. 任脉经穴

（1）中极　膀胱募穴

【定位】前正中线上，脐下 4 寸（图 5-19）。

【主治】①遗尿，小便不利，癃闭；②遗精，阳痿，不育；③月经不调，崩漏，阴挺，阴痒，不孕，产后恶露不止，带下。

【操作】直刺 1～1.5 寸；孕妇慎用。

（2）关元　小肠募穴

【定位】前正中线上，脐下 3 寸（图 5-19）。

【主治】①中风脱证，虚劳冷惫；②少腹疼痛，腹泻，痢疾，脱肛，疝气；③五淋，便血，尿血，尿闭，尿频；④遗精，阳痿，早泄，白浊；⑤月经不调，痛经，经闭，崩漏，带下，阴挺，恶露不尽，胞衣不下。

【操作】直刺 1～1.5 寸；多用灸法。孕妇慎用。

（3）气海　肓之原穴

【定位】前正中线上，脐下 1.5 寸（图 5-19）。

【主治】①虚脱，形体羸瘦，脏气衰惫，乏力；②水谷不化，绕脐疼痛，腹泻，痢疾，便秘；③小便不利，遗尿；④遗精，阳痿，疝气；⑤月经不调，痛经，经闭，崩漏，带下，阴挺，产后恶露不止，胞衣不下；⑥水肿，气喘。

【操作】直刺 1～1.5 寸；多用灸法。孕妇慎用。

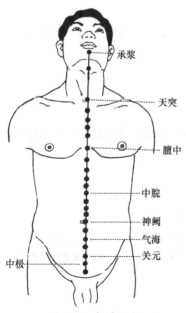

图 5-19　任脉经穴

（4）神阙

【定位】脐窝中央（图5-19）。

【主治】①阳气暴脱，形寒神惫，尸厥，风痫；②腹痛，腹胀，腹泻，痢疾，便秘，脱肛；③水肿，鼓胀，小便不利。

【操作】一般不针，多用艾炷隔盐灸法。

（5）中脘　胃之募穴；八会穴之腑会

【定位】前正中线上，脐上4寸；或脐与胸剑联合连线的中点处（图5-19）。

【主治】①胃痛，腹胀，纳呆，呕吐，吞酸，呃逆，疳积，黄疸；②癫狂痫，脏躁，尸厥，失眠，惊悸，哮喘。

【操作】直刺1～1.5寸。

（6）膻中　心包募穴；八会穴之气会

【定位】在胸部，当前正中线上，平第四肋间，两乳头连线的中点（图5-19）。

【主治】①咳嗽，气喘，胸闷，心痛，噎膈，呃逆；②产后乳少，乳痈。

【操作】平刺0.3～0.5寸。

（7）天突

【定位】胸骨上窝正中（图5-19）。

【主治】①咳嗽，哮喘，胸痛，咽喉肿痛；②暴喑，瘿气，梅核气，噎膈。

【操作】先直刺0.2～0.3寸，然后将针尖向下，紧靠胸骨柄后方刺入1～1.5寸。必须严格掌握针刺的角度和深度，以防刺伤肺和有关动、静脉。

（8）承浆

【定位】颏唇沟的正中凹陷处（图5-19）。

【主治】①口喝，齿龈肿痛，流涎；②暴喑，癫狂。

【操作】斜刺0.3～0.5寸。

知识链接

井荥输原经合穴歌

少商鱼际与太渊，经渠尺泽肺相连，商阳二三间合谷，阳溪曲池大肠牵。
厉兑内庭陷谷胃，冲阳解溪三里随，隐白大都太白脾，商丘阴陵泉要知。
少冲少府属于心，神门灵道少海寻，少泽前谷后溪腕，阳谷小海小肠经。
至阴通谷束京骨，昆仑委中膀胱知，涌泉然谷与太溪，复溜阴谷肾所宜。
中冲劳宫心包络，大陵间使传曲泽，关冲液门中渚焦，阳池支沟天井索。
窍阴侠溪临泣胆，丘墟阳辅阳陵泉，大敦行间太冲看，中封曲泉属于肝。

三、经外奇穴

（一）四神聪

【定位】在顶部，当百会前后左右各1寸，共4穴（图5-20）。

【主治】①头痛、眩晕、失眠、健忘、癫痫；②目疾。

【操作】平刺0.5～0.8寸；可灸。

（二）太阳

【定位】在颞部，当眉梢与目外眦之间，向后约一横指的凹陷处（图5-21）。

【主治】①头痛；②目疾；③面瘫。

【操作】直刺或斜刺 0.3～0.5 寸，或点刺出血；可灸。

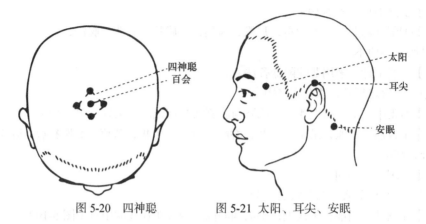

图 5-20　四神聪　　　　图 5-21　太阳、耳尖、安眠

（三）耳尖

【定位】在耳郭的上方，当折耳向前，耳郭上方的尖端处（图 5-21）。

【主治】①目疾；②头痛；③咽喉肿痛。

【操作】直刺 0.1～0.2 寸；可灸。

（四）安眠

【定位】在项部，当翳风穴与风池穴连线的中点（图 5-21）。

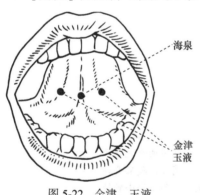

图 5-22　金津、玉液

【主治】①失眠、头痛、眩晕；②心悸；③癫狂。

【操作】直刺 0.8～1.2 寸；可灸。

（五）金津、玉液

【定位】在口腔内，当舌系带两侧静脉上，左为金津，右为玉液（图 5-22）。

【主治】①口疮、舌强、舌肿；②呕吐、消渴。

【操作】点刺出血。

（六）牵正

【定位】在面颊部，耳垂前 0.5～1 寸处。

【主治】口㖞、口疮。

【操作】向前斜刺 0.5～0.8 寸；可灸。

（七）定喘

【定位】在背部，当第 7 颈椎棘突下，旁开 0.5 寸（图 5-23）。

【主治】①哮喘、咳嗽；②肩背痛、落枕。

【操作】直刺 0.5～0.8 寸；可灸。

（八）夹脊

【定位】在背腰部，当第 1 胸椎至第 5 腰椎棘突下两侧，后正中线旁开 0.5 寸，一侧 17 穴，左右共 34 穴（图 5-23）。

【主治】适应范围较广，其中上胸部的穴位治疗心肺、上肢疾病；下胸部的穴位治疗胃肠疾病；腰部的穴位治疗腰腹及下肢疾病。

【操作】直刺 0.3～0.5 寸，或用梅花针叩刺；可灸。

（九）腰眼

【定位】在腰部，当第 4 腰椎棘突下，旁开约 3.5 寸凹陷中（图 5-24）。

【主治】①腰痛；②月经不调、带下；③虚劳。

【操作】直刺 1～1.5 寸；可灸。

（十）十七椎

【定位】在腰部，当后正中线上，第 5 腰椎棘突下（图 5-24）。

【主治】①腰腿痛、下肢瘫痪；②崩漏、月经不调；③小便不利。

【操作】直刺 0.5～1 寸；可灸。

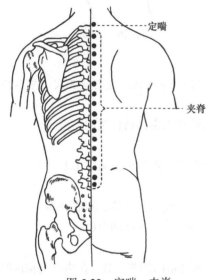

图 5-23　定喘、夹脊

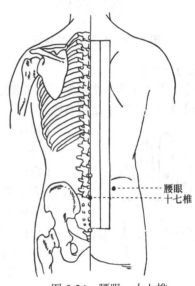

图 5-24　腰眼、十七椎

（十一）外劳宫

【定位】在手背侧，当第 2、第 3 掌骨间，指掌关节后约 0.5 寸处（指寸）（图 5-25）。

【主治】①落枕、手臂肿痛；②脐风。

【操作】直刺 0.5～0.8 寸；可灸。

（十二）腰痛点

【定位】在手背侧，当第 2、第 3 掌骨及第 4、第 5 掌骨之间，当腕横纹与掌指关节中点处，一侧 2 穴，左右共 4 穴（图 5-25）。

【主治】急性腰扭伤。

【操作】由两侧向掌中斜刺 0.5～0.8 寸；可灸。

（十三）落枕穴

【定位】在手背侧，当第 2、第 3 掌骨间，指掌关节后约 0.5 寸处。

【主治】①落枕、手臂痛；②胃痛。

【操作】直刺或斜刺 0.5～0.8 寸。

（十四）八邪

【定位】在手背侧，微握拳，第 1 至第 5 指间，指蹼缘后方赤白肉际处，左右共 8 穴（图 5-26）。

【主治】①手背肿痛、手指麻木；②烦热、目痛；③毒蛇咬伤。

【操作】斜刺 0.5～0.8 寸，或点刺出血。

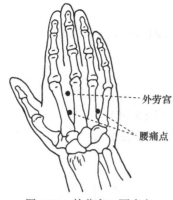

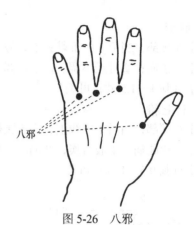

图 5-25　外劳宫、腰痛点　　　　　　图 5-26　八邪

（十五）四缝

【定位】在第 2 至第 5 指掌侧，近端指关节的中央，一手 4 穴，左右共 8 穴（图 5-27）。

【主治】①小儿疳积；②百日咳。

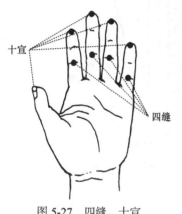

图 5-27　四缝、十宣

【操作】点刺出血或挤出少许黄色透明黏液。

（十六）十宣

【定位】在手十指尖端，距指甲游离缘 0.1 寸（指寸），左右共 10 穴（图 5-27）。

【主治】①昏迷；②癫痫；③高热、咽喉肿痛。

【操作】浅刺 0.1～0.2 寸，或点刺出血。

（十七）膝眼

【定位】屈膝，在髌韧带两侧凹陷处。在内侧的称内膝眼，在外侧的称外膝眼（图 5-28）。

【主治】①膝痛、腿痛；②脚气。

【操作】向膝中斜刺 0.5～1 寸，或透刺对侧膝眼；可灸。

（十八）阑尾

【定位】在小腿前侧上部，当犊鼻下 5 寸，胫骨前缘旁开一横指（图 5-28）。

【主治】①急慢性阑尾炎；②消化不良；③下肢痿痹。

【操作】直刺 1.5～2 寸；可灸。

（十九）胆囊

【定位】在小腿外侧上部，当腓骨小头前下方凹陷处（阳陵泉）直下 2 寸（图 5-29）。

【主治】①急慢性胆囊炎、胆石症、胆道蛔虫症；②下肢痿痹。

【操作】直刺 1～2 寸；可灸。

（二十）八风

【定位】在足背侧，第 1 至第 5 趾间，趾蹼缘后方赤白肉际处，一足 4 穴，左右共 8 穴（图 5-30）。

【主治】①足跗肿痛、趾痛；②毒蛇咬伤；③脚气。

【操作】斜刺 0.5～0.8 寸，或点刺出血。

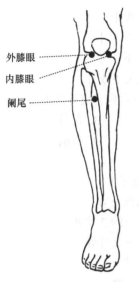
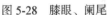

外膝眼
内膝眼
阑尾

图 5-28　膝眼、阑尾

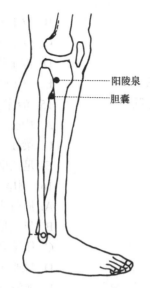

阳陵泉
胆囊

图 5-29　胆囊

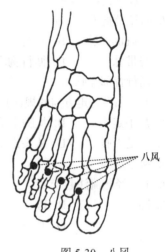

八风

图 5-30　八风

考点：常用腧穴的定位、主治与针刺方法

小　结

经络学，主要以腧穴的临床应用为依据，阐述人体内脏、体表及各部之间的相互联系及其相互影响规律。腧穴，是指经络的外属部分，是经络通道上的传输窗口，既可反映经络所内连脏腑的生理、病理活动，又可将其接收的外来刺激信息传到脏腑，从而起到行气血、营阴阳、调脏腑的作用。腧穴学，以经络学为指导，阐述腧穴的分布位置、作用规律及临床应用。经络腧穴学是针灸学的核心内容，对中医其他学科及其中医护理有重要的指导意义。

自 测 题

A₁ 型题

1. 十二经脉中阴经与阳经的交接部位是（　　　）

　A. 头面部　　　B. 上肢部

　C. 下肢部　　　D. 胸部

　E. 四肢末端

2. 手足三阴经在四肢部的分布规律一般是（　　　）

　A. 少阴在前，太阴在中，厥阴在后

　B. 太阴在前，厥阴在中，少阴在后

　C. 太阴在前，少阴在中，厥阴在后

　D. 少阴在前，厥阴在中，太阴在后

　E. 厥阴在前，少阴在中，太阴在后

3. 与大肠经相表里的经脉是（　　　）

　A. 肺经　　　　B. 心经

　C. 肝经　　　　D. 肾经

　E. 脾经

4. 经络系统没有表里关系的是（　　　）

　A. 十二经脉　　B. 奇经八脉

　C. 十二经别　　D. 十二皮部

　E. 十二经筋

5. 有调节总任全身阳经经气作用的经脉是（　　　）

　A. 任脉　　　　B. 阳维脉

　C. 督脉　　　　D. 冲脉

　E. 阴维脉

6. 足少阳胆经是（　　　）

　A. 三焦经的同名经

　B. 心包经的同名经

　C. 小肠经的同名经

D. 肾经的同名经

E. 大肠经的同名经

7. 阴经是指（　　）

A. 六脏的经脉　　　B. 六腑的经脉

C. 督带脉　　　D. 循行胸腹经脉

E. 循行背部经脉

8. 足三阳经行走方向的规律是（　　）

A. 从手走头　　　B. 从胸走手

C. 从足走腹　　　D. 从头走足

E. 从足走胸

9. 十二经脉流注起于（　　）

A. 肺　　　B. 胃

C. 肾　　　D. 心

E. 肝

10. 十二经脉气血流注，周而复始，如环无端。其流注交接有一定次序。以下交接次序不正确的是（　　）

A. 膀胱→肾　　　B. 肝→肺

C. 三焦→胆　　　D. 脾→心

E. 大肠→心包

11. 胸剑联合中点至脐中的骨度分寸是（　　）

A. 4 寸　　　B. 5 寸

C. 6 寸　　　D. 8 寸

E. 9 寸

12. 下列腧穴中，具有纠正胎位疗效的是（　　）

A. 关元　　　B. 神阙

C. 合谷　　　D. 三阴交

E. 至阴

13. 下列腧穴中，退热首选的是（　　）

A. 风池　　　B. 大椎

C. 曲池　　　D. 少商

E. 商阳

14. 足三里位于（　　）

A. 位于梁丘下 3 寸

B. 位于上巨虚上 2 寸

C. 位于犊鼻下 3 寸

D. 位于膝关下 3 寸

E. 位于膝阳关下 3 寸

15. 治疗急性胃病，应首选（　　）

A. 中脘　　　B. 合谷

C. 梁丘　　　D. 胃俞

E. 足三里

16. 阑尾穴位于（　　）

A. 腓骨小头前下方

B. 足三里穴下约 2 寸处

C. 阳陵泉穴下 2 寸处

D. 膝眼下 2 寸

E. 血海下 2 寸处

17. 合谷穴（　　）

A. 以治疗大肠的疾患见长

B. 在第 2 掌骨尺侧的中点处

C. 是输穴

D. 是八脉交会穴

E. 以治疗头面五官的疾患见长

18. 安眠穴位于（　　）

A. 当翳风与风池穴连线的中点

B. 乳突前下方与下颌角之间的凹陷中

C. 胸锁乳突肌与斜方肌上端之间的凹陷中

D. 后发际正中直上 0.5 寸，旁开 1.3 寸，当斜方肌外缘凹陷中

E. 耳后，乳突后下凹陷处

19. 大椎穴旁开 0.5 寸的奇穴是（　　）

A. 三角灸　　　B. 子宫

C. 定喘　　　D. 痞根

E. 结核穴

20. 善于治疗头项诸疾的腧穴首选（　　）

A. 列缺　　　B. 委中

C. 合谷　　　D. 足三里

E. 内庭

（刘德要　邱学梅）

第6章 病因病机

·引 言·

人之所以健康无病，在于人体各脏腑组织之间、人体与外界环境之间相互依存、相互制约的动态平衡。当自然界气候异常、情志过度波动及其他因素发生变化，导致人体不能适应这种变化时，相对平衡状态就会遭到破坏，人体就会发生疾病。人体是怎样发生疾病的？其发病与哪些因素有关呢？这些问题就是本章所阐述的病因病机。

病因病机是研究病因的性质、致病特点及疾病发生、发展变化机制的学说，其以整体观念为理论基础，指导临床护理和治疗用药，为辨证施护提供理论依据。

案例 6-1

患者，男，18岁，学生。两天前因受凉后出现恶寒，不发热，无汗，周身疼痛，鼻塞、流清涕、打喷嚏、咳痰，色白质稀，舌苔薄白，脉浮紧。

问题： 1. 患者是因为感受何种邪气而发病？
2. 患者感邪后为何会出现上述症状？

第1节 病 因

病因，就是导致疾病发生的原因，根据病因类型与发病途径，将致病因素分为外感病因（六淫、疠气等）、内伤病因（如七情内伤、饮食、劳逸）和其他病因（如痰饮、瘀血、外伤、虫兽伤等）。中医认识病因，主要通过分析症状、体征来推求病因，从而为临床治疗和用药提供依据，这种方法称为"辨证求因"，或称"审证求因"。

一、外感病因

外感病因是指来自于自然界，多从肌表、口鼻侵入机体而导致发病的外感性致病因素，包括六淫和疠气。外感病因而引起的一类疾病，称外感病。

（一）六淫

六淫即风、寒、暑、湿、燥、火六种外感病邪的统称。风、寒、暑、湿、燥、火在正常情况下称为"六气"，是自然界六种不同的气候变化，是万物和人类赖以生存的必要条件。人类长期生活在六气交互更替的环境中，对其产生了一定的适应能力，一般不会致病。但在自然界气候异常变化，超过了人体的适应能力，或人体的正气不足，抵抗力下降，不能适应气候变化而发病时，六气则成为病因。此时，伤人致病的六气便被称为"六淫"。 <u>考点：六气、六淫的概念</u>

1. 六淫致病具有以下的共同特点

（1）外感性：六淫致病，其致病途径多从肌表、口鼻而入，或两者同时受邪。故六淫致病，多称"外感病"。

（2）季节性：六淫致病常有明显的季节性。如冬季多寒病，春季多风病。

（3）地域性：六淫致病与生活、工作的区域环境密切相关。如西北高原多燥病、寒病，久居湿地多湿病。

（4）相兼性：六淫邪气既可单独伤人致病，也可两种以上同时侵犯人体而为病。如风寒感冒，风热感冒。

（5）转化性：六淫致病在一定条件下，其证候性质可发生转化。如感受风寒之邪后，因患者体质不同或治疗不及时，风寒邪气郁久化热，病证由初起的表寒证转化为里热证。

考点：六淫致病的共同特点

此外，临床上还有由于脏腑阴阳气血失调所产生的内风、内寒、内湿、内燥、内热（火）等五种病理变化，类似风、寒、湿、燥、火的证候，称为"内生五邪"。

知识链接

内生五邪

内生五邪，指在疾病过程中，机体自身由于脏腑功能异常而导致化风、化火、化寒、化燥、化湿的病理变化。因病起于内，又与风、寒、湿、燥、火所致病证临床表现类似，故分别称为内风、内寒、内湿、内燥和内火，统称为内生五邪。内生五邪属内伤病的病机，外感六淫属外感病的病因。

2. 六淫各自的性质及致病特点

（1）风邪：风为春季的主气。风气淫胜，伤人致病，则为风邪。风邪为病，四季常有，以春季为多见。风邪的性质和致病特点：①风为阳邪，其性开泄，易袭阳位：风邪具有轻扬、升发、向上、向外的特性，故属于阳邪。其性开泄，指其易使腠理宣泄开张而有汗出。故风邪侵袭，常伤及人体的上部，如头、面部、阳经和肌表，使皮毛腠理开泄，出现头痛、汗出、恶风等症。故《素问·太阴阳明论》说："伤于风者，上先受之。"②风性善行而数变，善行，指风性善动不居，游移不定。故其致病具有病位游移、行无定处的特征。如痹证，若见游走性关节疼痛，痛无定处，则属于风邪偏盛的表现，称为行痹或风痹。数变，指风邪致病变幻无常，发病迅速。如风疹就表现为皮肤瘙痒时作，疹块发无定处，此起彼伏，时隐时现等特征。③风性主动，指风邪致病具有动摇不定的特征。如风邪入侵，常见颜面肌肉抽掣，或眩晕、震颤、抽搐、颈项强直、角弓反张、两目上视等。临床上因受风而面部肌肉颤动，或口眼㖞斜，为风中经络。④风为百病之长，长者，首也。风为百病之长，是指风邪常兼他邪合而伤人，为外邪致病的先导。因风性开泄，凡寒、湿、暑、燥、热诸邪，常依附于风而侵犯人体，从而形成外感风寒、风湿、风热、风燥等证。

（2）寒邪：寒为冬季之主气。若寒冷太过，伤人致病则为寒邪。寒邪常见于冬季。寒邪的性质和致病特征为：①寒为阴邪，易伤阳气。寒为阴气盛的表现，故称为阴邪。寒邪侵袭人体肌表，卫阳被遏，临床上可见恶寒、发热、无汗、鼻塞、流清涕等症；寒邪直中脾胃，脾阳受损，可见脘腹冷痛、呕吐、腹泻等症；若心肾阳虚，寒邪直中于少阴，则可见恶寒蜷卧、手足厥冷、下利清谷、小便清长、精神萎靡、脉微细等症。②寒性凝滞。凝滞，即凝结阻滞。寒性凝滞，即指寒邪侵人，易使气血津液凝结、经脉阻滞之意。寒邪侵犯，机体阳气受损，易使经脉气血运行不畅，甚或凝结阻滞不通，不通则痛。故疼痛是寒邪致病的重要临床表现。寒邪侵犯部位不同，可出现多种疼痛症状。③寒性收引。收引，即收缩牵引。寒性收引，是指寒邪侵袭人体，可使气机收敛，腠理、经络、筋脉收缩而挛急。如寒邪侵及肌表，毛窍腠理闭塞，卫阳被郁不得宣泄，可见恶寒、发热、无汗等；寒客血脉，则气血凝滞，血脉挛缩，可见头身疼痛、脉紧；寒客经络关节，则经脉收缩拘急，甚则挛急作痛，屈伸不利，或冷厥不仁等。

案例6-1分析

1. 该患者受凉后出现鼻塞、流清涕，舌苔薄白，脉浮。符合六淫中"风"的性质和致病特点；恶寒，不发热，无汗，周身疼痛，脉紧，符合六淫中"寒"的性质和致病特点；故患者是因感受"风寒"二邪而发病。

2．风邪常伤及人体的上部，使皮毛腠理开泄，出现头痛、恶风等证；寒邪侵袭易使气血津液凝结、经脉阻滞，机体阳气受损，易使经脉气血运行不畅，甚或凝结阻滞不通，不通则痛，故而会出现周身疼痛，脉紧。

（3）暑邪：暑为夏季的主气。暑为火热之气所化，暑气太过，伤人致病，则为暑邪。暑邪致病，有明显的季节性，主要发生于夏至以后，立秋之前。起病缓，病情轻者为伤暑；发病急，病情重者为中暑。暑邪的性质和致病特征为：①暑为阳邪，其性炎热。暑为盛夏火热之气所化，火热属阳，伤人多表现为一系列阳热症状，如高热、心烦、面赤、脉洪大等。②暑性升散，伤津耗气。暑为阳邪，其性升发，故易上扰心神，或侵犯头目，出现心胸烦闷不宁、头昏、目眩、面赤等；散，指暑邪侵犯人体，可致腠理开泄而多汗；汗出过多，不仅伤津，而且耗气，故临床除见口渴喜饮、尿赤短少等津伤之证外，还可见气短、乏力，甚则气津耗伤太过，清窍失养而突然昏倒、不省人事。

（4）湿邪：①湿性黏滞。黏，黏腻；滞，停滞。湿邪致病，其黏腻停滞的特性主要表现在两个方面：一是症状的黏滞性。湿病症状多表现为黏滞而不爽，如排泄物和分泌物多滞涩不畅，痢疾的大便排泄不爽，淋证的小便滞涩不畅，以及口黏口甘和舌苔厚滑黏腻等。二是病程的缠绵性。因湿性黏滞，易阻气机，气不行则湿不化，其体胶着难解，故起病隐缓，病程较长，反复发作，缠绵难愈。如湿温、湿疹、湿痹等，皆因其湿而不易速愈，或反复发作。②湿性趋下，易袭阴位。湿邪为重浊有质之邪，类水属阴而有趋下之势，人体下部属阴，故湿邪为病，易伤及人体下部。如水肿、湿疹等病以下肢较为多见，故《素问·太阴阳明论》说："伤于湿者，下先受之。"

（5）燥邪：燥为秋季的主气。燥气太过，伤人致病，则为燥邪。初秋尚有夏末之余热，燥与热相合，侵犯人体为温燥；深秋初冬之寒气与燥相合，侵犯人体为凉燥。燥邪的性质和致病特征为：①燥性干涩，易伤津液。燥邪为干涩之病邪，侵犯人体，最易损伤津液，出现各种干燥、涩滞的症状，如口鼻干燥，咽干口渴，皮肤干涩，甚则皲裂，毛发不荣，小便短少，大便干结等。②燥易伤肺。肺为娇脏，喜清润而恶燥。肺主气司呼吸，直接与自然界大气相通，且外合皮毛，开窍于鼻，燥邪多从口鼻而入，故最易损伤肺津，从而影响肺气之宣降，甚或燥伤肺络，出现干咳少痰，或痰黏难咳，或痰中带血，甚则喘息胸痛等。

（6）火（热）邪：火热旺于夏季，但并不似暑那样具有明显的季节性，也不受季节气候的限制，故火热之气太过，变为火热之邪，伤人致病，一年四季均可发生。火热之邪的性质和致病特征为：①火热为阳邪，其性炎上。火热之性燔灼、升腾，故为阳邪。阳邪侵人，邪气亢盛则致人体阳气偏亢，"阳胜则热"，故发为实热性病证，临床多见高热、恶热、烦渴、汗出、脉洪数等证。火性炎上，火热之邪易侵害人体上部，故火热病证，多发生在人体上部，尤以头面部为多见。如目赤肿痛，咽喉肿痛，口舌生疮糜烂，牙龈肿痛，耳内肿痛或流脓等。②火热易伤津耗气。火热之邪侵人，热淫于内，一方面迫津外泄，因气随津泄而致津亏气耗；另一方面则直接消灼煎熬津液，耗伤人体的阴气，即所谓热盛伤阴。故火热之邪致病，临床表现除热象显著外，往往伴有口渴喜冷饮，咽干舌燥，小便短赤，大便秘结等津伤阴亏的征象。阳热太盛，伤津耗气，临床可兼见体倦乏力，少气懒言等气虚症状，重则可致全身津气脱失的气脱证。③火热易生风动血。生风，是指火热之邪侵犯人体，燔灼肝经，耗劫津液，筋脉失养失润，易引起肝风内动，称"热极生风"。临床表现为高热神昏、四肢抽搐、两目上视、角弓反张等。动血，指火热入于血脉，易迫血妄行。火热之邪侵犯血脉，轻则加速血行，甚则可灼伤脉络，迫血妄行，引起各种出血证，如吐血、便血、尿血、皮肤发斑、妇女月经过多、崩漏等。④火邪易致疮痈。火邪侵入血分，可聚于局部，腐蚀血肉，发为痈肿疮疡。由火毒壅聚所致之痈疡，其临床表现以疮疡局部红肿热痛为特征。

考点：风、寒、暑、湿、燥、火（热）的性质和致病特征

护考链接

1. 中医中六淫是指（　　）
A. 风、寒、暑、湿、燥、火
B. 内风、内寒、内暑、内湿、内燥、内火
C. 风、寒、暑、湿、燥、火六种外感病邪的统称
D. 风、寒、暑、内湿、内燥、内火
E. 外风、外寒、外暑、外湿、外燥、外火

分析： 六淫是风、寒、暑、湿、燥、火六种外感病邪的统称，故答案是 C。

2. 六淫致病，具有发病急、变化快特点的邪气是（　　）
A. 风邪　　　　　　　　B. 寒邪　　　　　　　　C. 湿邪
D. 燥邪　　　　　　　　E. 火邪

分析： 风性善行而数变，故答案是 A。

（二）疠气

疠气是一类具有强烈传染性和流行性的外感病邪，又名"疫疠""疫毒""戾气""乖戾之气"等。疫疠通过空气和接触传染。疫疠经过口鼻等途径，由外入内，故属外感病因。由疫疠而致的具有剧烈流行性传染性的一类疾病，称为疫、瘟疫、温疫等。其性质及其致病特点为：

1. **发病急骤，病情严重**　疫疠致病具有发病急骤、来势凶猛、病情险恶、变化多端、传变快的特点，其致病作用剧烈险恶，死亡率也高。

2. **传染性强，易于流行**　疫疠之气具有强烈的传染性和流行性，可通过口鼻等多种途径在人群中传播。疫疠致病具有传染性强、流行广泛、死亡率高的特点。

3. **产生疫疠的因素**　主要有气候、环境、预防措施不当和社会因素等。

考点：疠气的概念及致病特点

知识链接

传染性非典型肺炎

严重急性呼吸综合征（severe acute respiratory syndromes, SARS），俗称传染性非典型肺炎，是因感染 SARS 相关冠状病毒而导致的疾病，以发热、干咳、胸闷为主要症状，严重者出现快速进展的呼吸系统衰竭，是一种新的呼吸道传染病，极强的传染性与病情的快速进展是此病的主要特点。

护考链接

疠气的致病特点是（　　）
A. 病情重，预后差　　　B. 高热持续不退　　　C. 易伤津耗气
D. 扰动心神　　　　　　E. 传染性强

分析： 疠气的致病特点是发病急骤，病情严重，传染性强、流行广泛、死亡率高，故答案是 E。

二、内伤病因

（一）七情内伤

七情是指喜、怒、忧、思、悲、恐、惊七种正常的情志活动，是人的精神意识对外界事物的反应。在正常的活动范围内，一般不会使人致病。只有突然强烈或长期持久的情志刺激，超过人体本身的正常生理活动范围，使人体气机紊乱，脏腑阴阳气血失调，才会导致疾病的发生。因此，七情致病是直接导致脏腑气血阴阳失调，造成内伤病的主要致病因素之一，故称"内伤七情"。

1. 七情与脏腑气血的关系

（1）七情与脏腑的关系：人体的情志活动与脏腑有密切关系。其基本规律是心主喜，过喜则伤心；肝主怒，过怒则伤肝；脾主思，过思则伤脾；肺主悲、忧，过悲过忧则伤肺；肾主惊、恐，过惊过恐则伤肾。说明脏腑病变可出现相应的情绪反应，而情绪反应过度又可损及相关脏腑。

（2）七情与气血的关系：气血是人体精神情志活动的物质基础，情志活动与气血有密切关系。脏腑气血的变化，也会影响情志的变化。故："血有余则怒，不足则恐。"脏腑的生理活动必须以气血为物质基础，而精神情志活动又是脏腑生理功能活动的表现，所以人体情志活动与人体脏腑气血关系密切。

2. 七情的致病特点

（1）直接伤及脏腑：七情过激可影响脏腑之活动而产生病理变化。不同的情志刺激可伤及不同的脏腑，产生不同的病理变化。如过喜伤心、过怒伤肝、过度思虑则伤脾、过悲伤肺、过恐伤肾。因为人体是一个有机整体，七情过激对各个脏腑都会有影响，并且以心、肝、脾三脏受损为多见。

（2）影响脏腑气机：七情损伤，使脏腑气机紊乱，血行失常，阴阳失调。不同的情志变化，其气机逆乱的表现也不尽相同：①怒则气上。暴怒伤肝，使肝气疏泄太过而上逆，血随气升，可见头晕头痛、面赤耳鸣，甚者呕血或昏厥。②喜则气缓。暴喜伤心，使心气涣散，神不守舍，出现乏力、懈怠、注意力不集中，乃至心悸、失神，甚至狂乱等。③悲则气消。悲哀太过，耗伤肺气使气弱消减，意志消沉。可见气短胸闷、精神萎靡不振和懒惰等。④恐则气下。长期恐惧或突然意外惊恐，皆能导致肾气受损，肾气不固，气陷于下，可见二便失禁，精遗骨痿等证。恐惧伤肾，精气不能上奉，则心肺失其濡养，可见胸满腹胀、心神不安，夜不能寐等。⑤惊则气乱。大惊则心气紊乱，气血失调，出现心悸、失眠、心烦、气短，甚则精神错乱等症状。⑥思则气结。思虑太过，则可导致气结于中，脾气郁结，中焦气滞，水谷不化，而见胃纳呆滞，脘腹痞塞，腹胀便溏，甚至肌肉消瘦等。思虑太过，还可伤心血，使心血虚弱，神失所养，而致心悸、怔忡、失眠、健忘、多梦等。

（3）七情变化影响病情：七情变化对病情具有两方面的影响，一是有利于疾病康复。情绪积极乐观，七情反应适当，当怒则怒，当悲则悲，怒而不过，悲而不消沉，有利于病情的好转乃至痊愈。二是加重病情。情绪消沉，悲观失望，或情绪异常波动，可使病情加重或恶化。

考点：七情的含义及致病特点

知识链接

典故——范进中举

《儒林外史》中的范进在科举路上奋斗了大半辈子，但屡试不第，以致穷困潦倒，失意伤神。不料50多岁时范进却中举了，得了乡试第七名，捷报传来，范进因大喜过望突然发狂，高喊着"我中了"，四处奔跑，精神散乱。众人无计可施，求助报录人，最后找来范进平日里最惧怕的岳父胡屠户。胡屠户看到发狂的范进就凶神恶煞地走过去，像平日里一样狠狠地骂他，然后一个耳光就打了过去，范进连痛带怕，狂病即愈。此案例因大喜伤心致病，是运用恐胜喜，以情胜情的典型。

（二）饮食失宜

饮食是健康的基本条件。饮食所化生的水谷精微是化生气血，维持人体生长、发育，完成各种生理功能，保证生命生存和健康的基本条件。但饮食失宜，常是导致许多疾病的原因。饮食失宜包括饮食不节、饮食不洁、饮食偏嗜三方面。

1. 饮食不节　饮食应以适量为宜，过饥过饱均可发生疾病。过饥，则摄食不足，化源缺乏，终致气血衰少。气血不足，则形体消瘦，正气虚弱，抵抗力降低，易于继发其他病证。反之，暴饮暴食，过饱，超过脾胃的消化、吸收功能，可导致饮食阻滞，出现脘腹胀满、嗳腐泛酸、厌食、吐泻等食伤脾胃之病。故有"饮食自倍，肠胃乃伤"之说。饥饱失常，在小儿尤为多见，因其脾胃较成人为弱，食滞日久，可以郁而化热；伤于生冷寒凉，又可以聚湿、生痰。婴幼儿食滞日久还可以出现手足心热、心烦易哭、脘腹胀满、面黄饥瘦等，称之为疳积。

2.饮食不洁　进食不洁，会引起多种胃肠道疾病，出现腹痛、吐泻、痢疾等；或引起寄生虫病，如蛔虫、蛲虫等，临床表现为腹痛、嗜食异物、面黄肌瘦等。若蛔虫窜进胆道，还可出现上腹部剧痛、时发时止、吐蛔、四肢厥冷的蛔厥证。若进食腐败变质有毒食物，可致食物中毒，常出现腹痛、吐泻，重者可出现昏迷或死亡。

3.饮食偏嗜　饮食结构合理，五味调和，寒热适中，无所偏嗜，才能使人体获得各种需要的营养。若饮食偏嗜或膳食结构失宜，或饮食过寒过热，或饮食五味有所偏嗜，可导致阴阳失调，或某些营养缺乏而发生疾病。

（三）劳逸失度

动以养形，静以养神。正常的劳动和体育锻炼，有助于气血流通，增强体质。适当的休息，可以消除疲劳，恢复体力和脑力。如果长时间的过度劳累或过度安逸，可损伤脏腑气血，导致疾病的发生。

1.过劳　是指过度劳累，包括劳力过度、劳神过度和房劳过度三个方面。

（1）劳力过度：主要指较长时期的不适当的活动和超过体力所能负担的过度劳力。劳力过度可以损伤内脏功能，致使脏气虚少，可出现少气无力、四肢困倦、懒于语言、精神疲惫、形体消瘦等，即所谓"劳则气耗"。

（2）劳神过度：指思虑劳神过度。劳神过度可耗伤心血，损伤脾气，出现心悸、健忘、失眠、多梦及纳呆、腹胀、便溏等证，甚则耗气伤血，使脏腑功能减弱，正气亏虚，乃至积劳成疾。

（3）房劳过度：是指性生活不节，房事过度。正常的性生活，一般不损伤身体，但房劳过度会耗伤肾精，可致腰膝酸软、眩晕耳鸣、精神萎靡，或男子遗精滑泄、性功能减退，甚或阳痿。

2.过逸　是指过度安逸。缺乏劳动或不适当的运动，使人体气血运行不畅，筋骨柔脆，脾胃呆滞，体弱神倦，或发胖臃肿，动则心悸、气喘、汗出等，还可继发其他疾病。

案例 6-2

患者，女，52 岁。3 年来胸闷，心悸气急，阵发心前区疼痛。每于劳累、受凉、饱食后发作，三五日一发，多在夜间发作，憋闷疼痛，时有刺痛，痛连肩背，每次 2～5 分钟。短气乏力，体胖有痰，身重困倦，舌质紫暗，舌苔白腻，脉沉弦滑。

问题：试用病因理论对该患者进行病因分析。

三、病理产物形成的病因

痰饮、瘀血是疾病过程中所形成的病理产物。这些病理产物形成之后直接或间接地干扰机体的正常功能，继而引起各种病理变化，故又称继发性病因。

（一）痰饮

痰饮是人体水液代谢障碍所形成的病理产物。一般较稠浊的称为痰，清稀的称为饮。痰可分为有形之痰和无形之痰。有形之痰，是指视之可见，闻之有声的痰液，如咳嗽吐痰、喉中痰鸣等，或指触之有形的痰核；无形之痰，是指只见其征象，不见其形质的痰病，如眩晕、癫狂等。饮则流动性较大，可留积于人体脏器组织的间隙或疏松部位。因其所停留的部位不同而表现各异。如《金匮要略》有"痰饮""悬饮""溢饮""支饮"等不同名称。

1. 痰饮的形成　痰饮多因肺脾肾及三焦等脏腑气化功能失常，水液代谢障碍，以致水津停滞而成。

2. 痰饮的致病特点

（1）阻碍气血运行：痰饮随气流行，机体内外无所不至。若痰饮流注经络，易使经络阻滞，气血运行不畅，出现肢体麻木、屈伸不利，甚至半身不遂等。若结聚于局部，则形成瘰疬、痰核，或形成阴疽、流注等。

（2）阻滞气机升降出入：痰饮为水湿所聚，停滞于中，易于阻遏气机，使脏腑气机升降失常。例如，肺以清肃下降为顺，痰饮停肺，使肺失宣肃，可出现胸闷、咳嗽、喘促等。胃气宜降则和，痰饮停留于胃，使胃失和降，则出现恶心呕吐等。

（3）影响水液代谢：痰饮本为水液代谢失常的病理产物，其形成后便作为致病因素反过来作用于机体，进一步影响肺、脾、肾的水液代谢功能。如寒饮阻肺，可致宣降失常，水道不通；痰湿困脾，可致水湿不运；饮停于下，影响肾阳的功能，可致蒸化无力。从而影响人体水液的输布和排泄，使水液进一步停聚于体内，导致水液代谢障碍更为严重。

（4）易于蒙蔽神明：痰浊上扰，蒙蔽清阳，则会出现头昏目眩、精神不振、痰迷心窍，或痰火扰心、心神被蒙，则可导致胸闷心悸、神昏谵妄，或引起癫、狂、痫等疾病。

（5）症状复杂，变幻多端：从发病部位而言，饮多见于胸腹四肢，与脾胃关系较为密切。痰之为病，则全身各处均可出现，无处不到，与五脏之病均有关系，其临床表现也十分复杂，故有"百病多由痰作祟"之说。

考点：痰饮的概念

（二）瘀血

瘀血是指体内血液停积而形成的病理产物，包括体内瘀积的离经之血，以及因血液运行不畅，停滞于经脉或脏腑组织内的血液。

1. 瘀血的形成　主要有两个方面：一是由于气虚、气滞、血寒、血热等内伤因素，导致气血功能失调而形成瘀血；二是由于各种外伤或内出血等外伤因素，直接形成瘀血。

2. 瘀血致病的病证特点　瘀血形成之后，停积体内不散，不仅失去血液的濡养作用，而且可导致新的病变发生。瘀血的病证虽然繁多，但其主要病证特点可大致归纳如下：

（1）疼痛：一般多刺痛，固定不移，且多有昼轻夜重的特征，病程较长。

（2）肿块：肿块固定不移，在体表色青紫或青黄；在体内为癥积，较硬或有压痛。

（3）出血：血色紫暗或夹有瘀块。

（4）紫绀：面部、口唇、皮肤、爪甲青紫。

（5）舌质紫暗，或瘀点、瘀斑是最常见、最敏感的指征。

（6）脉象多见涩脉、结脉、代脉。

3. 常见瘀血病证　瘀血致病广泛，其临床表现因瘀阻的部位和形成瘀血的原因不同而异。瘀阻于心，可见心悸、胸闷心痛、口唇指甲青紫；瘀阻于肺，可见胸痛、咳血；瘀阻胃肠，可见呕血，大便色黑如漆；瘀阻于肝，可见胁痛痞块；瘀血攻心，可致发狂；瘀阻胞宫，可见少腹疼痛、月经不调、痛经、闭经、经色紫色成块，或见崩漏；瘀阻肢末，可成脱疽；瘀阻肢体肌肤局部，可见局部肿痛青紫。

案例6-2分析

　　该患者表现为心悸，心前区刺痛、痛连肩背，舌质紫暗是瘀血所致胸痹的临床表现，且患者短气乏力，体胖有痰，身重困倦，舌苔白腻，是脾虚生湿的表现，故该患者是因瘀血阻滞心脉、脾虚生湿阻碍气机所致。

四、其他病因

（一）外伤

外伤指因外力或其他外在因素作用于人体而引起的损伤，包括枪弹伤、金刃伤、跌扑损伤、烧烫伤、冻伤等。

（二）虫兽伤

虫兽伤指蚊虫叮咬，毒蛇、猛兽、狂犬咬伤等。

（三）寄生虫

寄生虫常见的有蛔虫、蛲虫、钩虫、血吸虫等。中医认为寄生虫寄留于人体内，不仅消耗气、血、津液，而且会损伤内脏，导致疾病的产生。

（四）药邪

药邪是指由于药物炮制不当，或用药不当，以及患者不遵医嘱乱服药物而引起疾病的一类病因。常可致中毒、过敏或病情加重、变生他病等。

第2节 病　机

　　病机，即疾病发生、发展与变化的机理，又称病理，包括病因、病性、证候、脏腑气血虚实的变化及其机理，它揭示了疾病发生、发展与变化、转归的本质特点及其基本规律。中医学认为，疾病的发生、发展与变化，与机体的体质强弱和致病邪气的性质有密切关系。体质不同，病邪各异，可以产生全身或局部多种多样的病理变化，但最基本的病机不外乎邪正相争和阴阳失调。

一、邪正相争

　　邪正相争，是指在疾病过程中，机体的抗病能力与致病邪气之间的相互斗争。邪正双方不断斗争的态势和结果，不仅关系着疾病的发生，而且直接影响着疾病的发展和转归，同时也决定病证的虚实变化。疾病的发生、发展、转归过程就是邪正相争的过程。

（一）邪正相争与发病

　　疾病的发生主要关系到邪气和正气两个方面。邪气，简称邪，泛指各种致病因素，如六淫、疫疠、七情、外伤及痰饮和瘀血等。正气，简称正，是人体正常机能及所产生的各种维护健康的能力，包括自我调节能力、适应环境能力、抗邪防病能力和康复自愈能力。

　　1. 正气不足是疾病发生的内在因素　在一般情况下，若人体脏腑功能正常，气血充盈，卫外固密，常足以抗御邪气的侵袭，病邪便难以侵入，即使邪气侵入，亦能驱邪外出。因此，一般不易发病，即使发病也较轻浅易愈。当正气不足时无力抗邪，邪气才得以侵入人体而发病。正如《内经》所言"正气存内，邪不可干""邪之所凑，其气必虚"。

　　2. 邪气是发病的重要条件　邪气是发病的必要条件，在一定的条件下，甚至起主导作用。如高温、高压电流、化学毒剂、枪弹杀伤、毒蛇咬伤等，即使正气强盛，也难免不被伤害。

邪正斗争的胜负，决定发病与否，正能胜邪则不发病。邪气侵袭人体时，正气奋起抗邪。若正气强盛，抗邪有力，则病邪难于侵入，或侵入后即被正气及时消除，不产生病理反应而不发病。邪胜正负则发病，在正邪斗争过程中，若邪气偏胜，正气相对不足，邪胜正负，从而使脏腑阴阳、气血失调，气机逆乱，便可导致疾病的发生。

知识链接

"未病"态与发病

现代研究认为人体是一个有机的整体，存在着许多起反馈与调节作用的网络，它们之间的协调与统一，共同维持着机体内部环境的稳定，这种稳定可以理解为正气调节与防御的反应。"未病"是指介于健康和疾病之间的病前阶段，这一阶段是中医学有关正气与病邪的动态抗衡阶段，是人体内部有序或无序程度增加的相持阶段。未病状态的稳定与走向是控制疾病发生的关键，它取决于人体内部正气的蓄积、调节与防御的能力。所以，透彻理解未病状态的缘由，合适地引导该状态的走向，是控制疾病发生的关键，也是中医预防与治疗学的基础。

（二）邪正盛衰与虚实变化

在疾病的发展变化过程中，正气和邪气的力量对比不是固定不变的，而是在正邪的斗争过程中，不断地发生着消长盛衰的变化。随着体内邪正的消长盛衰而形成了病机的虚实变化。

1. 虚实病机 《素问·通评虚实论》说："邪气盛则实，精气夺则虚。"虚和实是相比较而言的一对病机概念。

所谓实，指邪气盛而正气尚未虚衰，以邪气亢盛为主要矛盾的一种病理状态。临床上表现为亢盛、有余的证候，称为实证，如精神亢奋、壮热、烦躁、声高气粗、脉实有力等。实证常见于外感六淫和疠气致病的初期和中期，或由于湿、痰、水饮、食积、气滞、瘀血等引起的内伤病证。较多见于体质比较壮实的患者。

所谓虚，指因正气不足导致防御能力减弱，以正气不足为主要矛盾的一种病理状态。临床上表现为一系列虚弱、衰退和不足的证候，称为虚证。虚证多见于素体虚弱，或外感病的后期，以及各种慢性疾病病程日久，耗伤人体的精、气、血、津液，正气化生无源；或因暴病吐利、大汗、亡血等使正气随津血而脱失，以致正气虚弱或阴阳偏衰。

2. 虚实变化 邪正的消长盛衰，不仅可以产生比较单纯的或虚或实的病理变化，而且在某些病程较长、病情复杂的疾病中，还会出现虚实之间的多种变化，如虚实错杂、虚实转化及虚实真假。

虚实错杂是指在疾病过程中，邪盛和正虚同时存在的病理状态；虚实转化指在疾病过程中，由于邪气伤正，或正虚而邪气积聚，病机性质发生由实转虚或因虚致实的变化；虚实真假是指在某些特殊情况下，疾病的临床表现可见与其病机的虚实本质不符的假象，如真实假虚和真虚假实。在疾病的发生和发展过程中，病机的虚和实是相对的。由实转虚、因虚致实和虚实夹杂，通常是疾病发展过程中的必然趋势。因此，在临床上不能以静止的、绝对的观点来对待虚和实的病机变化，而应以动态的、相对的观点来分析虚和实的病机。

（三）邪正盛衰与疾病转归

在疾病的发生、发展过程中，由于邪正双方的斗争，其力量对比不断发生消长盛衰的变化，这种变化对疾病转归起着决定性的作用。一般而论，正胜邪退，疾病会趋向于好转和痊愈；邪胜正衰，疾病则趋向于恶化，甚则导致死亡；若邪正力量相持不下，则疾病趋向于迁延或慢性化。

二、阴阳失调

阴阳失调，是指在疾病的发生发展过程中，由于致病因素的影响，导致机体的阴阳消长失去相对平衡而出现的一系列病理变化。阴阳失调的病理变化，其主要表现为阴阳盛衰、阴阳互损、阴阳格拒及阴阳亡失等几个方面，其中阴阳偏盛、偏衰则是各种疾病最基本的病理变化。

（一）阴阳偏盛

阴阳偏盛，是指人体阴阳双方中的某一方的病理性亢盛状态，属"邪气盛则实"的实证。"阳胜则热，阴胜则寒"是阳偏盛和阴偏盛病机的特点。阳长则阴消，阴长则阳消，所以，"阳胜则阴病，阴胜则阳病"是阳偏盛或阴偏盛等病理变化的必然发展趋势。

1. 阳偏盛　阳盛是指机体在疾病发展过程中，所出现的阳气偏亢，脏腑经络机能亢进，邪热过盛的病理变化。由于感受温热阳邪，或感受阴邪而从阳化热，或七情内伤、五志过极而化火，或因气滞、血瘀、痰浊、食积等郁而化热化火所致。临床可见壮热、烦渴、面红、目赤、尿黄、便干、苔黄、脉数等实热症状，即阳盛则热。阳热亢盛日久会耗伤阴液，出现口渴、小便短少、大便干燥等阴液不足的症状，故称"阳盛则阴病"。

2. 阴偏盛　阴盛是指机体在疾病过程中所出现的一种阴气偏盛、机能障碍或减退，阴寒过盛，以及病理性代谢产物积聚的病理变化。多由感受寒湿阴邪，或过食生冷，寒湿中阻，阳不制阴而致阴寒内盛之故。临床可见形寒、肢冷、喜暖、口淡不渴、苔白、脉迟等实寒，所谓"阴盛则寒"。阴寒内盛，日久耗伤阳气，出现面色白、腹痛、溲清、便溏等阳气不足的症状，故称"阴盛则阳病"。

（二）阴阳偏衰

阴阳偏衰，是人体阴精或阳气亏虚所引起的病理变化。阳气亏虚，阳不制阴，使阴相对偏亢，形成"阳虚则寒"的虚寒证。反之，阴精亏损，阴不制阳，使阳相对偏亢，从而形成"阴虚则热"的虚热证。

1. 阳偏衰　阳虚，是指机体阳气虚损，失于温煦，机能减退或衰弱的病理变化。多由于先天禀赋不足，或后天饮食失养，或劳倦内伤，或久病损伤阳气所致阳气不足，阳不制阴，阴相对亢盛的虚寒证。临床可见到面色苍白、畏寒肢冷、舌淡、脉迟等寒象，也有喜静蜷卧、小便清长、下利清谷等虚象。

2. 阴偏衰　阴虚，是指机体精、血、津液亏耗，阴不制阳，导致阳相对亢盛，机能虚性亢奋的病理变化。多由于阳邪伤阴，或因五志过极，化火伤阴，或因久病耗伤阴液所致阴液不足及滋养、宁静功能减退，以及阳气相对偏盛的虚热证。临床可见五心烦热、骨蒸潮热、面红升火、消瘦、盗汗、咽干口燥、舌红少苔、脉细数无力等，即是阴虚则热的表现。

（三）阴阳互损

阴阳互损，是指在阴或阳任何一方虚损的前提下，病变发展影响到相对的一方，形成阴阳两虚的病理变化。

1. 阴损及阳　是指由于阴精亏损，累及阳气生化不足或无所依附而耗散，从而在阴虚的基础上又导致了阳虚，形成了以阴虚为主的阴阳两虚病理状态。

2. 阳损及阴　是指由于阳气虚损，无阳则阴无以生，从而在阳虚的基础上又导致了阴虚，形成以阳虚为主的阴阳两虚病理状态。

（四）阴阳格拒

阴阳格拒，是指在阴阳偏盛基础上由阴阳双方相互排斥而出现寒热真假病变的一类病机，有阴盛格阳和阳盛格阴两种情况。

1. 阴盛格阳　又称格阳，指阴寒偏盛至极，壅闭于内，逼迫阳气浮越于外，临床出现内真寒、外假热的一种病理状态。阴寒内感是疾病的本质，由于排斥阳气于外，可在原有面色苍白、四肢逆冷、精神萎靡、畏寒蜷卧、脉微欲绝的阴气壅盛于内表现的基础上，又出现面红、烦热、口渴、脉大无根等假热之象，故称其为"真寒假热证"。

2. 阳盛格阴　又称格阴，指阳热偏盛至极，深伏于里，阳气被遏，郁闭于内，不能外达于肢体而将阴气排斥于外，临床出现内真热、外假寒的一种病理状态。阳盛于内是疾病的本质，但由于格阴于外，可在原有壮热、面红、气粗、烦躁、舌红、脉数大有力等邪热内盛表现的基础上，又现四肢厥冷、脉象沉伏等假寒之象，故称为"真热假寒证"。

（五）阴阳亡失

阴阳的亡失，包括亡阴和亡阳两类，是指机体的阴气或阳气突然大量地亡失，导致生命垂危的一种病理状态。

1. 亡阳　是指机体的阳气发生突然大量脱失，而致全身机能严重衰竭的一种病理状态。多由于邪气太盛，正不敌邪，阳气突然脱失所致；或汗出过多，吐、利无度，津液过耗，阳随阴泄，阳气外脱。临床可见大汗淋漓，心悸气喘，面色苍白，四肢逆冷，畏寒蜷卧，精神萎靡，脉微欲绝等生命垂危的临床征象。

2. 亡阴　是指由于机体阴气发生突然大量消耗或丢失，而致全身机能严重衰竭的一种病理状态。多由于热邪炽盛，或邪热久留，大量煎灼津液，或逼迫津液大量外泄而为汗，以致阴气随之大量消耗而突然脱失。临床可见手足虽温而大汗不止，汗出而黏，烦躁不安，心悸气喘，体倦无力，脉数疾躁动等危重征象。

考点：疾病的基本病机

⚑ 小　结

病因是指破坏人体相对平衡状态而导致疾病发生的原因，主要包括外感病因、内伤病因、病理产物形成的病因和其他病因。病机即疾病发生、发展与变化的机理，最基本的病机为邪正相争和阴阳失调。它揭示了疾病发生、发展与变化、转归的本质特点及其基本规律，对防治疾病和辨证施护具有重要的意义。

📝 自 测 题

A₁型题

1. 最易导致"行痹"的邪气是（　　）

A. 风邪　　　　　B. 寒邪

C. 湿邪　　　　　D. 燥邪

E. 火邪

2. 湿邪致病可见（　　）

A. 汗出恶风

B. 四肢困倦，胸闷呕恶

C. 皮肤干涩

D. 狂躁妄动

E. 头身疼痛，肢体活动不利

3. 最易伤肺的邪气是（　　）

A. 风邪　　　　　B. 寒邪

C. 暑邪　　　　　D. 湿邪

E. 燥邪

4. 最易侵犯人体上部和肌腠的外邪是（　　）

A. 风邪　　　　　B. 寒邪

C. 暑邪　　　　　D. 湿邪

E. 燥邪

5. 疾病发生的根本原因是（　　）

A. 正气　　　　　B. 气候因素

C. 正气不足　　　D. 地域因素

E. 邪气

6. 虚的病机概念，是指（　　）

A. 卫气不固　　　B. 正气虚损

C. 脏腑功能失调　D. 气血生化不足

E. 气化无力

7. 阴液不足，不能制阳为（　　）

A. 阳胜则热　　　B. 阴胜则寒

C. 阳虚则寒　　　D. 阴虚则热

E. 阳损及阴

8. 常引起筋脉拘挛，屈伸不利，易伤阳气的致病因素是（　　）

A. 风邪　　　　　B. 寒邪

C. 暑邪　　　　　D. 湿邪

E. 燥邪

9. 邪正盛衰决定着（　　）

A. 病证的寒热　　B. 病位的表里

C. 气血的盛衰　　D. 病证的虚实

E. 以上均非

10. 瘀血所致出血的特点是（　　）

A. 出血量多　　　B. 出血不畅

C. 出血夹有血块　D. 出血伴有疼痛

E. 出血量少

11. 七情影响脏腑的气机，下列哪项是错误的（　　）

A. 怒则气上　　　B. 喜则气缓

C. 悲则气消　　　D. 恐则气乱

E. 思则气结

A₂ 型题

12. 患者，女，20 岁。外出春游淋雨后第 2 日即发热，体温 39℃，微恶风寒，汗不多，头痛，咽喉肿痛，口渴，咳嗽，痰微黄稠，舌尖红，苔薄微黄，脉浮数。该患者属哪一类型的感冒（　　）

A. 风寒感冒　　　B. 风热感冒

C. 时行感冒　　　D. 阴虚感冒

E. 气虚感冒

13. 患者胃脘疼痛，痛有定处而拒按，痛如针刺，食后痛甚，舌质紫暗，脉涩。该患者的胃痛为哪种类型（　　）

A. 风寒胃痛　　　B. 胃热胃痛

C. 瘀血胃痛　　　D. 阴虚胃痛

E. 气虚胃痛

A₃ 型题

（14～16 题共用题干）

患者腰部冷痛、重着，转侧不利，每逢阴雨天加重，其痛遇热稍减，舌苔白腻，脉沉缓。

14. 该患者的主要致病原因为（　　）

A. 风寒　　　　　B. 风热

C. 寒湿　　　　　D. 湿热

E. 燥热

15. 该患者疼痛重着是因为其感受了（　　）

A. 风邪　　　　　B. 寒邪

C. 暑邪　　　　　D. 湿邪

E. 火邪

16. 该患者应如何治疗（　　）

A. 散寒行湿，温经通络

B. 清热利湿，舒筋止痛

C. 活血化瘀，理气止痛

D. 温补肾阳，补虚止痛

E. 滋补肾阴，补虚止痛

（张志香　李　英）

第 7 章

病 情 观 察

· 引 言 ·

　　中医学认为，人体是一个有机的整体，局部的病变可以影响到全身，内脏的病变也可以从五官、四肢、体表等各方面反映出来，即所谓"有诸内，必形诸外"。因此，疾病病理变化的本质虽藏于内，但必有一定的症状和体征反映于外。那么中医学是怎样收集与疾病相关的外在征象的呢？又是如何通过这些病情资料测知体内的病理变化的呢？让我们开始本章的学习。

　　中医学将诊察疾病和收集病情资料的基本方法概括为望、闻、问、切四个方面。因此，中医的病情观察即通过望、闻、问、切来了解疾病的成因、性质、部位及内部联系，从而为辨证施护提供依据。望、闻、问、切四种诊法，是从不同侧面、不同角度来诊察和了解病情，因此临床运用时须将其有机结合起来，综合判断，这称之为"四诊合参"。

✎ 护考链接

　　在病情观察中，中医的"四诊"方法是（　　　）

　　A. 望、闻、问、切　　　B. 望、叩、问、切　　　C. 叩、闻、问、切

　　D. 视、闻、问、叩　　　E. 望、闻、问、叩

　　分析：中医学病情观察的基本方法为望、闻、问、切四个方面，故答案是 A。

案例 7-1

　　扁鹊见蔡桓公，扁鹊曰："君有疾在腠理，不治将恐深。"……居十日，扁鹊复见，曰："君之病在肌肤，不治将益深。"……居十日，扁鹊复见，曰："君之病在肠胃，不治将益深。"……居十日，扁鹊望桓侯而还走，曰："……今在骨髓，臣是以无请也。"……桓侯遂死。

　　问题：1. 扁鹊主要采用了哪种观察病情的方法？

　　　　　　2. 这种观察病情的方法主要内容有哪些？

第1节 望　诊

　　望诊，是医者运用视觉观察患者全身、局部的神色、形态及分泌物和排泄物的形、色、量、质等来测知内脏病变，了解疾病情况的一种诊察方法。主要内容包括全身望诊、局部望诊、望分泌物及排泄物、舌诊、望小儿指纹等。

一、全身望诊

（一）望神

　　神有两种意义。广义之神，指人体生命活动的综合反映；狭义之神，指人的精神、意识、思维活动。望神是通过观察人体生命活动的外在表现和精神神志活动来判断病情轻重，预后善恶。故"得神者昌，失神者亡"。望神分得神、少神、失神、假神。

　　1. 得神　又称有神，是精充气足神旺的表现。患者在病中，则虽病而正气充足，脏腑功能未衰，是病轻的表现，预后良好。表现为神志清楚，面色红润，两眼明亮，语言清晰，反应灵敏。

2. **少神**　又称神气不足，提示正气已伤，脏腑功能不足，多见于虚证或恢复期患者。表现为精神倦怠，动作迟缓，少气懒言，反应迟钝或健忘嗜睡等。

3. **失神**　又称无神，有正虚失神和邪盛失神之分。正虚失神提示精气衰败，脏腑功能衰竭，多见于久病重病之人。表现为精神萎靡，反应迟钝，面色晦暗，目无光彩，眼神呆滞，呼吸微弱，或喘促无力，肉削著骨，动作艰难，或郑声等。邪盛失神提示邪气亢盛，扰乱心神，或浊邪蒙蔽，气机闭塞；或肝风夹痰，上蒙清窍，多见于急性危重病患者。表现为神昏谵语，躁扰不宁；或壮热神昏，呼吸气粗，喉中痰鸣；或猝然昏倒，双手握固，牙关紧闭等。

考点：不同望神类型的望诊意义

4. **假神**　指久病、重病患者，精气本已极度衰竭，突然出现某些症状暂时"好转"的现象，提示脏腑精气衰竭，正气将绝，阴不敛阳，虚阳外越，阴阳即将离决，多见于临终之前。古人比喻为"回光返照""残灯复明"。表现为久病、重病患者本已失神，突然精神转佳，神志清楚；或目无光彩，突然目光转亮；或久病面色无华，突然两颧泛红如妆；久病懒言少语，却突然言语不休，想见亲人，或久病本无食欲，而突然欲进饮食或食量突然增加等。

（二）望色

望色又称色诊，是医者通过观察患者面部颜色和光泽来诊断疾病的方法。色有青、赤、黄、白、黑五色；光泽是指明亮度，主要反映脏腑精气的盛衰、病情的轻重和预后。望色应分清常色与病色。

1. **常色**　指正常人健康无病时的面部色泽，为人体气血充盛、脏腑功能正常的表现。我国正常人的面色应是微黄透红、明润含蓄。但由于遗传、地域，以及季节昼夜等因素的影响，常色也有差别。

2. **病色**　是指疾病过程中出现的异常色泽。特点是色泽枯槁而晦暗；或虽鲜明但暴露；或独呈一色而无血色相间。常见五色，即青、赤、黄、白、黑。五色代表不同的脏腑病变，亦可推断疾病寒热虚实。察面部五色以诊断疾病的方法，称为五色诊，或称"五色主病"。

（1）青色：主寒证、痛证、血瘀证和惊风证。青色主要为气血运行不畅所致，如面色苍白而青，多见于阴寒内盛；面色青灰，口唇青紫，多见于气血瘀滞；小儿眉间、鼻柱、唇周发青，多属惊风。

（2）赤色：主热证。赤色为血液充盈皮肤脉络所致，血得热则行，充盈脉络，因此热证多赤色。但有虚实之分，实证满面通红，虚证午后两颧潮红。

（3）黄色：主脾虚、湿盛。脾胃气虚，面色萎黄；或脾虚夹湿，面色黄胖。一身面目俱黄为黄疸，其中色鲜明如橘色者为阳黄，由湿热蕴结所致；黄而晦暗如烟熏者为阴黄，由寒湿困阻所致。

（4）白色：主虚证、寒证、失血证。白色为气血不荣之候。气血虚衰，不能上荣于面；或失血耗气，血脉不充；或外寒侵袭，皆可使肤色发白。面色苍白多为阳虚；面色淡而无华，唇甲无血色多为血虚。

考点：不同病色的望诊意义

（5）黑色：主肾虚、水饮、瘀血、寒证、痛证。黑色为阴寒水盛之色，也为足少阴肾经本色。阳虚水泛，或阴寒内盛，或肾精亏耗，或瘀血内停，痛证都可见黑色。

（三）望形态

望形态是指医者观察患者形体和姿态的表现以诊察病情的方法。

1. **望形体**　是通过观察人体外形的强弱胖瘦，以了解脏腑功能的盛衰及气血的盈亏，从而判断疾病的虚实及预后的方法。一般而言，形体强壮者，多皮肤润泽，胸廓宽厚，肌肉丰满，骨骼粗大，筋强力壮，活动正常，说明正气旺盛，内脏坚实，不易发病；形体瘦弱者，多皮肤枯槁，胸廓狭窄，肌肉瘦削，骨骼细小，筋弱无力，倦怠喜静，说明气血不足，内脏脆弱，易于患病。

2. 望姿态　是观察患者的动静姿势和异常动态的诊病方法。由此可判断病性的寒热虚实及脏腑功能。一般而言，喜动多言者为阳证，喜静少言者为阴证；仰卧伸足者，多为阳证、热证、实证；俯卧蜷曲者，多为阴证、寒证、虚证。特殊体态的患者，如喘逆倚息不能平卧者，多为饮停于肺的喘证；卒然昏倒，半身不遂，口眼㖞斜者多为中风；行走时突然停步，以手护胸，不能行动，口唇青紫者多为真心痛。

二、局部望诊

（一）望头面

1. 望头　头为诸阳之会，乃精明之府，中藏脑髓，髓为肾精所化。若小儿头颅过大或过小，伴智力低下者，多为先天不足，肾精亏损。小儿囟门高突，多为实热证；小儿囟门下陷，多为虚证；小儿哭闹时囟门暂时性突起为正常。小儿囟门迟闭者，多肾气不足，或脾胃虚弱，发育不良所致，可见于小儿佝偻病。

2. 望发　发为血之余，肾之外华。肾气盛而精血足，则头发乌黑浓密润泽；肾气衰而精血不足，则发黄干枯，稀疏易脱。突然片状脱发，显露圆形或椭圆形光亮头皮，称为斑秃，多为血虚受风所致。

3. 望面部　面部为脏腑精气所荣，心之外华。面部除望色泽外，还可望其形，如面部水肿，常为全身水肿的一部分；一侧或两侧腮部突然以耳垂为中心肿起，边缘不清，按之有柔韧感或压痛者，称为"痄腮"，多是外感温毒之邪所致，多见于小儿。

（二）望五官

1. 望目　目为肝之窍，五脏六腑之精气皆上注于目。目眦属心，白睛属肺，黑睛属肝，瞳子属肾，眼胞属脾。所以目不仅可以反映肝的病变，也可以反映其他脏腑的病变。两目干涩，多为肝血不足；目赤肿痛，多为肝火或肝经风热；目睛直视，或上视或斜视，多为肝风内动；眼窝凹陷，多为津液耗伤；眼睑淡白，多为气血亏虚；瞳孔散大，多为肾精耗竭，心神散乱之危象。

2. 望耳　耳为肾之窍，耳主要反映肾的病变，正常人肾气充足，耳轮润泽丰满。望耳应注意耳轮色泽、形态及分泌物的变化。耳轮瘦薄，色淡白为肾气虚；耳轮干枯，甚则焦黑，多为肾精不足、肾水亏极之象；小儿耳背有红络，耳根发凉，多为麻疹先兆。

3. 望鼻　鼻为肺之窍，鼻主要反映肺的病变。正常人鼻窍通利，嗅觉灵敏。鼻流清涕，多为外感风寒；鼻流浊涕，多属外感风热；久流浊涕而有腥臭味者，多为"鼻渊"；鼻翼煽动，呼吸喘促，初病多为肺热，久病为肺肾虚衰。

4. 望口唇　唇为脾之窍，口唇主要反映脾胃的病变。正常人唇色红润。望口唇应注意观察其色泽、形态及润燥变化。唇色淡白为血虚；口唇青紫，多为血瘀；唇色深红而干为实热；唇深红而干焦为热极伤津；口唇糜烂，多为脾胃湿热；口唇燥裂，多为燥热伤津；口角流涎，多属脾虚湿盛或胃中有热；口角㖞斜，多为中风。

5. 望齿龈　齿为骨之余，骨为肾所主；龈为胃之络，齿龈主要反映肾、胃的病变。望齿龈主要观察其色泽、形态和润枯。牙齿干燥，多为胃热津伤；齿燥如枯骨，是肾阴枯涸。龈色淡白，多为血虚不荣；牙龈红肿，多为胃火上炎；龈肉萎缩而色淡，多为胃阴不足或肾气亏虚。牙齿松动稀疏，多为肾虚或虚火上炎。

6. 望咽喉　咽喉为肺胃之门户，咽喉主要反映肺、胃的病变，望咽喉主要观察其色泽和形态的变化。咽喉红肿灼痛，为肺胃有热，如兼有黄白脓点甚或溃烂，为肺胃热盛；咽喉嫩红，肿痛不甚，多为肾水不足，阴虚火旺；咽喉腐点成片，色呈灰白，不易拭去，重剥出血者为白喉。

（三）望皮肤

皮肤居一身之表，为机体御邪之屏障，内合于肺，故脏腑病变，可通过经络反映于肌表皮肤。望皮肤应主要观察其色泽形态的变化及斑疹的鉴别。

1. 形色变化　皮肤大片红肿，色赤如丹者，名"丹毒"，多为实热火毒之气所致；皮肤、面目俱黄者，多为黄疸；皮肤青紫者，常见于中毒；皮肤干瘪枯槁者为津液耗伤；皮肤虚浮肿胀，按之凹陷，多属水湿泛溢；皮肤粗糙如鱼鳞，抚之涩手者，称肌肤甲错，多见于血瘀证。

2. 斑疹　是指出现于肌肤表面的红（或紫）色片状或点状的皮疹。其点大成片，平摊于皮下，摸之不碍手者谓"斑"；点小如粟，高出皮肤，摸之碍手者为"疹"。一般来说，疹轻斑重，斑疹同见则更重。

三、望排出物

望排出物主要是观察患者的分泌物和排泄物，如痰涕、呕吐物、带下物、二便等。通过观察其色、质、形、量的变化，辨别病证的性质，一般来说，色清白质稀薄，量多者，多为寒证或寒湿证；色黄赤质黏稠，量少者，多为热证或湿热证。

（一）望痰涎

痰黄黏稠或有块者，属热痰，多因热邪犯肺。痰白滑而量多，易咳出者，属湿痰，多因脾失健运，湿聚成痰，上犯于肺；痰少而黏，难于咳出者，属燥痰，多因燥邪伤肺；痰中带血，血色鲜红者，称咳血，多由火热灼肺；痰中脓血并见，其味腥臭者，为肺痈，是热毒壅肺日久，肉腐血败成脓所致。

（二）望呕吐物

呕吐物清稀无臭味，多属寒呕，乃脾胃阳虚，腐熟无力，或寒邪犯胃，胃失和降而致；呕吐物秽浊酸臭，多属热呕，因热邪犯胃，蒸腐胃中食物，胃失和降所致。呕吐酸腐、不消化食物，为伤食，多因暴饮暴食，损伤脾胃所致；呕吐黄绿苦水，多属肝胆郁热或湿热，因肝气犯胃，胆汁上溢而致；呕吐血色鲜红或紫暗有块，夹杂食物残渣，多属胃有积热或肝火犯胃，或胃腑血瘀所致。

（三）望大便

大便的形成主要与脾胃、肠的功能关系密切，亦与肝的疏泄、肾阳的温煦有关。所以观察大便的形、色、质、量，可以了解脾胃、肠及肝、肾的功能及病变情况。大便清稀，完谷不化，或如鸭溏者，多因脾胃虚弱，脾失健运，或由于肾虚而火不暖土，清浊不分所致；大便色黄褐如糜有恶臭者，多由湿热或暑湿损伤胃肠，大肠传导失职所致；大便灰白呈陶土色，多见于黄疸；大便干结燥如羊粪，排出困难，属肠燥津亏，多因热盛伤津，肠道津亏所致，亦可见于老年人津亏肠燥者；大便如黏冻而夹有脓血，兼腹痛，里急后重者，见于痢疾，为湿热蕴结大肠，大肠传导失职所致。大便带血，或全为血液，或便血相混，称为便血。若血色鲜红，附在大便表面，或排便前后滴出者，为近血，多见于风热灼伤肠络所致的肠风下血或痔疮、肛裂等；若血色暗红或紫黑，与大便均匀混合者，为远血，多因肝胃郁热、脾胃虚寒或气血瘀滞等所致。

（四）望小便

小便的代谢与肺、脾、肾、膀胱、三焦的功能及津液的盈亏密切相关，故观察小便的色、量、质的变化，可了解相关脏腑的病变和津液的盈亏。小便清长量多，伴有形寒肢冷，多属虚寒证；小便短黄，多属热证，亦见于汗、吐、下伤津者。尿中带血，可见于尿血或血淋等病证，多因热伤血络，或脾肾失摄，或湿热蕴结膀胱所致；尿血并伴有排尿困难而灼热刺痛者，为血淋。尿混浊如米泔水或滑腻如膏脂，见于尿浊或膏淋等病证，多因脾肾亏虚，清浊不分，或湿热下注所致。尿有砂石，小便困难而痛，为石淋，因湿热内蕴，煎熬尿中杂质结成砂石所致。

四、望 舌

望舌又称舌诊，是中医望诊中最具有特色的诊断方法。主要是医者通过观察舌质与舌苔两方面的变化以诊察疾病的方法。舌质，又称舌体，是指舌的肌肉脉络组织，其变化主要反映脏腑的虚实和气血的盛衰；舌苔，是指舌面上附着的一层苔状物，其变化可以反映感受外邪的深浅、轻重，以及胃气的盛衰。

正常舌象一般表现为，舌质荣润，颜色淡红，大小适中，柔软灵活，舌苔薄白，均匀有根。可概括为"淡红舌，薄白苔"。

考点：正常舌象

（一）脏腑在舌面上的分属

中医学认为不同的舌面区域分属于不同的脏腑。手少阴心经、足太阴脾经、足少阴肾经、足厥阴肝经等通过经络直接或间接地与舌相联系，脏腑的精气上荣于舌，因此其病变可从舌质和舌苔的变化中反映出来。

脏腑的病变反映于舌面，按一定的规律分布，舌尖属心肺，舌中属脾胃，舌根属肾，舌边属肝胆。临床诊病时，可根据舌面特定区域的病理变化，推测相应脏腑的病变，为确定脏腑病位提供依据（图 7-1）。

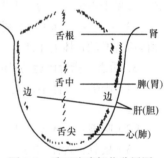

图 7-1 舌面脏腑部位分属图

（二）望舌的方法及注意事项

1. 姿势 张口将舌自然伸出，充分暴露舌体，舌面平展，不可卷缩，也不可用力太过。

2. 光线 最好在充足柔和的自然光线下进行。灯光下望舌，容易失真。

3. 顺序 先看舌质、后看舌苔。部位多从舌尖开始，然后是舌中、舌边和舌根。

4. 识别舌苔 某些药物、食物可使舌苔着色，称为"染苔"，应注意识别。如橄榄、咖啡、茶可使舌苔染黑；蛋黄、橘子、维生素 B_2 等可使舌苔染黄；饮水可使舌苔湿润；进食、漱口影响舌苔厚薄，等等。

（三）望舌的意义

1. 判断正气盛衰 通过舌质颜色和形态的变化，判断脏腑虚实、气血的盛衰、津液的盈亏。如舌质淡红润泽，说明气血津液充盈；舌质淡白，说明气血亏虚。

2. 分辨病位深浅 舌苔的厚薄，反映病位的深浅。薄苔多主邪气在表，病轻邪浅；厚苔多为邪入脏腑，病较深重。

3. 区别病邪性质 不同的舌象变化可反映不同性质的病邪。如舌质红、苔黄为热证；舌质淡、苔白为寒证。

4. 推断病情进退 舌苔由薄渐厚，为病势渐增；舌苔由厚变薄，为正气渐复。舌苔从有苔到剥苔，是胃的气阴不足、正气渐衰的表现，提示病情恶化；舌苔剥落之后，复生薄白苔，乃邪去正胜，胃气渐复，提示病情好转。

（四）望舌质

望舌质主要包括舌色、舌形、舌态等几个方面。

1. 望舌色　根据舌色可将舌质主要分为淡白舌、红舌、绛舌、青紫舌等几种。

（1）淡白舌：舌色较正常浅淡，主气血虚证、阳虚证。若舌色淡白而舌体瘦薄，属气血不足。若舌色淡白而舌体胖嫩或边有齿痕为阳虚水湿内停。

（2）红舌：舌色较正常深，或呈鲜红色，主热证。若舌质红，苔黄厚，甚至生芒刺，为里热实证。舌尖红是心火上炎；舌边红为肝胆有热；若舌质红，舌苔少，甚至光剥无苔，或有裂纹，为虚热证。

（3）绛舌：舌色较红色更深或略带暗红。主热盛，多为邪热深入营分、血分或阴虚火旺。红、绛舌颜色越深，表明热邪越重。

（4）青紫舌：全舌青紫或舌上有青紫斑块、斑点，主热证、寒证、血瘀证。舌质绛紫、色深而干燥为热极，属温热病，为病邪传营血；舌质淡紫或青紫而滑润者为阴寒证。

2. 望舌形　观察舌质的大小、芒刺、裂纹。

（1）大小：舌体较正常宽大，舌质淡而嫩，称胖大舌；若边有齿痕，又称齿痕舌，属脾虚或肾阳虚、水湿停留。舌大质红而肿胀，属湿热内蕴或热毒亢盛。舌体较正常瘦小而薄，称瘦薄舌，属虚证；舌质淡而舌形瘦者，多为气血不足；舌质红绛而舌形瘦者，多属阴虚内热。

（2）芒刺：舌乳头增生、肥大，突起如刺，属热邪亢盛。热邪越重，芒刺越大越多。临床上芒刺多见于舌尖与舌边，舌尖芒刺多属心火亢盛，舌边芒刺多属肝胆热盛。

（3）裂纹：舌体上有多种纵行或横行的裂沟或皱纹，这是热盛伤津，或阴虚液涸，或血虚等原因所造成的舌体失于濡养。若舌质红绛而有裂纹属热盛，若舌质淡而有裂纹属血虚。

3. 舌态　指舌体运动时的状态，常见的病理状态有震颤、㖞斜、痿软、强硬、短缩、吐弄等。

（1）震颤：舌体不自主地颤抖，多属风证。可由气血两虚、阴液亏耗、热极生风、肝阳化风等引起。

（2）㖞斜：舌体偏歪于一侧，为中风偏瘫或中风先兆。

（3）痿软：舌体软弱无力，难于随意屈伸，因气血俱虚或阴液枯涸，筋脉失养所致。

（4）强硬：舌体不柔和，屈伸不利，甚或不能转动，属高热伤津，邪热炽盛，或为中风的征兆。

（5）短缩：舌体紧缩不能伸长，为危重证候的反映。舌淡或青而湿润短缩，属寒凝筋脉；舌胖而短缩，属痰湿内阻；舌红绛干而短缩，属热病津伤。

（6）吐弄：舌伸长，吐出口外为吐舌；舌微露口外，立即收回，或舌舔口唇上下左右，为弄舌。两者皆因心脾有热。吐舌可见于疫毒攻心，或正气已绝；弄舌为动风先兆，或小儿智力发育不良。

（五）望舌苔

正常舌苔是胃气上蒸在舌面上形成的一层苔状物。望舌苔主要应观察苔色和苔质两个方面的变化。

1. 苔色　舌苔的颜色变化，主要有白苔、黄苔、灰黑苔等几种。

（1）白苔：多主表证、寒证。若苔白而薄少，为薄白苔，是外感表证；苔白而厚腻，称厚白苔，为寒湿内阻。

（2）黄苔：主里证、热证。亦偶见于寒证。淡黄主热轻；深黄主热重；老黄主热结。

（3）灰黑苔：主寒证，又主热证。若舌苔灰黑而润，属寒湿内盛；若舌苔灰黑而干燥，属热盛伤津。

2. 苔质　有厚薄、润燥、腐腻、剥脱等几种区分。

（1）厚薄：舌苔较少，透过舌苔能隐约看见舌体者，称薄苔，病邪表浅，属表证；舌苔较多，透过舌苔不能看见舌体者，称厚苔，病邪较深，属里证。

（2）润燥：舌面润泽滋润，称润苔，津液未伤；舌面干燥少津，称燥苔，属燥热伤津。

（3）腐腻：苔质疏松，颗粒较大，附着松散，容易揩去，形如豆腐渣状，称为腐苔，为阳热有余，蒸化胃中食浊上蒸于舌面而致；苔质致密，颗粒细腻，附着牢固，不易揩去，形如油腻黏液附于舌面，称腻苔，由湿浊内蕴，阳气被遏所致。

（4）剥脱：舌苔部分或全部剥离脱落，为剥脱苔。舌苔不规则片状剥脱，界线清楚，形似地图者，称地图舌，为胃气或胃阴损伤所致。若舌苔全部剥脱，舌面光洁如镜，称光剥舌，又称镜面舌，为胃气大伤，胃阴枯竭。

五、望小儿指纹

望小儿指纹主要是医者观察小儿食指桡侧浮露于外的脉络色泽变化，对 3 岁以内的小儿疾病诊断有一定的临床价值。小儿指纹分多为风、气、命三关，即食指桡侧近掌端第一节为风关，第二节为气关，第三节为命关（图 7-2）。

（一）望指纹的方法

抱小儿向光，医者用左手握住小儿食指，以右手大拇指用适中力量由命关向气关、风关直推数次，使指纹显露，便于观察。

（二）望指纹的临床意义

正常小儿指纹，红黄隐显于风关之内。络脉浮露明显者，多病在表；络脉沉隐不显者，多病在里。纹色浅淡，多为虚证；纹色暗滞，多为实证。纹色鲜红，多为外感风寒；纹色紫红，多为邪热郁滞；纹色青紫，多为痛证或惊风。络脉显于风关，多为病情轻浅；达于气关，为病情较重；达于命关，为病情危重；若络脉直达指端，为"透关射甲"，为病情凶险，预后不良。

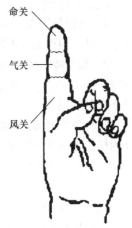

图 7-2 小儿食指三关图

案例 7-1 分析

1．扁鹊运用视觉观察蔡桓公全身、局部来测知内脏病变，故采用的病情观察方法是望诊。

2．其主要内容包括全身望诊、局部望诊、望分泌物及排泄物、舌诊、望小儿指纹等。

第2节 闻 诊

案例 7-2

患者，男，32 岁。2 日来咳嗽喘促，发热，痰黄质黏稠，咯吐不爽，痰有腥臭味，咳引胸痛，口干欲饮，大便数日未行，舌红，苔黄腻，脉滑数。

问题：运用所学知识分析该患者的症状。

闻诊是医者通过听声音和嗅气味来诊察疾病的方法。

一、听 声 音

听声音包括听患者的发声、语言、呼吸、咳嗽、呃逆、嗳气、呕吐等各种声响的变化。

（一）发声

一般来讲，声音高亢有力者为实证、热证；声音低弱无力者为虚证、寒证。若发声异常，声音嘶哑,称为喑哑;完全不能发声,称为失音。其中新病喑哑或失音,多属实证,是外感风寒,或风热,或痰浊壅滞,肺气不宣所致,即所谓"金实不鸣"。久病喑哑或失音,多属虚证,是肺肾阴虚,肺失滋润所致,即所谓"金破不鸣"。

(二)语言

"言为心声",故语言异常,多属心病,为神明之乱。

1. 谵语　神志不清,语无伦次,声音高亢有力者为谵语,是热扰心神之实证。

2. 郑声　神志不清,语言重复,时断时续,声音低弱者,为郑声,是心气大伤,精神散乱的危象。

3. 独语　喃喃自语,喋喋不休,逢人便止,为心气不足或痰浊蒙蔽心窍。

4. 狂言　精神错乱,语无伦次,不避亲疏,为痰火扰心或热入心包。

5. 言謇　言语不清,舌强謇涩,见于温病热陷心包或痰蒙心窍及中风患者。

(三)呼吸

1. 气粗与气微　呼吸气粗而快,属于实证、热证,见于外感病。呼吸气微而慢,属于虚证、寒证,见于内伤正气不足。

2. 喘与哮　呼吸困难,短迫急促,甚至鼻翼煽动,张口抬肩,难以平卧,为喘。实喘发作急剧,声高气粗,呼出为快,为病邪壅塞肺气;虚喘来势较缓,喘声低微,吸入为快,动辄加剧,见于肺肾虚损。

呼吸急促似喘,声高断续,喉间哮鸣者为哮。哮证有寒热之别,时发时止,反复难愈,为痰饮内伏,复感外邪所致。喘不一定兼哮,哮必兼喘,故临床上哮喘并称。

3. 气短　呼吸气急而短促,气短不足以息而不能接续,见于肺肾气虚、久病体虚者。

4. 少气　呼吸微弱而声低,气少不足以息,言语无力,见于痰饮、气滞或元气虚者。

(四)咳嗽

咳嗽是肺系疾病的主要症状之一,因肺失宣降、肺气上逆所致。有声无痰为咳,有痰无声为嗽,有声有痰为咳嗽。咳声重浊为肺实,咳声低弱少气或久咳声哑为肺虚。咳声阵作,连续不断,又称"顿咳",常见于小儿,此为风邪与伏痰搏结,郁而化热,阻遏气道所致。若咳声如犬叫,喉间有白膜不易剥去,见于白喉,属肺肾阴虚,火毒攻喉。

(五)呃逆、嗳气、呕吐

1. 呃逆　俗称"打嗝",表现为胃气上逆,冲于咽部,声短而频,呃呃连声,不能自制。呃逆频频,连续有力,高亢而短,属邪热客胃;呃声低沉而长,气弱无力属脾胃虚寒。

2. 嗳气　亦称噫气,是气从胃中向上出于咽喉发出的声音,声长调低,能够自制,属胃气上逆。嗳气无味,为胃虚或寒气侵于胃中;嗳气不止,胸腹不舒,属气郁胸腹;嗳气吞酸,是宿食不化。

3. 呕吐　有胃内容物自口中吐出为呕吐,呕吐来势较缓,呕声低微,为虚证或寒证;呕吐来势较猛,声响有力,为实证或热证。

二、嗅 气 味

一般而言,各种排泄物与分泌物气味酸腐臭秽者,多属实热;气味不重或微有腥臭者,多属虚寒。

1. 口气　口气臭秽者,多属胃热;口气酸臭,伴有脘腹胀满,多属胃肠积滞。

2. 分泌物和排泄物　分泌物和排泄物质地清稀,味微腥或无味,多为寒证或寒湿证;质地黏稠，味重或恶臭味，多为热证或湿热证。大便稀溏味腥，多为脾胃虚寒；大便泄泻、色黄味臭、肛门灼热，多为大肠湿热；大便秘结味臭，多为大肠实热；大便泄泻、臭如败卵、矢气酸腐，多为宿食积滞。小便清长，多为寒邪或阳虚；小便短赤味臊，多为实热或湿热。女性带下清稀味腥，多为寒湿；带下黄稠味臭，多为湿热。

3. 病室气味　病室有腐臭味或尸臭味，多为脏腑衰竭的重病；若有血腥味，多为大失血患者；若有氨味，即尿臊味，多为水肿晚期患者；若有烂苹果味，多为消渴病证患者。

案例7-2分析

该患者新病咳嗽为实证。咳嗽、痰黄黏稠，味腥臭，为肺热壅盛。

第3节 问　诊

一、问诊的方法及注意事项

问诊是医者通过对患者或陪诊者有目的的询问以了解病情的方法。问诊主要包括一般情况、主诉、现病史、既往史、个人生活史、家族史等，其中最重要的问诊内容为现病史。问现病史除询问疾病的发生、发展及治疗过程外，最主要的是询问患者现有症状，以及与之相关的全身症状。

问诊时，医务人员态度既要严肃认真，又要和蔼可亲；语言要通俗易懂，不使用医学术语。应围绕主诉有目的、有步骤地询问，既要重视主症，又要全面翔实，必要时可提示或启发，但要避免暗示套问。对危急患者，应抓住主症扼要询问并重点检查，以防贻误治疗时机。

二、问诊的内容

（一）问寒热

问寒热是指询问患者有无怕冷和发热的感觉。寒与热是病证的常见症状之一，是辨别病邪性质和人体阴阳盛衰的重要依据，是问诊的重点。怕冷有恶寒和畏寒之分。恶寒是指患者自觉寒冷，加衣被或近火取暖不能缓解者；恶寒严重，伴身体战栗为寒战；患者身寒怕冷，加衣被或近火取暖可以缓解者为畏寒。发热是指患者体温升高，或体温正常，但患者自觉全身或局部发热者。根据寒热的不同，临床分为恶寒发热、但寒不热、但热不寒、寒热往来四种情况。

1. 恶寒发热　是指恶寒与发热同时出现，多见于外感表证。恶寒重而发热轻，为外感风寒表证；发热重而恶寒轻，为外感风热表证；发热轻而恶风为外感风邪表证。

2. 但寒不热　是指患者只有怕冷而无发热，为里寒证，又分为实寒和虚寒两种。新病恶寒为实寒，因寒邪直中于里，侵犯脏腑所致；久病畏寒为虚寒，因阳气虚衰，不能温煦所致。

3. 但热不寒　是指患者只有发热而无怕冷，多为里热证。根据热势的高低、发热的时间及特点，分为以下几种类型：①壮热。患者高热不退（体温超过39℃），不恶寒反恶热。常见于伤寒阳明经证和温病气分阶段，属里实热证，常见满面通红，口渴饮冷，大汗出，脉洪大。②潮热。患者定时发热或按时热甚，如潮汐有定时，下午3～5时热势较高，为胃肠燥热内结所致；午后和夜间有低热，为午后潮热，多属阴虚火旺；发热以夜间为甚，称为身热夜甚，见于温病热入营血，灼伤营阴。③微热或低热。患者轻度发热，热势较低，多在37～38℃。长期低热，伴颧红、五心烦热，多见于阴虚内热；长期微热，劳累则甚，伴疲乏、少气、自汗等，属于气虚发热。

4. 寒热往来　是指恶寒与发热交替发作，多为半表半里证。寒热往来无定时，多见于少阳病；寒热往来有定时，常见于疟疾。

（二）问汗

汗为人体津液所化，是津液经阳气蒸发从腠理外泄于体表而成。问汗时应询问有无出汗，出汗的时间、部位、量的多少及主要兼证等，借以辨别疾病的寒热虚实。

1. 表证辨汗　外感表证询问有汗无汗，可辨别病邪的性质。表证无汗，属外感寒邪之表实证；表证有汗，为外感风邪之表虚证，或外感风热证。

2. 里证辨汗　主要有以下几种特殊的异常出汗。

（1）自汗：以日间汗出，汗出不止，动辄尤甚者，称自汗。兼畏寒、神疲乏力等症，为气虚或阳虚不固。

（2）盗汗：以睡时汗出，醒时自止者，称盗汗。兼潮热、颧红、舌红少苔等症，为阴虚内热。

（3）绝汗：即亡阴、亡阳时所出之汗。若汗出如油，汗热味咸，脉细数无力为亡阴；若汗出如珠，汗凉而味淡，面色苍白，四肢厥冷，脉微欲绝为亡阳。

（4）战汗：患者先恶寒战栗，表情痛苦，几经挣扎而后汗出者为战汗，是热病正邪剧烈交争的表现。

（三）问疼痛

疼痛是临床上最常见的自觉症状之一，可发生于患病机体的各个部位。疼痛形成的机理不外乎两个方面：一是"不通则痛"，因有形之邪阻滞，为实证；二是"不荣则痛"，因机体组织失于滋养，为虚证。问疼痛应询问疼痛的性质、部位、程度、时间、喜恶等。

1. 问疼痛的性质

（1）胀痛：疼痛且有胀感，多由气滞所致。

（2）刺痛：疼痛如针刺，固定不移，拒按，多为瘀血。

（3）重痛：疼痛伴有沉重感，多为湿盛。

（4）冷痛：疼痛剧烈，伴冷感，多为寒凝。

（5）灼痛：痛有灼热感，喜冷恶热，多为热盛。

（6）绞痛：疼痛剧烈如刀绞，多为瘀血、结石或虫积等实邪闭阻，或寒邪凝滞。

（7）隐痛：隐隐作痛，时发时止，绵绵不休，多为虚证。

2. 问疼痛的部位

（1）头痛：根据头痛部位的不同，可判断病在何经。如前额连眉棱骨痛属阳明经痛，头两侧痛属少阳经痛，后头痛连项者属太阳经痛，头顶痛属厥阴经痛。

（2）躯体痛：躯体不同部位的疼痛，可说明相应脏腑的病变。如胸痛多为心肺病变，胃脘痛多为胃腑病变，胁肋痛多为肝胆病变，腰痛多为肾脏病变。

（3）胃脘痛：一般喜暖为寒证，喜凉为热证。进食后疼痛加剧，多为实证；进食后疼痛缓解，多属虚证。

（4）四肢痛：是指四肢关节疼痛，多见于痹证，为外感风寒湿三气所致。感邪的轻重不同，临床表现各异。若关节疼痛以游走窜痛为特点，称为风痹，亦称行痹，是以感受风邪为主；若关节疼痛剧烈，且喜热恶寒者，称为寒痹，亦称痛痹，是以感受寒邪为主；若关节疼痛，以痛处沉重不移为特点，称为湿痹，又称着痹，是以感受湿邪为主；若关节疼痛，以红肿热痛为特点，称为热痹，是以风寒湿邪化热所致。独见足跟或胫膝酸痛，为肾虚。

（四）问睡眠

问睡眠，主要询问睡眠时间的长短、入睡的难易、是否易醒、有无多梦等情况，可测知人体卫气的循行、阴阳的盛衰、气血的盈亏及心肾的功能。睡眠异常有失眠与嗜睡两种情况。

1. 失眠 又称不寐，是指经常不易入睡，或睡而易醒，甚至彻夜难眠。虚证多为心血不足、心神失养，或阴虚火旺、内扰心神；实证多为邪气内扰，或气机不畅所致。

2. 嗜睡 是指患者自觉神疲困倦，睡意很浓，时时欲睡。虚证多为气血不足，或阳虚阴盛，清阳不升所致；实证多为痰湿内盛，困阻清阳所致。病重嗜睡多为危象。

护考链接

经常不能获得正常睡眠的病证，中医称之为（　　　）
A. 眩晕　　　　B. 不寐　　　　C. 痿证
D. 神昏　　　　E. 头痛
分析：失眠又称不寐，是指经常不易入睡，或睡而易醒，甚至彻夜难眠。故答案为选B。

知识链接　　　　　　　　　　　　**重视睡眠**

睡眠是我们日常生活中最熟悉的活动之一，每人每天必须睡眠。人的一生大约有1/3的时间是在睡眠中度过的。睡眠会让我们的大脑和身体得到休息，继而维持我们的生命。另外，睡眠质量也跟我们人类的生长发育及寿命长短有密切的关系。清代医家李渔曾指出："养生之诀，当以睡眠居先。睡能还精，睡能养气，睡能健脾益胃，睡能坚骨强筋。"因此，现代生活中要重视睡眠，保证睡眠的时间与睡眠质量。

（五）问饮食口味

问饮食口味，主要询问口渴与饮水、食欲与食量，以及口味等情况，可了解患者体内津液的盈亏和输布是否正常、脾胃及有关脏腑功能的盛衰。

1. 问口渴与饮水 了解患者津液的盛衰和输布情况，以及病证的寒热虚实。

（1）口不渴：为津液未伤，主寒证、湿证。

（2）口渴：多由津液不足或输布障碍所致。口渴多饮为津液大伤，主实热证、燥证；渴不多饮为津液轻伤或津液输布障碍，主阴虚、湿热、痰饮、瘀血等证。

2. 问食欲与食量 询问患者的食欲与食量，可以判断患者脾胃功能的强弱，疾病的轻重及预后。

（1）纳呆：患者不想进食，食量减少，甚至恶食，是脾胃受纳运化功能降低的表现，常见于脾胃气虚、湿邪困脾、饮食积滞、肝胆湿热等。

（2）消谷善饥：食欲过于旺盛，进食量多，且易饥饿，又称"多食易饥"。多为胃火亢进，腐熟太过所致。

（3）饥不欲食：患者有饥饿感，又不想进食，或进食不多。因胃阴不足，虚火内生所致。

3. 问口味 口味是患者自觉口中的味道。口淡乏味为脾胃气虚，或属寒证；口甜但舌苔薄净，口中涎沫稀薄者为脾虚；口苦见于心火、胃热、肝胆火旺、胆气上逆等；口中泛酸为食滞胃脘或肝气犯胃；口咸多与肾虚及寒水上泛有关。口黏腻多属湿浊停滞或痰饮食积，如黏腻而甜，多为脾胃湿热；黏腻而苦，多属肝胆湿热。

（六）问二便

问二便，主要是询问大小便的次数、量、质，以及排便感等方面有无异常。由于二便的排泄，直接反映消化功能和水液代谢，问二便可了解消化功能和水液的盈亏与代谢情况，从而判断疾病的寒热虚实。

健康成人白天一般排尿3～5次，夜间0～1次，每昼夜总尿量1000～2000ml。尿次和尿量常受饮水量、气温、出汗、年龄等因素的影响。健康人一般每日大便1次，成形不燥，排便通畅，多呈黄色，无脓血、黏液及未消化的食物。

1. 问大便　主要询问大便的次数、质地和排便感等方面。

（1）泄泻：大便次数增多，便质稀软不成形或呈水样，称为泄泻，有寒热虚实之别。大便臭秽，腹痛肠鸣，肛门灼热多因湿热；便下如水，色淡味腥，腹痛喜温为寒湿；吐泻交作，泻下酸臭，甚至有未消化食物，多为伤食；完谷不化，迁延日久多为脾胃虚弱；黎明前腹痛欲泻，泻后则安，称为"五更泄泻"，为脾肾阳虚所致。

（2）便秘：大便次数减少，便硬难排，甚至多日不解，称为便秘。腹胀便秘，苔黄燥裂多因实热；腹痛拒按，苔白身冷多因实寒；努挣乏力，排便困难，多为气虚或血虚所致。

（3）便血：大便中带血，其中先便后血，血色暗紫，甚黑如柏油，称为远血，多为胃脘出血；先血后便，血色鲜红者，称为近血，常见于肠道脉络损伤。

（4）完谷不化：即大便中含有较多未消化的食物。多见于脾肾亏虚。

（5）里急后重：腹痛窘迫，时时欲泻，肛门重坠，便出不爽。多因湿热内阻，肠道气滞所致，为痢疾之证。

（6）肛门气坠：肛门有下坠感，甚至脱肛，常于劳累或排便后加重，多属脾虚气陷。

2. 问小便　询问尿量、尿次和排尿感等方面的情况。一般尿色黄短少多属热证；色白而清长多属寒证。患者多尿、多饮、多食而消瘦，为消渴；患者尿频、尿急、尿痛为淋证，因膀胱湿热、砂石阻塞、肾虚火旺所致。小便不畅，点滴而出称癃；小便不通，点滴不出者称闭。多因肾气虚弱，膀胱气化不利，或血瘀、湿热、结石阻滞膀胱。睡眠中小便自行排出，称为遗尿，俗称尿床，属肾气不固。

（七）问经带胎产

妇女除常规的问诊外，应了解月经、带下、妊娠、生育等情况。

1. 问月经　月经是指发育成熟女子有规律的周期性胞宫出血。妇女多在14岁左右月经初潮，到49岁左右绝经。月经一般每月1次，周期为28日左右，行经3～5日，经期排出的血量一般为50～100ml，经色正红无块，经质不稀不稠。问月经主要询问月经的周期，行经的天数（经期），月经的量、色、质，以及有无闭经或行经腹痛等伴随症状，还要询问末次月经日期，以及初潮或绝经年龄。

（1）经期异常：①月经先期指月经周期提前7日以上，连续发生两次以上者。多因气虚、血热所致。②月经后期指月经周期错后7日以上，连续发生两次以上者。因血虚、宫寒、气滞、血瘀而致。

（2）经量异常：①月经过多指月经量较以往明显增多，周期基本正常者。多因血热、气虚、血瘀等引起。②月经过少指月经周期基本正常，经量明显减少，甚或点滴即净者。因血虚、精亏所致者，多属虚；因寒凝、血瘀或痰湿阻滞而引起者，多属实。

（3）闭经：女子至18岁仍未来潮，或曾行经而又中断达3个月以上而又未受孕者，称为闭经。因气虚血亏，血海空虚所致者，属虚证；因气滞血瘀，或寒凝痰阻，胞脉不通而致者为实证。

（4）崩漏：月经突然大下不止称为"经崩"；长期淋漓不断称为"经漏"；两者交替出现，称为崩漏，多为热伤冲任或脾不统血所致。

痛经：指正值经期或行经前后，出现周期性小腹疼痛，或痛引腰骶，甚至剧痛难忍者，亦称经行腹痛。

2. 问带下 带下是女性阴道分泌的少量、无色、无臭的分泌物。问带下，应询问带下量的多少、色质、气味及伴随症状等。

（1）白带：指带下色白量多，质稀如涕，淋漓不绝，无臭味者。多属寒湿下注。

（2）黄带：指带下色黄量多，质稠臭秽者，多属湿热下注所致。赤白带：即白带中混有血液，赤白杂见，多属肝经郁热，或湿热下注。若绝经后又见杂色带下，气味臭秽者，应警惕患有癌症的可能。

另外还要了解妇女的孕、胎、产等情况。

（八）问小儿

小儿的生理特点是脏腑娇嫩、生机蓬勃，发育迅速。病理上具有发病快、变化多、易虚易实的特点。根据其生理病理特点，在问诊时主要通过家长了解小儿出生前后情况、喂养史、生长发育史、预防接种史、传染病史和家族遗传病史等。询问病情时，尤应注意发病时有无受惊、伤食、受寒等情况的发生。

知识链接

十 问 歌

一问寒热二问汗，三问头身四问便，五问饮食六问胸，七聋八渴俱当辨，九问旧病十问因，再兼服药参机变，妇女尤必问经期，迟速闭崩皆可见，再添片语告儿科，天花麻疹全占验。

第4节 切 诊

切诊是医者用手对患者体表进行触、摸、按、压，从而获得辨证资料的诊察方法，包括脉诊和按诊两部分，以脉诊为主。

一、脉 诊

脉诊又称切脉、把脉、摸脉，是中医特有的诊察方法，是医者用手指触按患者脉之搏动，体察脉之形象，以了解病情、辨别病证的一种诊断方法。

（一）脉诊部位

脉诊的常用部位是手腕处的寸口脉，即桡骨茎突内侧的一段桡动脉，分寸、关、尺三部。以桡骨茎突为标志定关，关前为寸，关后为尺（图7-3）。

个别人桡动脉不在寸口部，而现于腕部背面，称为"反关脉"；若桡动脉从尺部斜向桡骨茎突背侧虎口方向伸延，称为"斜飞脉"；两者均为桡动脉的生理变异，不属病脉。

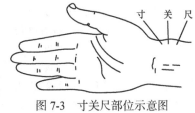

图7-3 寸关尺部位示意图

考点：脉诊的部位

知识链接

起死回生术

《史记》称扁鹊是最早应用脉诊的医生。一次，扁鹊路过虢国，听说虢太子暴亡，举国悲哀；扁鹊诊之，问明情况，仔细诊脉，认为太子只是突然昏倒不省人事，鼻息微弱像死去一样的"尸厥"证。经扁鹊精心调治，虢太子果真苏醒并逐渐康复。从此，人们传说扁鹊有起死回生术。

（二）寸关尺分候脏腑

双手的寸关尺脉分候不同的脏腑，左手寸、关、尺分候心、肝、肾；右手寸、关、尺分候肺、脾、命门。寸关尺三部又分为浮中沉三候，三三而九，这就是寸口诊法的三部九候。

（三）诊脉方法及注意事项

1. 时间　以清晨为佳。平时诊脉让患者在安静环境中休息片刻，减少运动、情绪和饮食等干扰。

2. 体位　患者取坐位或仰卧位，前臂自然伸展，与心脏平齐，手腕舒展，手掌向上，手指自然弯曲，在腕关节下垫松软的脉枕，使寸口显露。

3. 指法　医者用中指定关，食指定寸，无名指定尺，三指呈弓形，指头平齐，以指腹按触脉体。布指的疏密与患者身长成正比。

4. 指力　指法用举、按、寻三种基本指法。手指轻轻按在皮肤上为"浮取"，名为"举"；用力重按至筋骨为"沉取"，名为"按"；不轻不重，中等程度用力按至肌肉为中取，名为"寻"。用以判断脉的部位、粗细、长短、力度等。

5. 平息　医者在诊脉时应当调匀呼吸，清心宁神，以自己的呼吸计算患者的脉搏次数。一呼一吸称为"一息"。常人的脉象应当一息4～5至，合每分钟72～80次。诊脉时间不应少于1分钟，必要时可适当延长，不致遗漏结代脉。

（四）正常脉象

正常的脉象称为常脉，又称平脉。其基本特点：寸、关、尺三部均有脉，一息4～5至，不浮不沉，不快不慢，不大不小，和缓有力，节律均匀，尺脉沉取有一定的力量。

常脉可受年龄、性别、气候、体质等因素的影响而略有改变。如小儿较成人脉为快，女子脉稍细濡，胖人脉较沉，瘦人脉较浮，夏季脉较洪，冬季脉较沉。

（五）常见病脉及主证

常见病脉及主证见表7-1。

表7-1　常见病脉及主证

名称	脉象	主证
浮脉	轻按即得，重按反减；举之有余，按之不足	主表证（有力为表实；无力为表虚）
沉脉	轻取不应，重按始得；举之不足，按之有余	主里证（有力为里实；无力为里虚）
迟脉	脉来迟缓，一息不足四至	主寒证（有力为实寒；无力为虚寒）
数脉	脉来急促，一息六至以上	主热证（有力为实热；无力为虚热）
实脉	三部脉举按寻皆有力	主实证
虚脉	三部脉举按寻皆无力	主虚证
洪脉	宽大有力，如波涛汹涌，来盛去衰	主热盛
细脉	脉细如线，应指明显	主虚证、湿证
弦脉	脉形长直，如按琴弦	主肝胆病、痛证、痰饮病
紧脉	脉形弦急，如牵绳转索	主实寒证、痛证
滑脉	往来流利，如珠走盘，应指圆滑	主痰饮、食滞、实热、妇女妊娠
涩脉	往来艰涩不畅，如轻刀刮竹	主伤精、血少、气滞血瘀
濡脉	浮而细软，如絮浮水，轻手相得，重按不显	主虚、主湿
结脉	脉来缓而时一止，止无定数	主阴盛气结，寒痰血瘀
促脉	脉来数而时一止，止无定数	主阳盛实热、气血痰饮、宿食停滞
代脉	脉来一止，止有定数	主脏气衰微

二、按　诊

按诊是医者直接用手触摸或按压肌肤、手足、脘腹部位。以测知局部冷热、润燥、软硬、压痛、痞块或其他异常变化。

（一）按肌肤

按肌肤主要了解全身皮肤的寒热、润燥、肿胀等。初按身热甚，久按热转轻，多为表热证；久按身热甚，多为里热证。皮肤润泽，为津液未伤；皮肤干枯，为津液不足；皮肤湿润，说明汗已出；皮肤干燥，说明未出汗；肌肤肿胀，按之凹陷，不能即起，为水肿；肌肤肿胀，按之凹陷，抬手即起，为气肿。

（二）按手足

按手足主要了解寒热情况。手足俱冷，多为阳虚或寒盛；手足俱热，多为热盛；手足心热，多为阴虚内热。

（三）按脘腹

按脘腹主要了解脘腹有无压痛、腹内有无包块。腹痛喜按，多为虚证；腹痛拒按，多为实证。腹部胀大如鼓，称为鼓胀；腹满，叩之如鼓，小便自利，为气臌；按之如囊裹水，腹壁有凹痕，小便不利，为水臌；全身肥胖，腹满如鼓，按之柔软，不属此病。腹内有包块称为癥瘕积聚；按之坚硬，固定不移，痛有定处，称为癥积，多属瘀血；按之无形，时聚时散，痛无定处，称为瘕聚，多属气滞。

小　结

中医的病情观察即通过望、闻、问、切来了解疾病的成因、性质、部位及内部联系，从而为辨证施护提供依据。望诊是对患者全身望诊、局部望诊、舌诊、望排出物和小儿指纹；闻诊包括闻声音和嗅气味；问诊是询问患者的自觉症状、病因、病情变化、诊治经过及既往史等情况；切诊分脉诊和按诊。四诊是从不同侧面、不同角度诊察了解病变反映，四诊之间相互联系、互为补充，各有其独特之处，不能互为代替，必须将它们有机结合起来，即所谓"四诊合参"，才能全面系统地了解病情，做出正确的诊断，从而为辨证论治提供依据。

自测题

A₁型题

1. 下列哪项不属于四诊的内容（　　）

A. 望色　　B. 诊舌

C. 切脉　　D. 诊病

E. 嗅气味

2. 神在全身皆有表现，但最突出地表现于（　　）

A. 语言　　B. 动态

C. 目光　　D. 表情

E. 应答反应

3. 望神最主要是可以判断（　　）

A. 气血的盛衰　　B. 津液的至亏

C. 病性的寒热　　D. 精气的盛衰

E. 邪正的强弱

4. 得神的表现提示（　　）

A. 精充气足神旺，属无病或病轻

B. 正气不足，神气不旺

C. 正气大伤，精气亏虚

D. 精气衰竭，虚阳外越

E. 阴阳离绝

5. 关于鉴别假神，下列选项中最有意义的是（　　）

A. 本已失神，忽然神志转清
B. 两目晦暗，忽然目光转亮
C. 本不能进食，忽然欲进饮食
D. 久不能言，忽然言语不休
E. 局部症状好转与整体病情恶化不符合

6. 面部青色主病，错误的是（　　）
A. 寒证　　　　B. 痛证
C. 水饮证　　　D. 瘀血证
E. 惊风证

7. 满面通红多属于何证（　　）
A. 实热证　　　B. 虚热证
C. 虚阳证　　　D. 肝胆湿热
E. 脾胃湿热

8. 脏腑在舌面上的分布，一般认为舌尖属于（　　）
A. 肾　　　　　B. 肝胆
C. 心肺　　　　D. 脾胃
E. 大小肠

9. 黄苔一般主（　　）
A. 寒证　　　　B. 热证
C. 痰饮　　　　D. 湿证
E. 瘀血

10. 根据经络在头部的分布，厥阴经痛者多在（　　）
A. 后项部　　　B. 头两侧
C. 后头部　　　D. 头顶部
E. 前额

11. 疼痛如针刺，固定不移，拒按，疼痛性质是（　　）
A. 隐痛　　　　B. 刺痛
C. 胀痛　　　　D. 绞痛
E. 冷痛

12. 舌色淡白可见于（　　）战汗
A. 湿热蕴结证　B. 外感表寒证
C. 阴虚火旺证　D. 气血亏虚证
E. 外感表热证

13. 白天汗出不已，动则更甚属（　　）
A. 盗汗　　　　B. 自汗
C. 绝汗　　　　D. 战汗
E. 黄汗

14. 候脉时，成人一息脉动几至为正常（　　）
A. 3～4至　　　B. 4～5至
C. 5～6至　　　D. 6～7至
E. 7～8至

15. 左手寸口的尺部对应的脏腑是（　　）
A. 肝胆　　　　B. 脾胃
C. 心　　　　　D. 肾
E. 命门

16. 数脉的脉象主病常为（　　）
A. 表证　　　　B. 里证
C. 寒证　　　　D. 热证
E. 实证

17. 疾病初期恶寒与发热同时并见，应属（　　）
A. 疾病病证　　B. 表热里寒证
C. 外感表证　　D. 半表半里证
E. 表寒里热证

18. 经常不能获得正常睡眠的病症，中医称之为（　　）
A. 眩晕　　　　B. 不寐
C. 痿证　　　　D. 神昏
E. 头痛

A₂型题

19. 患者腹部痞胀，纳呆呕恶，肢体困重，身热起伏，汗出热不解，尿黄便溏。其舌象应是（　　）
A. 舌红苔黄腻　B. 舌红苔黄糙
C. 舌绛苔少而干 D. 舌绛苔少而润
E. 舌红苔白而干

20. 患者恶寒发热；头身疼痛，无汗，鼻塞流涕，脉浮紧。其舌苔应是（　　）
A. 白厚　　　　B. 薄白
C. 黄腻　　　　D. 花剥
E. 白腻

21. 一患者经常夜间睡后汗出不止，醒则自止，称为（　　）
A. 盗汗　　　　B. 自汗
C. 绝汗　　　　D. 战汗
E. 黄汗

22. 大便夹有不消化食物，酸腐臭秽者，多因（　　）

A. 大肠湿热　　　B. 寒湿内盛

C. 伤食积滞　　　D. 脾胃虚弱

E. 肝胃不和

A₃型题

（23～25题共用题干）

患者淋雨后，喷嚏，鼻塞，流清涕，怕冷，发热，头痛3日后就诊，T 39℃，口渴欲饮，尿短赤，舌红苔黄腻，脉数。

23. 该患者开始患病时的证属于（　　）

A. 表证　　　　　B. 里证

C. 半表半里证　　D. 表里同病

E. 以上都不是

24. 该患者就诊时的证属于（　　）

A. 表证　　　　　B. 里证

C. 半表半里证　　D. 表里同病

E. 以上都不是

25. 该患者的病变发展趋势是（　　）

A. 表寒里热　　　B. 表热里寒

C. 由表及里　　　D. 由里及表

E. 以上都不是

（张志香　李　英）

第8章 辨 证 施 护

·引 言·

辨证施护是中医护理的基本特点，是中医认识和治疗疾病的基本原则。因此首先要进行辨证来认识疾病；其次才可以进行施护来治疗疾病。那么如何进行辨证呢？带着问题，让我们来共同学习辨证施护。

证是机体在疾病发展过程中某一阶段病理反映的概括，包括病变的部位、原因、性质和邪正关系，反映这一阶段病理变化的本质。所谓辨证，是指在中医理论指导下，根据四诊所收集的资料，通过分析、综合，辨明疾病的本质，概括、判断为某种性质的证。

知识链接　　　　　　　　**中医的辨证论治和辨证施护**

东汉末年，杰出的医学家张仲景总结前人的经验，撰写出了我国第一部临床医学专著《伤寒杂病论》，该书以六经论伤寒，以脏腑论杂病，确立了包括理、法、方、药在内的中医辨证论治理论体系，开创了临床辨证施护的先河。辨证是中医认识和诊断疾病的基本原则，是确立治法方药的主要依据，包括八纲辨证、脏腑辨证、卫气营血辨证等多种方法。

第1节 八 纲 辨 证

案例8-1

患者，女，25岁。夜间转凉，未及时添加衣被，晨起腹泻，未进行治疗。数日后来院就诊，自诉腹泻有所减轻，但症见精神萎靡不振，语声低微，不欲饮食，动则汗出，腹部按之柔软，脉细弱，舌淡苔薄白。

问题： 如何运用八纲辨证的理论对该患者的病情进行证型辨识？

八纲，即阴、阳、表、里、寒、热、虚、实八个纲领。

八纲辨证是中医辨证的总纲，是对疾病发展阶段中的病因、病位、邪正斗争的强弱、阴阳的偏盛偏衰等病理情况的概括。疾病总的类别，有阴证、阳证两大类；病位的深浅，可分在表在里，在表者为表证，在里者为里证；阴阳的偏颇，阳盛或阴虚则为热证，阳虚或阴盛则为寒证；邪正的盛衰，邪气盛的为实证、正气衰的为虚证。

一、表 里 辨 证

表里是辨别病变部位内外深浅的两个纲领。表与里是相对的概念，如皮肤与筋骨相对而言，皮肤属表、筋骨属里；肌肤和脏腑相对而言，肌肤属表、脏腑属里；脏与腑相对而言，腑属表、脏属里。表里辨证可辨别病情的轻重深浅及病理变化的趋势，表证病位浅、病情轻，里证病位深、病情重，表邪入里为病进，里邪出表为病退。

（一）表证

表证指疾病在皮毛、肌肉、经络所产生的证候。多见于外感病的初期，具有起病急、病程短、病情轻、病位浅的特点。

（1）临床表现：发热恶寒或恶风，头身疼痛，喷嚏，鼻塞，流涕，咽喉痒痛，微有咳嗽、气喘，舌淡红，苔薄白，脉浮。治宜汗法。

（2）辨证要点：恶寒（或恶风）与发热并见，舌苔薄白，脉浮。

（二）里证

里证指疾病深入脏腑、气血、骨髓所产生的证候。多见于外感病的中、后期或内伤疾病。其成因有三：一是表邪不解，内传脏腑；二是外邪直接侵犯脏腑；三是情志内伤，饮食劳倦等导致脏腑功能失调。不同的里证，表现为不同的证候，但其基本特点为无新起恶寒发热，以脏腑症状为主要表现，一般病情较重、病程较长、病因复杂、病位较深。在对里证进行证候辨别时，还必须结合脏腑辨证、六经辨证、卫气营血辨证等方法，才能进一步明确。

（1）临床表现：里证的范围极为广泛，涉及脏腑气血与寒热虚实。因此，临床表现多种多样，各不相同。治法或用吐法、下法，或用温法、消法、清法、补法等，宜根据里证的具体情况而定。

（2）辨证要点：无恶寒与发热并见，以脏腑症状为主要表现，舌质舌苔多有变化。

知识链接 半表半里证

外邪由表内传，尚未入里；或里邪透表，尚未至表，邪正相搏于表里之间，称为半表半里证。

临床表现：寒热往来、胸胁苦满，心烦喜呕，默默不欲饮食，口苦咽干，目眩，脉弦。治宜和法。

辨证要点：寒热往来，脉弦。

（三）表证与里证的鉴别

表证与里证的鉴别，见表8-1。

表8-1 表证、里证鉴别

	表证	里证
寒热	恶寒发热并见	但热不寒或但寒不热
主症	头身疼痛、鼻塞或喷嚏	脏腑症状为主
舌象	少有变化	多有变化
脉象	浮脉	沉脉或其他多种脉象
特点	起病急、病程短、病情轻、病位浅	病情较重、病程较长、病因复杂、病位较深

考点：表证与里证的鉴别

二、寒 热 辨 证

寒热是辨别疾病性质的两个纲领。寒证与热证反映机体阴阳的偏盛与偏衰。因为"阳盛则热，阴盛则寒""阳虚则外寒，阴虚则内热"，所以，阴盛或阳虚的表现为寒证，阳盛或阴虚的表现为热证。

（一）寒证

寒证是感受寒邪，或阴盛阳虚，导致机体功能活动衰退所表现出的具有冷、凉特点的证候。包括表寒证、里寒证、虚寒证、实寒证等。

（1）临床表现：常见恶寒，畏寒，冷痛，喜暖，面色白，肢冷蜷卧，口淡不渴，痰、涎、涕清稀，小便清长，大便稀溏，舌淡，苔白而润滑，脉迟或紧等。治宜温法。

（2）辨证要点：以恶寒或畏寒，冷痛，喜暖，肢冷蜷卧，面白，口淡不渴，小便清长，脉迟等具有冷、白、清、润、迟特点的证候为辨证依据。

（二）热证

热证是感受热邪，或阳气亢盛，或阴虚阳亢，导致人体的机能活动亢进所表现出的具有温、热特点的证候。包括表热证、里热证、虚热证、实热证等。

（1）临床表现：常见发热，恶热喜冷，口渴喜冷饮，面红目赤，烦躁不宁，痰、涕黄稠，吐血衄血，小便短黄，大便干结，舌红，苔黄而干燥，少津，脉数等。治宜清法。

（2）辨证要点：以发热，恶热，面红目赤，烦渴，喜冷，小便短黄，大便干结，脉数等具有热、赤、渴、黄、干、稠、数特点的证候为辨证依据。

（三）寒证与热证的鉴别

寒证与热证的鉴别，见表8-2。

表8-2　寒证、热证鉴别

	寒证	热证
寒热喜恶	恶寒喜暖	恶热喜凉
口渴	不渴	渴喜冷饮
面色	白	红
四肢	冷	热
二便	大便稀溏、小便清长	大便秘结、小便短赤
舌象	舌淡苔白润	舌红苔黄
脉象	迟或紧	数

考点：寒证与热证的鉴别

三、虚 实 辨 证

虚实是辨别邪正盛衰的两个纲领，主要反映病变过程中人体正气的强弱和致病邪气的盛衰。虚指正气不足，实指邪气盛实，即"邪气盛则实，精气夺则虚"。

（一）虚证

虚证指人体正气不足，脏腑功能衰退所表现出的证候。包括阴、阳、气、血、精、津，以及脏腑各种不同的虚损。临床各种虚证的表现极不一致，各脏腑虚证的表现各不相同。

1. 血虚证　是指血液不足，不能濡养脏腑、经络等所表现出的证候。症见面色淡白或萎黄，心悸失眠，头晕眼花，肢体麻木，唇甲色淡，妇女月经量少，甚至闭经，舌质淡，脉细无力。治宜补法。

2. 气虚证　是由于气的不足或气的功能减退所致脏腑功能低下的证候。症见面色无华，神疲乏力，少气懒言，语声低微，气短自汗或内脏下垂，舌质淡，脉虚无力。治宜补法。

3. 阳虚证　是由于体内阳气虚衰，其温煦、推动、蒸腾气化作用不足所表现出的证候。症见形寒肢冷，面色㿠白，口淡不渴，大便稀溏或滑脱，小便清长或失禁，舌淡胖嫩，苔白滑，脉沉迟无力。治宜补法。

4. 阴虚证　是由于体内阴液亏虚，脏腑组织失去滋养所表现出的证候。症见形体消瘦，五心烦热，两颧红赤，口咽干燥，盗汗潮热，手足心热，小便短赤，大便秘结，舌红少苔，脉细数。治宜补法。

辨证要点：病久体弱、病势缓、病程长，气血阴阳虚损及脏腑功能减退。

（二）实证

实证指邪气亢盛，正气未衰，邪正斗争激烈，脏腑功能活动亢盛所表现出的证候。表现为有余、亢盛、停聚特征的各种证候。

（1）临床表现：由于感邪性质的差异，致病的病理因素不同，以及所在部位的不同，实证的表现亦不一致,常见的主要症状有发热,腹胀痛拒按,胸闷烦躁,甚至神昏谵语,呼吸气粗,痰涎壅盛,大便秘结,或下利、里急后重,小便不利,或淋沥涩痛,舌质苍老,舌苔厚腻,脉实有力。

(2)辨证要点:新病、暴病,病程短,邪气亢盛有余。有气滞、血瘀、痰饮、水湿、宿食、虫积等停聚体内。

(三)虚证与实证的鉴别

虚证与实证的鉴别,详见表 8-3。

表 8-3　虚证、实证鉴别

证候	虚证	实证
病程	长(久病)	短(新病)
体质	多虚弱	多壮实
精神	萎靡	兴奋
声息	声低息微	声高气粗
疼痛	喜按	拒按
胸腹胀满	按之不痛,胀满时减	按之疼痛,胀满不减
发热	五心烦热,午后微热	蒸蒸壮热
恶寒	畏寒,得衣近火则减	恶寒,添衣加被不减
舌象	质嫩,苔少或无苔	质老,苔厚腻
脉象	无力	有力

考点:虚证与实证的鉴别

四、阴 阳 辨 证

阴阳是八纲中的总纲,是辨别病证类别的两个纲领。它概括了其他三对纲领,即表、实、热属阳;里、虚、寒属阴。

(一)阴证

阴证是体内阳气虚衰,或寒邪凝滞所表现的证候,人体功能多呈衰退之象。常以虚寒证为代表。

(1)临床表现:不同的疾病,所表现的阴性证候不尽相同,各有侧重。其特征性表现主要有面色苍白或暗淡,精神萎靡,身重蜷卧,形寒肢冷,倦怠乏力,语声低怯,纳差,口淡不渴,大便溏泄气腥,小便清长或短少,舌淡胖嫩,脉沉迟,或弱,或细涩。治宜温法、补法。

(2)辨证要点:以里证、虚证、寒证为主要辨证依据。

(二)阳证

阳证是体内热邪炽盛,或阳气亢盛所表现出的证候。人体功能多呈亢盛之象。常以实热证为代表。

(1)临床表现:不同疾病,所表现的阳性证候亦不相同,各有侧重。其特征性表现主要有面色赤,恶寒发热,肌肤灼热,神烦,躁动不安,语声粗浊或声高有力,呼吸气粗,喘促痰鸣,口干渴饮,大便秘结奇臭,小便短赤涩痛,舌质红绛,苔黄黑生芒刺,脉浮数、洪大、滑实。治宜清法、泻法。

(2)辨证要点:以表证、实证、热证为主要辨证依据。

(三)阴证与阳证的鉴别

阴证与阳证的鉴别,详见表 8-4。

表 8-4　阴证、阳证鉴别

四诊	阴证	阳证
望	面色苍白或暗淡，身重蜷卧，倦怠无力，精神萎靡，舌质淡而胖嫩，舌苔润滑	面色潮红或通红，狂躁不安，口唇燥裂，舌质红绛，苔黄，甚则燥裂，或黑而生芒刺
闻	语声低微，静而少言，呼吸怯弱，气短	气粗声高，烦而多言，呼吸气粗，喘促痰鸣，狂言叫骂
问	恶寒畏冷，喜温，食少乏味，不渴，或喜热饮，小便清长或短少，大便溏泄气腥	身热，恶热，喜凉，恶食，心烦，口干唇燥，小便短赤涩痛，大便干硬，或秘结不通，或有奇臭
切	腹痛喜按，肢凉，脉沉、细、迟、无力等	腹痛拒按，肌肤灼热，脉浮、洪、数、大、滑、有力等

考点：八纲辨证的总纲；阴证与阳证的鉴别

案例 8-1 分析

患者未及时添加衣被导致腹泻，属于外邪直接侵犯脏腑导致的里证；数日后，腹泻有所减轻，属于正气虚衰的表现，症见精神萎靡不振，语声低微，腹部按之柔软等，属于虚证的证候。

第 2 节　脏腑辨证

案例 8-2

患者，男，65 岁。近半年来自觉头晕目眩，耳鸣如蝉，健忘失眠，多梦，咽干口燥，腰膝酸软，五心烦热，颧红盗汗。舌红少苔，脉细数。

问题：1. 该患者病变涉及哪些脏腑？
2. 运用脏腑辨证，该患者属于哪个证型？

脏腑辨证，是在认识脏腑生理功能、病理特点的基础上，将四诊所收集的症状、体征及有关病情资料，进行综合分析，从而判断疾病所在的脏腑部位及其病性的一种辨证方法。即以脏腑病位为纲，对疾病进行辨证。

脏腑辨证体系相对完整，每一个脏腑有其独特的生理功能、病理表现和证候特征，有利于对病位的判断，并能与病性有机结合，从而形成完整的证候诊断。另外，脏腑之间具有表里关系，在病理上容易相互影响，故历来将腑的部分病变在脏病中论述。

一、心与小肠

心病的常见症状为心悸怔忡，气短自汗，活动后加重，心烦，心痛，失眠多梦，健忘，谵语等。

（一）心气虚、心阳虚与心阳暴脱

（1）临床表现：详见表 8-5。

表 8-5　心气虚、心阳虚、心阳暴脱三证鉴别表

证候	相同点	不同点
心气虚	心悸怔忡，胸闷气短，活动后加重，自汗	面色淡白，神疲乏力，舌淡苔白，脉虚
心阳虚		畏寒肢冷，心胸憋闷，面色淡白或晦暗，舌淡胖苔白滑，脉微细
心阳暴脱		突然冷汗淋漓，四肢厥冷，呼吸微弱，面色苍白或胸痛暴作，口唇青紫，神志模糊或昏迷

（2）辨证要点：心气虚证以心悸怔忡，胸闷气短，自汗、神疲乏力为主要辨证依据；心阳虚证，在心气虚证的基础上，出现畏寒肢冷，心胸憋闷，面色淡白等虚寒的症状为辨证依据；心阳

暴脱证，在心阳虚的基础上，出现冷汗淋漓，四肢厥冷，呼吸微弱，面色苍白或胸痛暴作等虚脱亡阳的症状为辨证依据。

考点：心气虚证、心阳虚证、心阳暴脱证三者的鉴别

（二）心血虚与心阴虚

（1）临床表现：详见表8-6。

表8-6　心血虚证与心阴虚证鉴别表

证候	相同点	不同点
心血虚	心悸怔忡，失眠多梦	眩晕，健忘，面色淡白无华，或萎黄，口唇色淡，舌色淡白，脉细弱
心阴虚		五心烦热，潮热，盗汗，颧红口干，舌红少津，脉细数

（2）辨证要点：心血虚证，以心悸、失眠与血虚证并见为辨证依据；心阴虚证，以心悸、失眠与阴虚证并见为辨证依据。

考点：心血虚证与心阴虚证的鉴别

（三）心火亢盛

（1）临床表现：心胸烦热，失眠，面赤口渴，小便短赤，舌尖红绛，或口舌生疮，舌体腐烂疼痛，脉数有力。或见狂躁谵语，或见吐血、衄血，或见肌肤疮疡，红肿热痛。

（2）辨证要点：以心胸烦热，口舌生疮，舌尖红，脉数等为辨证要点。

（四）心脉痹阻

（1）临床表现：心脉痹阻证是心脏脉络在各种致病因素作用下导致痹阻不通所反映出的证候。多由年高体弱或病久正虚以致瘀阻、痰凝、寒滞、气郁而发作。病因不同，表现有异，详见表8-7。

表8-7　心脉痹阻证瘀、痰、寒、气比较表

证候	常见症状	病因	不同点
心脉痹阻	心悸怔忡，心胸憋闷疼痛，痛引肩背内臂，时发时止	瘀血内阻	痛如针刺，舌紫暗见紫斑紫点，脉细涩
		痰浊停聚	闷痛特甚，体胖痰多，身重困倦，舌苔白腻，脉沉滑
		阴寒凝滞	突发剧痛，得温痛减，畏寒肢冷，舌淡苔白，脉沉迟或沉紧
		气机郁滞	胀痛，发作常与精神因素有关，舌淡红，苔薄白，脉弦

考点：心与小肠的病证类型及各类型的辨证要点

（2）辨证要点：以胸部憋闷疼痛，痛引肩背内臂，时发时止为辨证依据。

（五）小肠实热

（1）临床表现：心烦口渴，口舌生疮，小便赤涩，尿道灼痛，尿血，舌红苔黄，脉数。

（2）辨证要点：以心火炽盛、小便赤涩灼痛为辨证依据。

二、肺与大肠

肺病的常见症状为咳嗽、气喘、胸痛、咳血等。

（一）肺气虚

（1）临床表现：咳喘无力，气少不足以息，动则甚，咳痰清稀，声音低微，面白无华，神疲体倦。或有自汗，畏风，易于感冒。舌淡苔白，脉虚弱。

（2）辨证要点：以咳喘无力，咳痰清稀，气少不足以息和全身机能活动减弱为辨证依据。

（二）肺阴虚

（1）临床表现：干咳无痰，或痰少而黏，或痰中带血，口干咽燥，声音嘶哑，形体消瘦，午

后潮热，五心烦热，颧红盗汗，舌红少津，脉细数。

（2）辨证要点：以干咳少痰和阴虚内热证共见为辨证依据。

（三）风寒束肺、风热犯肺、燥邪犯肺、痰湿阻肺与热邪壅肺

（1）临床表现：详见表8-8。

表8-8　风寒束肺、风热犯肺、燥邪犯肺、痰湿阻肺与热邪壅肺五证鉴别表

证候	相同点	兼证	舌苔	脉象
风寒束肺	实证，咳嗽	咳痰稀白，鼻塞流清涕，恶寒发热，无汗，头身疼痛等表寒证	苔白	浮紧
风热犯肺		咳痰黄稠，鼻塞流黄浊涕，头痛，身热恶风，口干咽痛等表热证	舌尖红苔薄黄	浮数
燥邪犯肺		干咳无痰，或痰少而黏，不易咳出，唇、舌、咽、鼻干燥，或发热恶寒，或胸痛咯血等	舌红苔白或薄黄	数
痰湿阻肺		咳嗽痰多，色白而黏，易咳，胸闷，甚则气喘，喉中痰鸣	舌淡苔白腻	滑
热邪壅肺		咳痰黄稠，或痰中带血，或胸痛咳吐脓血腥臭痰，气喘，呼吸急促，甚则鼻翼煽动，壮热口渴，烦躁不安，衄血咯血，大便干结，小便短赤	舌红苔黄	滑数

考点：风寒束肺、风热犯肺、燥邪犯肺、痰湿阻肺、热邪壅肺的鉴别

（2）辨证要点：风寒束肺以咳嗽为主症，兼见风寒表证为辨证依据；风热犯肺以咳嗽为主症，兼见风热表证为辨证依据；燥邪犯肺以肺系症状表现干燥少津为辨证依据；痰湿阻肺以咳嗽痰多、质黏、色白、易咳为辨证依据；热邪壅肺以肺病常见症状和里热证共见为辨证依据。

考点：肺与大肠的病证类型及各类型的辨证要点

（四）大肠湿热

（1）临床表现：腹痛泄泻，肛门灼热，下利赤白黏冻，里急后重；或暴注下泄，色黄而臭。小便短赤，口渴，或有恶寒发热，但热不寒等。舌红苔黄腻，脉滑数。

（2）辨证要点：以排便次数增多，或下利黏冻，或下黄色稀水与湿热内阻现象共见为辨证依据。

三、脾与胃

脾病常见症状为腹胀腹痛，不欲食而纳少，便溏，浮肿，困重，内脏下垂，慢性出血等。胃病常见症状：胃脘痛，呕吐，嗳气，呃逆等。

（一）脾气虚、脾阳虚、脾气下陷和脾不统血

（1）临床表现：此四证为脾虚证，均有脾气不足的表现，具体鉴别详见表8-9。

表8-9　脾气虚、脾阳虚、脾气下陷和脾不统血四证鉴别表

证候	相同证	不同证	舌苔	脉象
脾气虚	腹胀纳少，食后尤甚，便溏肢倦，	或浮肿，或消瘦	舌淡苔白	缓弱
脾阳虚	食少懒言，面色萎黄等	腹痛喜暖喜按，形寒肢冷，口淡不渴，或肢体困重，或浮肿，或带下清稀量多，尿少，大便稀溏	舌淡胖苔白滑	沉迟无力
脾气下陷		脘腹坠胀，或便意频数，肛门坠重，或久痢不止，甚则脱肛，或内脏下垂，或小便混浊如米泔	舌淡苔白	弱
脾不统血		便血，尿血，肌衄，鼻衄，齿衄，或妇女月经过多、崩漏等	舌淡苔白	细弱

（2）辨证要点：脾气虚以腹胀，纳呆，便溏和气虚证共见为辨证依据；脾阳虚以腹胀腹痛，纳呆，浮肿和虚寒之象并见为辨证依据；脾气下陷以脾气虚和内脏下垂为辨证依据；脾不统血以

脾气虚证和各种出血症状共见为辨证依据。

（二）寒湿困脾

（1）临床表现：脘腹痞闷胀痛，食少便溏，泛恶欲吐，口黏不爽，不渴，头身困重，或肢体浮肿，面色晦暗，或肌肤面目发黄，黄色晦暗如烟熏，小便短少，大便溏。舌淡胖，苔白腻，脉濡缓。

（2）辨证要点：以腹胀，食少，便溏和寒湿中遏的表现为辨证依据。

（三）湿热蕴脾

（1）临床表现：脘腹痞闷，恶心欲吐，口黏而甜，肢体困重，或面目肌肤发黄，色泽鲜明如橘子，皮肤发痒，或身热起伏，汗出热不解，大便溏泄不爽，小便短赤不利。舌红，苔黄腻，脉濡数。

（2）辨证要点：以脘腹痞闷，恶心欲吐和湿热内阻的症状为辨证依据。

（四）胃寒、胃热、胃阴虚和食滞胃脘

（1）临床表现：详见表8-10。

考点：脾气虚、脾阳虚、脾气下陷、脾不统血的鉴别

表8-10　胃病寒热虚实鉴别表

证候	疼痛性质	呕吐	口味与口渴	大便	舌象	脉象
胃寒	冷痛	清水	口淡不渴	便溏	舌淡苔白滑	沉迟
胃热	灼痛	吞酸	渴喜冷饮	秘结	舌红苔黄	滑数
胃阴虚	隐痛	干呕	口燥咽干	干结	舌红少苔	细数
食滞胃脘	胀痛	酸腐食物	口中腐臭	酸臭	苔厚腻	滑

（2）辨证要点：胃寒以胃脘疼痛和寒象共见为辨证依据；胃热以胃脘灼痛和热象共见为辨证依据；胃阴虚以胃脘隐痛和阴虚证共见为辨证依据；食滞胃脘以胃脘胀闷疼痛，嗳腐吞酸为辨证依据。

四、肝 与 胆

肝病常见症状为胸胁少腹胀痛、窜痛，烦躁易怒，头晕胀痛，肢体震颤，手足抽搐，以及目疾，月经不调，睾丸胀痛等。

（一）肝气郁结、肝血虚、肝阴不足、肝火上炎和肝阳上亢

（1）临床表现：此五类证候鉴别详见表8-11。

考点：胃寒、胃热、胃阴虚、食滞胃脘四证的鉴别；脾与胃的病证类型及各类型的辨证要点

表8-11　肝气郁结、肝血虚、肝阴不足、肝火上炎和肝阳上亢五证鉴别表

证候	性质	症状	舌象	脉象
肝气郁结	实证	胸胁或少腹胀闷窜痛，乳房胀痛，胸闷喜太息，情志抑郁或易怒，或咽部有梗塞感，妇女月经不调，痛经，甚则闭经等	苔薄白	弦
肝血虚	虚证	眩晕耳鸣，面白无华，爪甲不荣，夜寐多梦，两目干涩，视物模糊，视力减退或成雀盲，或肢体麻木，关节拘急不利，手足震颤，妇女见月经量少、色淡或闭经	舌淡苔白	弦细
肝阴不足	虚证	头痛，眩晕耳鸣，胁肋隐痛，两目干涩，视物模糊，烦躁失眠，面部烘热，五心烦热，潮热盗汗，口燥咽干，或手足蠕动	舌红少津	弦细数
肝火上炎	实热证	头晕胀痛，耳鸣如潮，耳聋，面红目赤，口苦咽干，急躁易怒，不眠多梦，胁肋灼痛，大便秘结，小便短赤，或耳内肿痛流脓，或吐血衄血	舌红苔黄	弦数
肝阳上亢	本虚标实	眩晕耳鸣，头目胀痛，面红目赤，口苦咽干，急躁易怒，心悸健忘，失眠多梦，腰膝酸软，头重足轻，大便秘结，小便短赤	舌红苔黄	弦而有力或弦细数

考点:肝气郁结、肝血虚、肝阴不足、肝火上炎、肝阳上亢五证的鉴别

（2）辨证要点：肝气郁结以情志抑郁，肝经所过部位发生胀闷疼痛，以及妇女月经不调等作为辨证依据。肝血虚一般以筋脉、爪甲、两目、肌肤等失血濡养及全身血虚的病理现象为辨证依据；肝阴不足以眩晕、两目干涩、胁肋灼痛和阴虚证共见为辨证依据；肝火上炎以肝脉循行部位的头、目、耳、胁表现的实火炽盛症状作为辨证依据；肝阳上亢以头目眩晕、面红目赤、急躁易怒等肝阳亢于上、肾阴亏于下的证候表现作为辨证依据。

（二）肝风内动

（1）临床表现：患者出现眩晕欲仆、抽搐、震颤等具有"动摇"特点的症状，称为肝风内动。临床常见肝阳化风、热极生风、阴虚动风和血虚生风四种，详见表8-12。

表8-12　肝风四证鉴别表

证候	性质	主证	兼证	舌象	脉象
肝阳化风	上实下虚	眩晕欲仆，头摇肢颤，语言不利，或舌强不语，或卒然昏倒，口眼㖞斜，半身不遂，不省人事，喉中痰鸣	项强肢麻，头痛，步履不稳	舌红苔白或腻	弦细
热极生风	热证	手足抽搐，颈项强直，角弓反张，两目上视，牙关紧闭	高热烦渴，神志昏迷，躁扰不安	舌红绛，苔黄	弦数
阴虚动风	虚证	手足蠕动	午后潮热，五心烦热，口燥咽干，形体消瘦	舌红少津	弦细数
血虚生风	虚证	手足震颤，肌肉瞤动，关节拘急不利，肢体麻木	眩晕耳鸣，面色无华，爪甲不荣	舌淡苔白	细

考点:肝阳化风、热极生风、阴虚动风、血虚生风四证的鉴别

（2）辨证要点：肝阳化风以平素有肝阳上亢的表现，而又突然出现动风症状为辨证依据；热极生风以高热与动风症状并见为辨证依据；阴虚动风以阴虚与动风症状并见为辨证依据；血虚生风以血虚证兼见虚风内动之象为辨证依据。

（三）肝胆湿热

考点:肝与胆的病证类型及各类型的辨证要点

（1）临床表现：胁肋部胀痛灼热，或有痞块，腹胀纳呆，口苦呕恶，大便不调，小便短赤，舌红，苔黄腻，脉弦数。或寒热往来，或身目俱黄，或阴囊湿疹，或睾丸肿胀热痛，或带下黄臭，外阴瘙痒等。

（2）辨证要点：以胁肋胀痛、腹胀纳呆、身目发黄、阴痒，兼见湿热内蕴症状为辨证要点。

五、肾与膀胱

肾病常见症状：腰膝酸软而痛，耳鸣耳聋，发白早脱，齿牙动摇，阳痿遗精，男子精少不育，女子经少经闭，以及水肿，二便异常等。

（一）肾阳虚

（1）临床表现：腰膝酸软而痛，畏寒肢冷，下肢尤甚，头目眩晕，耳鸣，神疲乏力，精神萎靡，面色㿠白或黧黑，舌淡胖苔白，脉沉弱。或阳痿，妇女宫寒不孕；或大便久泻不止，完谷不化，五更泄泻；或小便频数清长，夜尿频多；或浮肿，腰以下为甚，按之凹陷不起，甚则腹部胀满，全身肿胀，心悸咳喘，舌淡，苔白，脉沉弱。

（2）辨证要点：以生殖机能低下伴见寒象为辨证依据。

（二）肾阴虚

（1）临床表现：腰膝酸痛，眩晕耳鸣，失眠多梦，口燥咽干，男子阳强易举，遗精，妇女经少、经闭，或见崩漏，形体消瘦，潮热盗汗，五心烦热，两颧潮红，溲黄便干，舌红，少津，脉细数。

（2）辨证要点：以腰膝酸软，眩晕耳鸣，男子遗精，女子月经不调兼见阴虚证为辨证依据。

（三）肾精不足

（1）临床表现：男子精少不育，女子经闭不孕，性功能减退；小儿发育迟缓，身材矮小，智力和动作迟钝，囟门迟闭，骨骼痿软；成人早衰，发脱齿摇，耳鸣耳聋，健忘恍惚，动作迟缓，足痿无力，精神呆钝等。

（2）辨证要点：以生长发育迟缓，生殖机能减退，以及成人的早衰表现为辨证依据。

（四）肾气不固

（1）临床表现：面白神疲，听力减退，腰膝酸软，小便频数而清长，或小便余沥不尽，或小便失禁，或遗尿，或夜尿频多，男子滑精早泄，女子带下清稀，或胎动易滑，舌淡，苔白，脉沉弱。

（2）辨证要点：以小便频数或失禁，滑精早泄，胎动易滑为辨证依据。

（五）肾不纳气

（1）临床表现：久病咳喘，呼多吸少，气不得续，动则喘息益甚，自汗神疲。声音低怯，腰膝酸软，舌淡，苔白，脉沉细无力。或喘息加剧，冷汗淋漓，肢冷面青，脉浮大无根；或气短息促，面赤心烦，咽干口燥，舌红，脉细数。

（2）辨证要点：以久病咳喘，呼多吸少，动则益甚为辨证依据。

（六）膀胱湿热

（1）临床表现：尿频，尿急，尿痛，小便短黄，有灼热感，小腹胀闷，或伴有发热，腰痛，或尿血，或尿有砂石，舌红，苔黄腻，脉数。

（2）辨证要点：以尿频、尿急、尿痛、尿黄为辨证依据。

案例 8-2 分析

患者自觉头晕目眩，耳鸣如蝉，腰膝酸软等症状与肾有关；五心烦热，颧红盗汗，舌红少苔，脉细数是阴虚的表现。因此该患者病变涉及肾，属于肾阴虚证。

考点：肾与膀胱的病证类型及各类型的辨证要点

第 3 节　卫气营血辨证

卫气营血辨证，是运用于外感温热病的一种辨证方法。当温热病邪侵入人体，由于卫气敷布于人体的肤表，有卫外的作用，病邪侵入，必先犯及卫分，形成卫分证，为外感温热病的开始阶段；邪在卫分郁而不解，势必向里传变而入气分，形成气分证，为邪正斗争的亢盛期；气分病邪不解，若其人正气虚弱，津液匮乏，外感病乘虚内陷，则入营分，形成营分证，为邪热陷入心营，病情深重；营分有热，进而其势必又累及血分，形成血分证，为病变的后期，重在耗血、动血，病情更为严重。总之，卫气营血辨证，既是对温热病四类不同证候的概括，又是温热病病变发展过程中深浅轻重各异的四个阶段，用以说明病位的浅深、病情的轻重和传变的规律，并指导临床施护。

一、卫　分　证

卫分证候，是温热病邪侵犯肤表，卫气功能失调，肺失宣降所表现的证候，常见于外感温热病的初期，病位在肺与皮毛。

（1）临床表现：发热，微恶风寒，少汗，头痛，全身不适，口微渴，舌边尖红，苔薄黄，脉

考点：何
谓卫分证
及其辨证
要点

浮数；或有咳嗽，咽喉肿痛等症。

（2）辨证要点：卫分证以发热，微恶风寒，舌边尖红，脉浮数为辨证依据。

二、气 分 证

气分证候，是温热病邪内入脏腑，正盛邪炽，正邪剧争，阳热亢盛所表现出的里实热证候，病在胸膈、肺、胃、肠、胆等脏腑。

（1）临床表现：发热不恶寒反恶热，口渴，汗出，心烦，尿赤，舌红，苔黄，脉数有力。若兼咳喘、胸痛，咳吐黄稠痰者，为热壅于肺；若兼心烦懊侬，坐卧不安者，为热扰胸膈；若兼自汗，喘急，烦闷，渴甚，脉数而苔黄燥者，为热在肺胃；若兼胸痞，烦渴，腹胀痛拒按，或时有谵语、狂乱，大便秘结或下秽臭稀水，苔黄燥，甚则焦黑起刺，脉沉实，为热迫大肠；若兼口苦，胁痛，心烦，干呕，脉弦数等，为热郁胆经。

考点：何
谓气分证
及其辨证
要点

（2）辨证要点：气分证以发热，不恶寒，舌红，苔黄，脉数有力为辨证依据。

三、营 分 证

营分证候，是温热病邪内陷的深重阶段，以营阴受损，心神被扰的证候为主要表现。营分介于气分和血分之间，若病邪由营转气，表示病情好转；而由营入血则表示病情加重。

考点：何
谓营分证
及其辨证
要点

（1）临床表现：身热夜甚，口渴不甚或不渴，心烦不寐，甚或神昏谵语，斑疹隐现，舌质红绛，脉细数。

（2）辨证要点：营分证以身热夜甚，心烦不寐，舌绛，脉细数为辨证依据。

四、血 分 证

血分证候，是卫气营血病变的最后阶段，为温热病邪深入血分，也是温热病发展过程中最为深重的阶段，以心、肝、肾病变为主，临床以耗血、动血、阴伤、动风等证候为主要表现。

（一）血分实热

（1）临床表现：身热夜甚，躁扰不宁，昏狂，谵语，斑疹显露，色紫黑，吐血，衄血，便血，尿血，舌质深绛或紫，脉细数，或兼抽搐，颈项强直，角弓反张，目睛上视，牙关紧闭，脉弦数。

（2）辨证要点：本证以身热夜甚，神昏谵语，抽搐，斑疹显露，吐血、衄血、便血、尿血为辨证依据。

考点：何
谓血分
证；血分
实热与血
分虚热的
辨证要点

（二）血分虚热

（1）临床表现：持续低热，暮热朝凉，五心烦热，神疲欲寐，热退无汗，口干咽燥，耳聋，形体消瘦，舌红少津，脉虚细。或见手足蠕动，瘛疭等。

（2）辨证要点：持续低热，暮热朝凉，手足蠕动，舌红少津，脉虚细为辨证依据。

📢 小　　结

辨证是将四诊所收集到的资料，通过分析、综合，以识别疾病，确定病位、病性及其发展趋势的一种诊断方法。八纲是辨证的总纲，概括性强；脏腑辨证是八纲辨证的进一步深化，是中医辨证体系中的重要内容，也是中医临床各科辨证的必备基础；卫气营血辨证是对外感温热病发展过程中不同病理阶段的概括。

自 测 题

A₁型题

1. 患者恶寒与发热同时出现，常见于（ ）

A. 里寒证　　　　　B. 阴虚内热

C. 实热证　　　　　D. 表证

E. 半表半里证

2. 虚证的病机概念主要是指（ ）

A. 卫气不固　　　　B. 正气虚损

C. 邪气盛　　　　　D. 气化无力

E. 气血生化不足

3. 八纲辨寒热主要是指（ ）

A. 辨邪正斗争的胜负

B. 辨阴阳的盛衰

C. 辨恶寒发热的有无

D. 辨病邪的性质

E. 以上均错误

4. 八纲辨表里主要是指（ ）

A. 辨邪正斗争的胜负

B. 辨阴阳的盛衰

C. 辨病邪的深浅

D. 辨病邪的性质

E. 以上均错误

A₂型题

5. 患者，女，53岁，近1个月来，常觉心悸，失眠梦多，眩晕，健忘，面色、口唇淡白无华，舌色淡白，脉细弱。该患者辨证应属下列哪项（ ）

A. 心气虚证　　　　B. 心血虚证

C. 心阳虚证　　　　D. 心阴虚证

E. 心肾不交

A₃/A₄型题

（6～7题共用题干）

患者，女，35岁，婚后10年一直未孕，腰膝酸软，形寒肢冷，下肢尤甚，面白神疲，头晕目眩，耳鸣，夜尿频多，舌淡，苔白，脉沉弱。

6. 该患者目前的受累脏腑是（ ）

A. 肝　　　　　　　B. 心

C. 脾　　　　　　　D. 肺

E. 肾

7. 根据脏腑辨证，该患者的证型是（ ）

A. 脾阳虚证　　　　B. 肾阳虚证

C. 肾气虚证　　　　D. 肾气不固证

E. 肾阴虚证

（卢玲玲）

第9章　预防与治则治法

·引　言·

　　防治原则，包括预防原则和治疗原则，是预防疾病发生，治疗疾病并阻断其发展，促进疾病好转或痊愈所遵循的基本原则。防治原则是在整体观念和辨证论治精神指导下制定的反映中医预防和治疗学规律及特色的理论知识，是中医学理论体系的重要组成部分。

　　在预防和治疗的关系中，中医防治理论特别强调"防重于治，防治结合"，即在未病之前，防止疾病发生；既病之后，根据疾病先后主次、轻重缓急，确定相应的治疗原则，以防止疾病发展，这是中医学处理防病与治病关系的核心思想。

第1节　预　防

案例 9-1

　　患者，女，35岁，公司职员，工作压力大并经常加班。近半月余出现身体倦怠乏力、心悸、失眠、健忘、烦躁、焦虑不安等证，工作效率和生活质量明显下降。

问题：结合案例，请为该女士设计一个健康保健计划，以帮助其恢复健康状态。

　　预防，对于健康人来说，可增强体质，预防疾病的发生；对于患者而言，可防止疾病的发展与传变。中医学历来重视预防，早在《内经》就提出"治未病"的预防思想。《素问·四气调神大论》指出：圣人不治已病治未病，不治已乱治未乱……夫病已成而后药之，乱已成而后治之，譬犹渴而穿井，斗而铸锥，不亦晚乎。为后世医家对中医预防理论研究奠定了基础。其后，《难经》《金匮要略》等经典中对中医"治未病"思想多有阐发，其中尤以孙思邈的学术思想对后世影响最为深远，他对《内经》的"治未病"理论进行了深化，在《备急千金要方》中提出："上医医未病之病，中医医欲病之病，下医医已病之病。"将疾病分为未病、欲病、已病三类，这是中医学最早的三级预防概念，亦与现代预防医学的三级预防思想甚为相合。

　　治未病，即"早治防变"是中医学的预防思想，包括未病先防、既病防变两个方面。

一、未病先防

　　未病先防是指在未病之前，先行采取各种措施，做好预防工作，以避免疾病的发生。清代医家陈根儒认为："防其已然，防之未必能止；不如防其未然，使不能传之。"疾病的发生，主要关系到邪正盛衰。正气不足是疾病发生的主导因素，邪气是发病的重要条件。邪正的盛衰变化决定着疾病发生、发展和变化的全过程。因此，未病先防，就必须从增强人体正气和提高抗病能力、防止病邪侵害两方面入手。

（一）调正气

　　注重调养正气，提高机体的抗邪能力。情志刺激可致正气内虚，易招致外邪而致病。故平时注意调摄精神，保持精神愉快，使气机调畅，气血平和，以利于健康；经常锻炼身体，能增强体质，可以减少或防止疾病的发生；要适应自然环境的变化，对饮食起居、劳逸等有适当的节制和安排；适当进行药物的预防及人工免疫也是防病和调养正气的重要方法。

（二）御邪气

注意防止邪气的侵害，包括讲究卫生，防止环境、水源和食物的污染，以及避免六淫、疫气、七情、饮食与劳逸等致病邪气的侵袭，以减少疾病的发生。还可以通过针灸、推拿等刺激机体的感应传导、调节机能，使人身气血阴阳得到调整而恢复平衡，从而发挥其治疗保健及防病功能。

二、既病防变

既病防变，指的是在疾病发生的初始阶段，应力求做到早期诊断，早期治疗，以防止疾病的发展及传变。

（一）早期诊治

在疾病发展的过程中，由于邪正斗争的消长，疾病的发展，可能会出现由浅入深，由轻到重，由单纯到复杂的发展变化。早期诊治，其原因就在于疾病的初期，病位较浅，病情多轻，正气未衰，病较易治，因而传变较少。早期诊治的时机在于要掌握好不同疾病的发生、发展变化过程及其传变规律，病初即能及时做出正确的诊断，从而进行及时有效和彻底的治疗。

（二）防止传变

防止传变，指在掌握疾病的发生发展规律及其传变途径的基础上，早期诊断与治疗以防止疾病的发展。掌握不同疾病的发生、发展变化过程及其传变的规律，才能在早期诊治过程中，既着眼于当前病证，又能前瞻性地采取措施避免传变的发生。

故《素问·阴阳应象大论》提出："善治者治皮毛，其次治肌肤，其次治筋脉，其次治六腑，其次治五脏，治五脏者，半死半生也。"后世医家进一步发展了《内经》既病防变的思想。《金匮要略·脏腑经络先后病脉证》曰："见肝之病，知肝传脾，当先实脾。"《伤寒论·辨太阳病脉证并治》曰："伤寒中风，有柴胡证，但见一证便是，不必悉具。"此乃医圣张仲景的既病防变之法。叶天士在《温病条辨》中的"先安未受邪之地"更是既病防变之典范。

随着现代医学模式的转变和健康观的不断发展，治未病已有了更深层次的现实意义，如今以预防为主的医疗模式越来越得到人们的认同。中医学强调的运动、心理、饮食、生活方式、气功等方面的整体调节对亚健康者的养生和保健具有极大的优势，既病防变、病盛防危及病后防复的理论也为慢性病的治疗开辟了新的思路。医疗工作者应恰当地运用现代医学先进的研究方法和手段，不断继承、发掘和完善中医学治未病理论，准确掌握诊断的预见性，治疗的及时性，疾病传变、转化、合病、并病的规律性，更好地为人类卫生保健事业服务，减轻医疗负担，发挥中医药优势，从而为人类健康事业做出更大的贡献。

案例 9-1 分析

患者身体倦怠乏力，并出现心悸、失眠、健忘、烦躁、焦虑不安等症，工作效率和生活质量明显下降，心身机能下降状态。从健康管理的角度，建议患者调整作息时间，保证睡眠充足；饮食清淡；多做户外运动，使身心愉悦；必要时可服用逍遥丸、解郁丸等缓解症状。

第2节　治则治法

案例 9-2

患者，男，30岁。于1天前受凉，自感恶寒，头身疼痛，有鼻塞、流清涕、喷嚏、咽喉痒痛等症状，舌苔薄白，脉浮数。

问题：结合上述病例，应该给予该患者何种治法？

一、治　则

"治则"一词始见于明代李中梓的《内经知要》。《辞海》解释为"治疗疾病的总则"。治则是在整体观念和辨证论治理论指导下，根据四诊所获得的客观资料，在对疾病进行全面分析、综合与判断的基础上，而制定出来的对临床立法、处方、遣药具有普遍指导意义的治疗规律。

治则是针对疾病所表现出的病机共性而确立的。疾病的基本病机，可概括为邪正盛衰、阴阳失调等，因而治标治本、正治反治、扶正祛邪、调整阴阳及三因制宜等，均属于基本治则。

（一）治标与治本

治标和治本，首见于《素问·标本病传论》。标和本的概念是相对的，标本关系常用来概括说明事物的现象与本质，在中医学中常用来概括病变过程中矛盾的主次先后关系。

本是事物的主要矛盾，标是事物的次要矛盾。标本随着疾病发展变化的具体情况所指有所不同。如就邪正而言，正气为本，邪气为标；就病机与症状而言，病机为本，症状为标；就疾病先后言，旧病、原发病为本，新病、继发病为标；就病位而言，脏腑精气病为本，肌表经络病为标等。可见，标本不是绝对的，而是相对的、有条件的。

掌握了疾病的标本关系，就能准确地分清病证的主次先后与轻重缓急，从复杂的疾病矛盾中找出其主要矛盾或矛盾的主要方面，进而采取有针对性的治疗方法，以获得理想的治疗效果。因此，在复杂多变的病证中，或在疾病的危重阶段，就必须考虑治标治本的缓急先后。

1. 急则治标　《顾松园医镜》曰："标急先治其标，本急先治其本。"《先醒斋医学广笔记》曰："标急而元气不甚惫者，先救其标，标急而元气衰剧者，则当本而标之也。"急则治其标，是言标病危急而本病较和缓，需及时治标，标病解后，继而治本。

急则治其标的治则，一般适用于病情严重，在疾病过程中又出现某些急重症状的情况。这时标本取舍原则是标病急重，则应当先治或急治。此时病证过程中的危重症状已成为疾病矛盾的主要方面时，若不及时解决就要危及生命，或影响本病的治疗，故必须要采取紧急措施先治其标。如病因明确的剧痛，频繁呕吐，二便不通等，可分别采用缓急止痛、降逆止呕、通利二便等治标之法，缓解危急再图其本。又如腹水患者，就原发病与继发病而言，鼓胀多是在肝病基础上形成，则肝血瘀阻为本，腹水为标，如腹水不重，则宜化瘀为主，兼以利水；但若腹水严重、腹部胀满、呼吸急促、二便不利时，则为标急，此时当先治标病之腹水，待腹水减退，病情稳定后，再治其肝病。又如大出血患者，由于大出血会危及生命，故不论何种原因的出血，均应采用"急则治其标"紧急止血，待血止，病情缓和后再治其本。急则治标，只是在应急情况下的权宜之计，为治本创造有利条件。一旦标病得以缓解，仍当治疗其本，以获得长远之疗效。

另外，在先病为本而后病为标的关系中，有时标病虽不危急，但若不先治，将影响本病整个治疗方案的实施时，也当先治其标病。如在心脏病的治疗过程中，患者得了轻微感冒，也当先将后病感冒治好，方可使先病即心脏病的治疗方案得以实施。

2. 缓则治本　《素问·标本病传论》曰："先病而后逆者治其本，先逆而后病者治其本，先寒而后生病者治其本，先病而后生寒者治其本，先热而后生病者治其本。"概言之则前因为本，后果为标，在标缓之际，当以治本为先。《灵枢·病本》曰："病发而有余，本而标之，先治其本后治其标；病发而不足，标而本之，先治其标后治其本。"

缓则治其本的治则，一般对慢性疾病或急性疾病的恢复期有着重要的指导意义。多用在病情缓和、病势迁延、暂无急重病状的情况下，此时必须着眼于疾病本质的治疗。因标病产生于本病，本病得治，标病自然也随之而去。如痨病肺肾阴虚之咳嗽，肺肾阴虚是本，咳嗽、潮热、盗汗是标，标病不至于危及生命，故治疗多不选用单纯止咳、敛汗之剂来治标，而采滋补肺肾之阴以治其本，本病得以恢复，咳嗽盗汗等诸症也自然会消除。再如气虚自汗，气虚不能固摄津液为本，自汗为标。单用止汗之剂，难以奏效，此时应益气固表以治其本，气复则自能收摄汗液。另外，先病宿疾为本，后病新感为标，新感已愈而转治宿疾，也属缓则治本。

3. **标本兼治** 是言标本病势相当，不宜单一治标治本，当用标本同治之法。《素问·标本病传论》曰："谨察间甚，以意调之，间者并行，甚者独行。"张景岳指出："病浅者可以兼治，故曰并行；病甚者难容杂乱，故曰独行。""间者"言病轻，"甚者"言病重，"间者""甚者"均有二义，既言邪气亦言正气，"间者"是说标本两者相对轻浅，而"甚者"是说或标重、或本重，当权衡标本，或治标或单治本，力求单刀直入，擒贼擒王，以收全功。"并行"即标本兼治，"独行"即或治标、或治本。"并行"与"独行"应用之关键乃"间"与"甚"，亦可如此理解："甚者"大也，"间者"微也，标本缓急差别小者为"间者并行"，标本缓急差别大者为"甚者独行"。若标本同治而互不牵制，且收效较单一治法为优，无论间甚，理当标本兼治。通常而言，标本兼治之法应用甚广，诸如刘河间云"行血则便脓自愈，调气则后重自除"；李东垣在《脾胃论》中云"湿寒之胜，当助风以平之"；李中梓在《医宗必读》中曰"治风先治血，血行风自灭"；叶天士云"湿去则热孤"；吴鞠通言"徒清热则湿不退，徒祛湿则热愈炽"等，皆为并行之法，不胜枚举。

标本兼治，如若用之得当，收效佳捷。临证有虚中夹实、实中夹虚、虚实并重之分，治当扶正祛邪侧重有别，标本缓急有异。如在热性病过程中，热盛伤津耗阴，津液与阴气受损，凉润作用减退而致肠燥便秘不通，此时邪热内结为本，津液与阴气受伤为标，治当泻热攻下与滋阴增液通便同用。又如脾气虚衰，运化失职，水湿内停，此时脾气虚衰为本，水湿内停为标，治疗可补脾与祛湿同用。再如素体气虚，抗病力低下，反复感冒，如单纯补气则易留邪，仅发汗解表则易伤正，此时治宜益气解表。

总之，病证之变化有轻重缓急、先后主次之不同，因而标本的治法运用也就有先后与缓急、单用或兼用的区别，这是中医治疗的原则性与灵活性有机结合的体现。区分标病与本病的缓急主次，有利于从复杂多变的疾病过程中抓住主要矛盾，最终达到治病求本的目的。

知识链接
下利与泻下剂

客有病伤寒，下利、身热、神昏多困、谵语、不得眠。有医者见"下利"和"郑声"这两者皆是虚证的表现，所以患者是为虚证也。许叔微认为这应该是承气汤证，属于实证。众皆愕然，承气汤为泻下剂，患者已经是下利了，怎么还服承气汤呢？许叔微回答说："仲景云，下利而谵语者，有燥屎也，属小承气汤。"于是，给患者服用小承气汤，服药后患者果然不再泻下水样便，而下燥屎十二枚，不一会儿得汗解。

唐代著名医家王冰认为，大热内结，注泻不止，热宜寒疗，而要除去体内结伏，则应以寒下之，热结得除，下利自止。此寒因寒用也，小承气汤止利，正是这道理。

（二）正治与反治

在错综复杂的疾病过程中，有本质与症状一致的，亦有本质与症状不一致的，故有正治与反治之分。

1. **正治** 是指采用与病证性质相反的方药进行治疗的原则。由于采用的方药与病证的性质相逆，如热证用寒药，故又称"逆治"。正治适用于疾病的征象与其本质相一致的病证。实际上，临床上大多数疾病的外在征象与其病变本质是相一致的，如热证见热象、寒证见寒象等，故正治是临床最为常用的治疗原则。

（1）寒者热之：即以热治寒，指寒性病证出现寒象，用温热方药来治疗，即以热药治寒证。如表寒证用辛温解表方药，里寒证用辛热温里方药等。如虚寒腹痛，喜温喜按，自利不渴，畏寒肢冷，呕吐食少，舌淡，苔白，脉沉细。应用理中丸，温中散寒、健脾益气。

案例 9-2 分析

患者因受凉，感恶寒，头身疼痛，有鼻塞、流清涕、喷嚏，舌苔薄白，脉浮数。属表证、寒证，宜采用正治法，以辛温解表，方用麻黄汤。

（2）热者寒之：即以寒治热，指热性病证出现热象，用寒凉方药来治疗，即以寒药治热证。如表热证用辛凉解表方药，里热证用苦寒清里方药等。如针对具有"大热、大渴、大汗、脉洪大"等临床表现的实热证患者，应用寒凉性的白虎汤来治疗。热者寒之适用于疾病的本质和现象相一致的病证。

（3）虚则补之：指虚损性病证出现虚象，用具有补益作用的方药来治疗，即以补益药治虚证。如阳虚用温阳方药，阴虚用滋阴方药，气虚用益气方药，血虚用补血方药等。如脾胃气虚证，症见食少倦怠，少气懒言，大便稀溏，舌淡，苔白，脉弱。应用补中益气汤，补中益气。

（4）实则泻之：指实性病证出现实象，用攻逐邪实的方药来治疗，即以攻邪药治实证。如食滞用消食导滞方药，水饮内停用逐水方药，瘀血用活血化瘀方药，湿盛用祛湿方药等。如阳明腑实证，大便秘结，腹胀满拒按，矢气频作，日晡潮热，神昏谵语，手足汗出，舌苔黄燥起刺，脉沉实。应用大承气汤，峻下热结。

2. 反治　指顺从病证的外在假象而治的治疗原则。由于采用的方药性质与病证中假象的性质相同，故又称为"从治"。反治适用于疾病的征象与其本质不完全符合的病证。

（1）热因热用：以热治热，即用热性药治疗具有假热症状的病证。适用于阴寒内盛、格阳于外，反见热象的真寒假热证。临床虽见热象，但其本质为真寒，治本之法当用温热药治之。如《金匮要略·呕吐哕下利病脉证治》"呕而脉弱，小便复利，身有微热，见厥者难治，四逆汤主之""下利清谷，里寒外热，汗出而厥者，通脉四逆汤主之"。两条均系外有热象，而张仲景却用热药治疗，实为热因热用之法。一般身体发热，多予寒凉之品，但上述虽身有微热，更见下利清谷，汗出而厥，究其根本，此乃阴盛于内，阳越于外，为阴盛格阳之证。其外热只是假象，里寒才是实质，即真寒假热之候。

（2）寒因寒用：以寒治寒，即用寒性药治疗具有假寒症状的病证。适用于里热盛极、阳盛格阴，反见寒象的真热假寒证。虽外见寒象，但热盛是其本质，故用寒凉药以治其真热，从而消除假寒之征象。如患感冒后小愈，因不忌荤腥、饮酒，致余邪复炽，热不可遏，口鼻气热，胸腹灼热，口渴喜冷饮，大便秘结，小便短赤，又见表情淡漠，困倦懒言，四肢厥冷，舌红绛，苔黄干，脉沉细数而有力。此为里热炽盛，阳热内郁不能外达所致，本质是热。治宜泻火解毒，清上泄下，用凉膈散加减。

（3）塞因塞用：以补开塞，即用补益药治疗具有闭塞不通症状的病证。适用于因虚而致闭阻的真虚假实证，如脾虚便秘、血枯经闭等证，其治应以补开塞，不要妄用通泄，否则更伤正气。如《金匮要略·腹满寒疝宿食病脉证治》曰："趺阳脉微弦，法当腹满，不满者，必便难……以温药服之。"便难，以泻下应为常法。但此处便难，结合脉微弦，其病机应为阴寒凝聚于胃肠，腑气难降，传导无力，与阳明胃家实之大便结显然有别，故宜予温药，使肠道传导复常，大便自利。

（4）通因通用：以通治通，即用通利药治疗具有实性通泄症状的病证。适用于食积腹痛、泻下不畅及膀胱湿热所致尿频、尿急、尿痛的病证。治疗可分别用消导泻下、清热泻下、清利膀胱湿热等方法。如《金匮要略·呕吐哕下利病脉证治》曰："下利，三部脉皆平，按之心下坚者，急下之，宜大承气汤"，虽有泻利，但心下坚实痞满，乃积滞所然；又曰："下利，脉迟而滑者，实也，利未欲止，急下之，宜大承气汤"。两条均是脉滑，滑则内积实热之象，为实热积滞于胃肠所致。

（三）扶正与祛邪

正邪相搏，双方的盛衰消长决定着疾病的发生、发展与转归，正能胜邪则病退，邪能胜正则病进。因此，治疗疾病的一个基本原则，就是要扶助正气，祛除邪气，改变邪正双方力量的对比，使疾病早日向好转、痊愈的方向转化。

1. 扶正　即扶助正气，增强体质，提高机体的抗邪及康复能力，达到战胜疾病，恢复健康的目的。适用于各种虚证，即所谓"虚则补之"。益气、养血、滋阴、温阳、填精、补津，以及补养各脏的精气阴阳等，均是在扶正治则下确立的具体治疗方法。在具体治疗手段方面，除内服汤药外，还可有针灸、推拿、气功、食疗、形体锻炼等。

2. 祛邪　即祛除邪气，消解病邪的侵袭和损害，抑制亢奋有余的病理反应，以促使疾病痊愈。适用于各种实证，即所谓"实则泻之"。发汗、涌吐、攻下、消导、化痰、活血、散寒、清热、解毒、祛湿等，均是祛邪治则下确立的具体治疗方法，其具体使用的手段也同样是丰富多样的。

3. 扶正与祛邪的应用

（1）扶正原则适用于虚证或真虚假实证：一般多用于某些慢性疾病，或疾病的后期、恢复期，或素体虚弱之人。在运用时，应当分清虚证所在的脏腑经络等部位，及其精、气、血、津液、阴阳中的虚衰，还应适当掌握用药的缓峻及剂量。虚证一般宜缓图，少用峻补，免成药害。如脾胃气虚证，表现为食少便溏，语音低微，倦怠苔白，脉虚弱。应用四君子汤，益气健脾。又如表虚自汗证，症见汗出恶风，面色无华，舌淡苔薄白，脉浮虚；或体虚腠理不固，易于感冒。应用玉屏风散，益气固表止汗。

（2）祛邪原则适用于实证或真实假虚证：一般多用于外感病初期、极盛期，或疾病过程中出现痰饮、水湿、瘀血等病理产物，而正气尚可耐受攻伐时。在运用时，应当辨清病邪性质、强弱、所在病位，进而采用相应的治法。同时，还应注意中病即止，以免用药太过而伤正。如悬饮证，症见胸廓饱满，胸部胀闷或痛，咳唾胸胁引痛，苔白滑，脉沉弦。应用十枣汤，攻逐水饮。

（3）攻补兼施适用于虚实夹杂的病证：运用这一原则时，一是要注意分清扶正与祛邪主次关系；二是要尽可能做到扶正而不留邪，祛邪而不伤正。①扶正兼祛邪即扶正为主，辅以祛邪。适用于以正虚为主的虚实夹杂证。②祛邪兼扶正即以祛邪为主，辅以扶正。适用于以邪实为主的虚实夹杂证。如脾阳不足，寒积便秘证，大便秘结为实证，腹部冷痛，手足不温，口不渴，苔白，脉沉弦而迟为脾阳不足之虚证。应用温脾汤，攻下寒积，温补脾阳。

扶正与祛邪的先后运用，主要是根据虚实的轻重缓急而变通使用。①先扶正后祛邪即先补后攻。适用于正虚为主，机体不能耐受攻伐的患者。此时兼顾祛邪反而更伤正气，故当先扶正以助正气，正气能耐受攻伐时再予以祛邪，可免"贼去城空"之虞。②先祛邪后扶正即先攻后补。适用于以下两种情况：一是邪盛为主，兼扶正反会助邪；二是正虚不甚，邪势方张，正气尚能耐攻者。此时先行祛邪，邪气速去则正亦易复，再补虚以收全功。

总之，扶正祛邪的应用，应知常达变，灵活运用，据具体情况而选择不同的用法。

（四）调整阴阳

《景岳全书·阴阳》曰："凡诊病施治必先审阴阳，乃为医道之纲，阴阳无谬，治焉有差。医道虽繁而可以一言蔽之者，曰阴阳而已。"疾病的发生，其本质是机体的阴阳相对平衡遭到破坏，造成体内阴阳的偏盛、偏衰。调整阴阳，即是根据机体的阴阳失调状况，损其有余，补其不足，促使其恢复人体阴阳的相对平衡。正如"阴胜则阳病，阳胜则阴病……阳以阴为基，无阴则阳无以生，阴以阳为统，无阳则阴无以化"。因此，《内经》强调"阴平阳秘，精神乃治""阴阳离决，精神乃绝"。

1. 损其有余　即"实则泻之"，适用于人体阴阳失调中阴或阳偏盛有余的实证。如"阳胜则热"的实热证，根据阴阳对立制约的原理，宜用寒凉药物以泻其偏盛之阳热，此即"热者寒之"之意；又如"阴胜则寒"的实寒证，宜用温热药物以消解其偏盛之阴寒，此即"寒者热之"之意。如治疗阳明气分热盛的白虎汤，用石膏为君，取其辛甘大寒，制约内盛之热，配以苦寒的知母助石膏清热。又如治疗寒积里实证之大黄附子汤，其意在温下，故重用辛热之附子，温里散寒，又配以辛温之细辛散寒止痛，助附子温里散寒，虽配以寒性之大黄，但取"制性取用"之意，其寒性被附子、细辛制约而存泻下之功，故全方仍以温下为主。

2. 补其不足　即"虚则补之"，适用于人体阴阳失调中阴或阳虚损不足的病证。即阴虚、阳虚或阴阳两虚。

（1）补阴法：对阴虚不足以制阳而致阳气相对偏亢的虚热证，治宜滋阴以抑阳，即"壮水之主，以制阳光"，《素问·阴阳应象大论》称之为"阳病治阴"。"阳病"指的是阴虚导致阳气相对偏亢，治阴即补阴之意。方如六味地黄丸，用治肾阴亏虚、虚火上炎，方中重用熟地黄滋阴补肾，填精益髓，用山茱萸补养肝肾，山药补脾益肾，共奏"三阴并补"之效。

（2）补阳法：对阳虚不足以制阴而致阴气相对偏盛的虚寒证，治宜扶阳以抑阴，即"益火之源，以消阴翳"，《素问·阴阳应象大论》称之为"阴病治阳"。"阴病"指的是阳虚导致阴气相对偏盛，治阳即补阳之意。比如治中焦虚寒之理中丸，方中用辛热之干姜温助中焦阳气，人参甘温补中益气，温补结合共同发挥温中祛寒之功。

（3）阴阳双补：若属阴阳两虚，则应阴阳双补。以地黄饮子为例，方中四味君药，其中熟地黄、山茱萸滋补肾阴，肉苁蓉、巴戟天温壮肾阳，补阴与补阳并重，体现阴阳并补。综上所述，无论阴虚、阳虚或阴阳两虚，均可用"补其不足"之法来恢复阴阳的平衡。

（4）阴阳相济：对于阴阳偏衰的虚热及虚寒证的治疗，明代张介宾《景岳全书·新方八阵》"善补阳者，必于阴中求阳，则阳得阴助而生化无穷；善补阴者，必于阳中求阴，则阴得阳升而源泉不竭"，此即阴阳互济的方法。根据阴阳互根的原理，补阳时适当佐以补阴药，谓之阴中求阳；补阴时适当佐以补阳药，谓之阳中求阴。阴阳互生互济，不但能增强疗效，同时亦能限制单纯补阳或补阴时药物的偏性及不良反应。如温补肾阳的代表方右归丸主治命门火衰证，在肉桂、附子、鹿角胶、菟丝子等补阳药的基础上，配以熟地黄、山茱萸等滋阴填精药，正所谓"善补阳者必于阴中求阳"；另滋阴补肾的代表方左归丸主治真阴不足，在熟地黄、山茱萸、龟板等填补真阴药的基础上，配以鹿角胶、菟丝子温补肾阳，正所谓"善补阴者必于阳中求阴"。

（五）调整气血

气和血都是构成人体和维持人体生命活动的基本物质。气与血有着密切的关系，气能生血、行血、摄血，故称"气为血之帅"；血能载气、养气，故称"血为气之母"。疾病的过程往往伴有气血失调的病理变化。调理气血就是针对气血失调的病理变化而确立的治疗和护理原则。

1. 补气　适用于气虚证。由于人体气的生成，源于肾所化生的先天之气、脾胃运化的水谷精气及肺吸入的自然界清气。因此，补气多为补益肺、脾胃、肾等脏腑，由于脾胃为气血生化之源，故以调补脾胃为重点。

2. 理气　适用于气机失调的病证。气机失调的病证有气滞、气逆、气陷、气闭、气脱等。

调理气机失调，气滞者宜行气、气逆者宜降气、气陷者宜补气升气、气闭者宜顺气开窍通闭、气脱者宜益气固脱。

3. 补血 适用于血虚证。由于血来源于水谷精微，与脾胃、心、肝、肾等脏腑的功能密切相关。因此，补血时，应注意同时调治这些脏腑的功能，其中又因"脾胃为后天之本，气血生化之源"，故尤为重视对脾胃的调补。

4. 理血 血运失常的病变主要有血瘀、出血等，而血寒是血瘀的主要病因，血热、气虚、瘀血是出血的主要病因。血瘀者宜活血化瘀；血寒者宜温经散寒行血；出血者宜止血，且根据出血的不同病机施以清热、补气、活血等法。

5. 气血双调 气血双补适用于气血两虚证，行气活血适用于气滞血瘀证，益气摄血适用于气虚出血证。

（六）调治脏腑

疾病在发生发展的过程中，由于人体脏腑组织之间在生理上的相互联系，病理上往往会出现脏腑阴阳气血失调和功能紊乱的情况。因此，调治脏腑，就成为中医治疗和护理疾病的一项基本原则。

1. 调理脏腑阴阳气血 脏腑是人体生命活动的中心，脏腑阴阳气血是人体生命活动的根本，脏腑的阴阳气血失调是脏腑病理改变的基础。因此，调理脏腑阴阳气血是调整脏腑的基本原则。

2. 顺应脏腑的生理功能 五脏藏精气而不泻，六腑传化物而不藏。脏腑的阴阳五行属性、气机升降出入规律等生理特性不同，故调整脏腑须顺应脏腑之特性而治。如脾胃属土，脾喜燥恶湿；胃喜润恶燥。脾气主升，以升为顺；胃气主降，以降为和。故治脾常宜以温之剂以助其升运，而慎用阴寒之品以免助湿伤阳。治胃常用甘寒之剂以通降，而慎用温燥之品以免伤其阴。

3. 协调脏腑之间的关系 ①根据五行相生规律调节，其治则主要有"虚则补其母"与"实则泻其子"两个方面。②根据五行相克规律调节，其治则主要是"抑强扶弱"。③根据五行制化规律调节，五行之间生中有克，克中有生，相互生化，相互制约，循环不息。因此根据五行调节机制对脏腑功能进行调整，不仅要补母泻子，抑强扶弱，调整相关两脏的关系，更要将两者结合起来，调整相关三脏之间的关系，如木克土，土生金，金克木，既要抑木扶土，又要培土生金，佐金平木，使之协调平衡。

（七）三因制宜

三因制宜，是因时制宜、因地制宜、因人制宜的统称，是指临床治病要根据时令、地域、患者等具体情况，制定适宜的治疗方法。

"人以天地之气生，四时之法成"（《素问·宝命全形论》），人是自然界的产物，自然界天地阴阳之气的运动变化与人体是息息相通的，因此人的生理活动、病理变化必然受诸如时令气候节律、地域环境等因素的影响。另外，患者的性别、年龄、体质等个体差异，也与疾病的发生、发展与转归有着密切的联系。因此，在治疗疾病时，必须对这些具体因素进行全面分析，区别对待，从而制订出适宜的治疗方法。三因制宜强调治疗疾病时不可孤立地看待病证，必须综合考虑时、地、人的特性和差异等诸多因素对疾病的影响。因此，三因制宜也是治疗疾病所必须遵循的一个基本原则。

1. 因时制宜 指根据不同季节和气候特点，灵活地制定适宜的预防保健和治疗用药措施的原则。《内经》认为，随着时间的变化，人的体质始终处于动态的变化过程之中，时代的变迁、四季的交替、日月的更迭均会使人的体质发生相应的变化或出现周期性的改变。《灵枢·本神》曰："智者之养生也，必顺四时而适寒暑。"《素问·四气调神大论》曰："阴阳四时者万物之终始也，死生之本也。逆之则灾害生，从之则苛疾不起，是谓得道。"又如春三月中的"以使志生，生而勿杀"，以顺应肝木喜条达的特性来养神；夏三月中的"使志无怒"以顺应自然界夏季阳气盛长的变化；秋三月的"使志安宁……无外其志"，以缓解由于秋气肃杀而使人产生的悲观情绪；冬三月的"使志若伏若匿，若有私意，若已有得"以顺应"冬藏"之气养神。夏季气候温热，人体腠理开泄，故不宜过用辛温发散药，避免开泄太过，耗伤气阴；冬季气候寒凉，人体腠理致密，当慎用寒凉，以防伤阳；暑季多雨，气候潮湿，故病多夹湿，治宜加入化湿、渗湿之品。人的新陈代谢随着昼夜晨昏阴阳消长进退，也发生相应的改变。如《灵枢·顺气一日分为四时》说："以一日分为四时，朝则为春，日中为夏，日入为秋，夜半为冬。"因此，人们也要根据这种规律，调节自己的起居作息。《素问·四气调神大论》提出了"春夏养阳，秋冬养阴"顺应四时养生的基本原则。如一些冬季常发作的慢性疾病可以采用"冬病夏治"的方法治疗，它是中医择时施治的方法之一，体现了中医"治未病"思想。例如，喘病缓解期的患者，发病日久，肺、脾、肾三脏多虚损，由于个体的禀赋不同，病程长短不一。中医认为"缓解期宜用冬病夏治"。夏季"三伏"是一年中阳气最盛时期，卫阳固护，不易外感，是培补虚损之体的大好时机。同时，中医认为"春生、夏长、秋收、冬藏"，夏季是一年中机体生长更新的旺盛时期，此时投以补益之剂治疗虚损的脏器，往往能收到事半功倍之效。

2. 因地制宜　即根据不同地域的人群体质特征，制定相应的预防保健和治疗措施的原则。《素问·异法方宜论》言"黄帝问曰：医之治病也，一病而治各不同，皆愈何也？岐伯对曰：地势使然也"，指出东西南北中五方之人，因地理方位、地势气候，以及生活习惯不同等因素，形成不同的体质、易感疾病和治疗方法，这是因地制宜思想的渊源。由于人们生活在不同的地理环境之中，受地形地貌、水土性质、气候类型、饮食习惯，生活条件等复杂因素的影响，形成了不同的人群体质，因此必须采用不同的防治措施。《素问·异法方宜论》载："东方之域，天地之所始生也，鱼盐之地，海滨傍水，其民食鱼而嗜咸，皆安其处，美其食，鱼者使人热中，盐者胜血，故其民皆黑色疏理，其病皆为痈疡，其治宜砭石，故砭石者，亦从东方来……中央者，其地平以湿，天地所生万物也众。"《医学源流论·五方异治论》中认为："人禀天地之气以生，故其气体随地不同。西北之人，气深而厚，凡遇风寒，难于透出，宜用疏通重剂；东南之人，气浮而薄，凡遇风寒，易于疏泄，宜用疏通轻剂……若中州之卑湿，山峡之高燥，皆当随地制宜。故入其境，必问水土风俗而细调之，不但各府各别。即一县之中风气亦有迥殊者。"如西北地高气寒，病多燥寒，治宜辛润，寒凉之剂必须慎用；东南地低气温多湿，病多温热或湿热，治宜清化，而温热及助湿之药必须慎用。此外，同一风寒表证，治宜辛温发汗以解表；西北地区，多用麻黄、桂枝、细辛；东南地区，多用荆芥、苏叶、淡豆豉、生姜；湿重地区，多用羌活、防风、佩兰等。

3. 因人制宜　指根据患者的年龄、性别、体质、生活习惯等的不同特点，制定适宜的预防保健和治疗措施的原则。早在《内经》中就有关于体质方面的分类和论述。如《灵枢·阴阳二十五人》中将人分为木形之人、火形之人、土形之人、金形之人、水形之人，并分别论述了各形之人的形态特征等。《灵枢·通天》中将人分为太阴之人、少阴之人、太阳之人、少阳之人、阴阳和平之人，并认为"凡五人者，其态不同，其筋骨气血各不等"。《中医体质分类及判定标准》将体质分为平和质、气虚质、阳虚质、阴虚质、痰湿质、湿热质、血瘀质、气郁质、特禀质九个类型。气虚体质者易感寒、暑、湿之邪，多易形成风寒表证、风湿表证及中暑；阳虚体质者易感寒、湿之邪，多形成风寒表证、风湿表证，且感邪易从寒化；阴虚体质者易感燥、暑、热之邪，多形成风燥证或风热证，且感邪易从热化；痰湿体质者易感湿邪，多形成风湿袭表之证；湿热体质者易感湿、热之邪，即使感受寒邪也容易化热。并且阳热体质或平素偏食辛辣者，用药宜偏凉，慎用温热；阳虚体质或嗜食生冷者，用药宜偏温，慎用苦寒；肥人多痰，瘦人多火；素有慢性疾患或职业病者也应有所区别。此外，不同体质的人，在选取同一治疗手段时，其最佳治疗量也有差异。《灵枢·论痛》有："胃厚色黑大骨及肥者，皆胜毒；故其瘦而薄胃者，皆不胜毒。"这里"毒"泛指各种祛邪却病的药物，指出体壮胃强者能耐受各种药物，凡对证之法用之无妨，而体弱胃虚者不胜峻猛之剂。如老年人生机渐减，气血亏虚，故病多虚或虚实夹杂，治宜偏于补益，治疗实证时攻之应慎；小儿生机旺盛，气血未充，脏腑娇嫩，易寒易热，易虚易实，病情变化较快，故治疗时忌峻攻、进补，用量宜轻；妇人用药，应考虑其经、带、胎、产等情况，妊娠期禁用或慎用峻下、破血、滑利、走窜、有毒之品，产后应兼顾气血亏损、恶露等情况。在治疗时，均应根据各自情况予以考虑。

三因制宜的核心是别其体质而治，即将人置于特定的时空坐标之中，分析制约影响体质的各种因素，是中医药治病的精髓，也是中医药继承与发展的基本原则。三因制宜充分体现了中医治疗疾病时的整体观念和辨证论治思想。 考点：中医治则

二、治 病 八 法

治法是在一定治则指导下制订的针对疾病与证候的具体治疗方略、治疗方法和治疗措施，较为具体，相对复杂灵活，具有多样性。其中治疗大法是针对一类相同病机的证候而确立的，如汗、吐、下、和、清、温、补、消法等八法，其适应范围相对较广，是治法中的较高层次。治疗方法是在治疗方略限定范围之内，针对某一具体证候所确立的具体治疗方法，如辛温解表、镇肝熄风、健脾利湿等，它可以决定选择何种治疗措施。治疗措施，是在治法指导下对病证进行治疗的具体技术、方式与途径，包括药治、针灸、按摩、导引、熏洗等，是治法中的较低层次。

清代程钟龄在《医学心悟》中，总结前人经验，依据疾病的阴、阳、表、里、寒、热、虚、实的不同性质，把常用的多种治疗方法归纳为八法。

（一）汗法

汗法，也称解表法，是运用发汗解表的方药，以开泄腠理，调和营卫，逐邪外出，解除表证的一种治疗方略。它适用于一切外感疾病初起，病邪在表的情况，症见恶寒发热、头痛身疼、苔薄、脉浮等。此外，水肿病腰以上肿甚、疮疡病初起、麻疹将透未透等有表证者，也可运用。

根据外感表证的表寒、表热的性质不同，可分为辛温解表和辛凉解表两类。

1. 辛温解表　适用于外感风寒，恶寒甚、发热轻的表寒证。代表方有桂枝汤、麻黄汤等。前者适用于太阳病，脉浮缓，发热恶寒，头身痛，自汗出，鼻鸣干呕等症；后者适用于太阳病，脉浮紧，发热恶寒，头身腰痛，骨节疼，不汗出而喘的症状。

2. 辛凉解表　适用于外感风热或温燥，发热重、恶寒轻的表热证。代表方剂有桂枝越婢汤、麻黄连翘赤小豆汤。前者适用于发热恶寒，热多寒少，口渴心烦，脉浮大数的证候；后者适用于发热恶寒，身疼肤痒，脉浮身黄，无汗，小便不利等症。

如果患者正气素虚，则应根据其阴虚、阳虚、气虚、血虚等具体症状，在解表剂中适当配伍滋阴、助阳、益气、养血等药物，以达到扶正祛邪的目的。即采用滋阴发汗、助阳发汗、益气发汗、养血发汗等方法。

汗法的应用，宜汗出邪去为度，发汗太过会耗散津液，损伤正气；对于表邪已解、麻疹已透、疮疡已溃，以及自汗、盗汗、失血、吐泻、热病后期津亏者，均不宜用；上述诸证患者，如必须使用汗法时，则需配伍加用益气、滋阴、助阳、养血等药物进行治疗；凡用发汗剂时，服药后应

避风寒，忌食油腻厚味及辛辣食物。

（二）吐法

吐法，也称催吐法，是利用药物涌吐的性能，引导病邪或有毒物质从口中吐出的一种治疗方法。适用于食积停滞胃脘、顽痰留滞胸膈、痰涎阻塞于气道而病邪有上涌之势者，以及误食毒物尚在胃中的情况。

吐法是一种急救的方法，用之得当，收效迅速；用之不当，最易伤正气，故必须慎用。临床中凡见病势危笃、老弱气衰、失血证、喘证、幼儿及孕妇或产后气血虚弱者，均不得用吐法。吐法一般以一吐为宜，不宜反复使用。凡给予催吐剂时，吐后宜进稀粥以自养，禁食辛辣、硬性食物，防止七情刺激、房室劳倦，谨避风寒。

（三）下法

下法，也称泻下法，是运用具有泻下作用的药物通泻大便，攻逐体内实热结滞和积水，以解除实热蕴结的一种治疗方略。它适用于寒、热、燥、湿等邪内结在肠道，以及水结、宿食、蓄血、痰滞、虫积等里实证。

由于里实证有寒、热、水、血、痰、虫及病情新、旧、缓、急的不同，下法在临床中的运用有多种。

1. 寒下　适用于里实热证之大便不通、热结旁流及肠垢结滞之痢疾等病证，代表方有大承气汤、大陷胸汤等。大承气汤适用于潮热汗出，烦躁，大腹痞胀满，便秘，舌苔老黄，脉滑疾等证；大陷胸汤主治水热互结的结胸证，适用于心下痛，按之硬，不大便五六日，舌上燥渴，日晡小有潮热，从心下至少腹硬满而痛不可近，脉沉而紧之证。

2. 温下　适用于寒痰结滞、胃肠冷积、寒实结胸及大便不通之病证；代表方有温脾汤、大黄附子汤等。前者泻下冷积，温补脾阳，主治阳虚冷积证，症见大便秘结，或久痢赤白，腹痛，手足不温，苔白，脉沉弦；后者温里散寒，通便止痛，适用于寒积里实证，症见腹痛便秘，发热，手足厥冷，舌苔白腻，脉弦紧。

3. 润下　适用于肠道津液不足、阴亏血少的大便不通证；代表方有麻子仁丸、济川煎等。前者适用于脉浮涩，小便数多，口舌无津，大便燥结不通，腹部胀满，虽数日而无甚痛苦，津亏便秘有热象者；后者适用于肾阳虚弱，精津不足，大便秘结、小便清长，腰膝酸软，头晕目眩，舌淡苔白，脉沉迟者。

4. 峻下　适用于蓄血、瘀血内结，痰滞胶结。代表方有桃核承气汤、十枣汤。前者清热逐瘀，适用于发热恶寒，头项强痛，少腹急结，其人如狂，小便自利，谵语烦渴，至夜发热；后者峻逐水饮，适用于悬饮，呕逆下利，发作有时，头痛，咳唾引胁下痛，心下痞硬，短气目眩，水肿，腹胀属实证者。

下法中，特别是峻下逐水剂，极易损伤人体正气，故应用时务必注意。根据病情和患者的体质，以邪去为度，不可过量或久用，以防正气受损。服药后大便已通，应中病即止。邪在表或半表半里者不可下，阳明病腑未实者不可下；高龄津枯便秘或素体虚弱、阳气衰微者，以及新产后营血不足而大便难下者，皆不宜用峻下法；妇人行经期、妊娠期及脾胃虚弱者，均应慎用或禁用。

（四）和法

和法，也称和解法，是用和解或疏泄的方药，来达到祛除病邪，调整机体，扶助正气的一种治疗方略。和法的应用范围很广泛，除适宜于外感病中的往来寒热之少阳证外，凡肝胃不和、肝脾不和、肠胃不和及肝气郁结致月经不调及肝木乘脾土之痛泻等脏腑不和的病证，皆可采用。由于病情的偏表、偏里、偏寒、偏热及邪正虚实的不同，和法有多种。

1．和解少阳　代表方有小柴胡汤和大柴胡汤，前者和解少阳、清解表里，适用于口苦咽干目眩，耳聋，寒热往来，胸胁苦满，默默不欲饮食，心烦喜呕，脉弦等。后者的功用是外解少阳，内泻热结。适用于往来寒热，胸胁苦满，默默不食，郁郁微烦呕不止，心下急满或硬痛，大便秘结或协热利，苔黄脉弦有力之证。

2．和调寒热　代表方有栀子干姜汤和黄连汤，前者上清胸中之热，下温胃肠之寒。适用于身热微烦，腹痛泄泻，热烦痛泄，喜温喜按之证；后者的功用是升降阴阳，平调寒热，和胃降逆，适用于呕吐心烦，腹痛下利喜温，心烦呕，腹寒疼等证。

3．和解表里　代表方有葛根加半夏汤和桂枝加芍药汤，前者发散表邪，和胃止呕。适用于发热、恶寒、无汗，脉浮紧，头身疼痛，项背强，呕吐下利，表实呕利之证；后者调和营卫，和脾止痛，引邪外出，适用于太阳病误下后，腹满时痛者，但表证仍在者。

4．和调阴阳　代表方为桂枝汤，其解肌发表，调和营卫。适用于头痛发热，汗出恶风，关节肌肉疼痛，苔薄白，脉浮缓等。

凡病邪在表，尚未入少阳者，慎用和法。邪气入里、阳明热盛之实证者，不宜用和法。症见三阴寒证者，均不宜使用和法。

（五）温法

温法，也称祛寒法，是运用温热的方药祛除寒邪和补益阳气的一种治疗方略。温法在临床应用时，根据其寒邪所犯部位及正气强弱的不同，可分为温中祛寒、温经散寒、回阳救逆等方法。

1．温中祛寒　代表方有理中丸、小建中汤。适用于寒邪直中中焦脾胃虚寒，或虚劳里急证。症状表现为脘腹疼痛，自利不渴，畏寒肢冷，呕吐食少，舌淡苔白，脉沉细；或胃脘疼痛，喜温欲按，舌淡苔白，脉细弦之证。

2．温经散寒　代表方为当归四逆汤，适用于寒邪凝滞经络、血脉不畅的痹证，症见手足厥寒，或腰、腿、足疼痛，脉沉细。

3．回阳救逆　代表方为四逆汤，适用于亡阳虚脱、阴寒内盛的危候。症见四肢厥逆，畏寒蜷卧，冷汗淋漓，神疲欲寐，腹痛下利，舌苔白滑，脉微。

另外，中医临床上常用的温肺化饮、温化寒痰、温肾利水、温经暖肝、温胃理气等治法，亦都属于温法的范围。

温法所用药物，性多燥热，易耗伤阴血。凡素体阴虚、血虚及血热妄行的出血证，禁用温法；内热火炽、夹热下痢、神昏欲绝者，禁用温法；孕、产妇均应慎用或禁用。

（六）清法

清法，也称清热法，是运用性质寒凉的方药，通过泻火、解毒、凉血等作用，以清热邪的一种治疗方略。本法治疗范围广泛，凡外感热病，无论其热在气分、营分、血分，只要表邪已解而里热盛者，均可应用。清热法的运用，根据热病发展阶段的不同和热邪所伤脏腑不同，有清热泻火、清热解毒、清营凉血、清泻脏腑等不同用法。

1．清热泻火　代表方为白虎汤，主治阳明气分热盛证，适用于热在气分，属于实热的证候。症见壮热面赤，烦渴多饮，汗出恶热，尿黄便结，舌红，苔黄，脉洪大。

2．清热解毒　代表方为五味消毒饮，适用于时疫温病、热毒疮溃等证。症见疔疮初起，局部红肿热痛，疮形如粟，坚硬根深如钉，舌红苔黄脉数。

3．清营凉血　代表方为清营汤，适用于热入营血的证候。症见身热夜甚，心烦少寐，斑疹隐隐，舌绛而干，脉滑而数。

4．清泻脏腑　代表方泻心汤、龙胆泻肝汤等。适用于邪热偏盛于某一脏腑所产生的火热证型。症见心经火热，心胸烦热，口渴面赤，口舌生疮，小便短赤；或肝胆实火上炎，头眩，胁痛，口苦，烦躁易怒，目赤肿痛，舌红，苔黄，脉弦数。

按照邪热入气、营、血分之不同，临床上又可将清泻脏腑之法分为以下具体治法。辛凉清热，适用于热在气分，热炽津伤之证；苦寒清热，适用于热在气分，属实热证者；透营清热，适用于热入营分之证；咸寒清热，适用于热入血分证；养阴清热，适用于热灼伤阴，水不制火之证；清热开窍，运用于高热不退、神志昏迷之证。邪热入于脏腑，清泻脏腑之热邪，则有泻肺清热、清心降火、清肝泻火、清泻胃火等不同治法。

清热法所有的方药多具寒凉之性，易损伤脾胃阳气，故一般不宜久用。凡体质素虚、脾胃虚寒者，表邪未解、阳气被郁而发热者，因气虚或血虚引致虚热证者，皆不宜用清法。

（七）补法

补法，也称补益法，是运用具有补养作用的方药，以益气强筋、补精益血，消除虚弱证候的一种治疗方略。适用于各种原因造成的脏腑气血、阴阳虚弱或某一脏腑虚损之证。补法一般分为补气、补血、补阴、补阳四大类，还依其不同的病情，选用峻补、平补、缓补等治法。

1. 补气法　代表方有四君子汤、补中益气汤。适用于脾肺气虚，倦怠乏力，少气不足以息，自汗，脉虚大等证。

2. 补血法　代表方有四物汤、归脾汤。用于血虚与失血的患者。症见心悸失眠，头晕目眩，面色无华，舌淡，脉细弱。

3. 补阴法　代表方有六味地黄丸等。适用于因阴精或津液不足而引起的病证，症见腰膝酸软，头晕目眩，耳鸣耳聋，盗汗，遗精，手足心热，舌红，少苔，脉沉细数。

4. 补阳法　代表方为肾气丸。适用于脾肾阳虚之证，表现为腰膝冷痛、下肢酸软、不任步履、少腹冷痛、小便频数、阳痿、早泄等。

除以上四类外，临床中使用补法时，常根据其虚在何脏，予以直补其脏，如补养心血、补益心气法、养血柔肝法、滋阴润肺法、补气健脾法、滋阴补肾法、温补肾阳法等；另外，当某些脏腑的气、血、阴、阳同虚时，则应几法兼用，如脾肾双补、滋补肝肾、益气养阴等。

运用补法时应注意，对"真实假虚"，即"大实有羸状"证，应绝对禁补，免犯误补益疾之戒。对邪实正虚而以邪气盛为主者，亦当慎用，防止造成"闭门留寇"的不良后果。在采用补剂时，为防止因虚不受补而发生气滞证，宜在补剂中稍佐加理气药。

（八）消法

消法，包括消散和破消两方面，是运用消食导滞、行气、化痰、利水等方药，使积滞的实邪逐步消导或消散的一种治疗方略，称为消导法或消散法。其适用于气、血、食、痰、湿（水）所形成的积聚、癥瘕、痞块等证。消法的运用，依据其病因的不同，分以下几类。

1. 消食导滞　代表方为保和丸，适用于饮食不当、脾胃不适，以致饮食停滞的病证。症见脘腹痞满或胀痛，嗳腐吞酸，恶食呕吐，大便泄泻，舌苔厚腻，脉滑。

2. 行气消瘀　代表方为血府逐瘀汤，适用于气结血瘀证。症见胸痛头痛，痛如针刺而有定处，或呃逆日久不止、或内热烦闷，心悸失眠，急躁易怒，舌黯红或有瘀点、瘀斑，脉涩或弦紧。

3. 消坚化积　代表方为桂枝茯苓丸，适用于体内痰、湿、气、血相结，形成的痞块、积聚、癥瘕等病证。症见腹痛拒按，或漏下不止，血色紫黑晦暗。

4. 消痰化饮　代表方为苓桂术甘汤，适用于痰饮蓄积，消水散肿，气不化水，水气外溢的病证。

此外，虫积、内外痈肿等病证，亦可采用消法治疗。

消法虽不比下法峻猛，但用之不当，亦能损伤人体正气。气滞中满之鼓胀及土衰不能制水之肿满，阴虚热病或脾虚而腹胀、便泻、完谷不化、妇人血枯而致月经停闭者，均应禁用消法。消法乃为祛邪而设，凡正气虚而邪实者，还应在祛邪的同时兼以扶正。

上述治疗八法，是针对八纲辨证及方药的主要作用而归纳起来的基本治疗方略。但是，随着中医学科学的发展和医疗实践的需要，"八法"除吐法少用之外，实际的临床治疗已超出"八法"的范围，如镇肝息风法、镇潜法、活血化瘀法等，使中医治法更为丰富。

考点：中医治病八法

护考链接

引导病邪或有害物质，使之从口涌吐的方法是（　　）

A. 汗法　　　　B. 下法　　　　C. 吐法　　　　D. 和法　　　　E. 清法

分析：治病八法包括汗、吐、下、和、清、温、补、消等八法，其中从口涌吐的方法是吐法，故答案为C。

小　结

总之，中医防治理论特别强调"防重于治，防治结合"。即在未病之前，防止疾病发生；既病之后，根据疾病先后主次、轻重缓急，确定相应的治疗原则，以防止疾病发展。而治疗八法是根据治则确定的具体治疗方法，是中医理论和辨证论治的具体体现。

自测题

A₁型题

1. 见肝之病，知肝传脾，当先实脾，这种治疗属于（　　）

A. 治未病　　　B. 治病求本

C. 扶正祛邪　　D. 三因制宜

E. 标本兼治

2. 中医"治未病"的预防思想，最早见于（　　）

A.《内经》　　　B.《难经》

C.《中藏经》　　D.《伤寒杂病论》

E.《诸病源候论》

3. 对疾病力求早期诊断、早期治疗的目的是（　　）

A. 提高治愈率

B. 尽早确定治疗方案

C. 提高诊断的准确性

D. 中止其病情的发展变化

E. 以上均不是

4. 未病先防应注意哪些方面（　　）

A. 情志舒畅　　　B. 饮食有节

C. 起居有常　　　D. 法于阴阳

E. 以上均是

5. 下列属于治则的是（　　）

A. 攻下　　　　B. 发汗

C. 扶正　　　　D. 益气

E. 活血

6. "塞因塞用"的治疗法则适用于治疗（　　）

A. 虚实夹杂证　　B. 真实假虚证

C. 真虚假实证　　D. 表实里虚证

E. 以上都不是

7. "寒因寒用"的治疗法则是（　　）

A. 虚寒证用寒药　B. 实寒证用寒药

C. 假热证用寒药　D. 假寒证用寒药

E. 虚热证用寒药

8. 疾病的标本，实质上反映了疾病的（　　）

A. 轻与重　　　B. 危与安

C. 虚与实　　　D. 表与里

E. 本质与现象

9. "通因通用"适用于下列哪种病证（　　）

A. 脾虚泄泻　　　　B. 肾虚泄泻

C. 食积泄泻　　　　D. 寒湿泄泻

E. 肠虚滑脱

10. "寒者热之，热者寒之"属于（　　）

A. 阴中求阳　　　　B. 反治

C. 阳中求阴　　　　D. 因地制宜

E. 以上都不是

11. "虚则补之，实则泻之"属于（　　）

A. 正治　　　　　　B. 反治

C. 治标法　　　　　D. 标本兼治

E. 以上都不是

12. 下列哪项不属于正治法（　　）

A. 热因热用　　　　B. 寒者热之

C. 热者寒之　　　　D. 虚则补之

E. 实则泻之

13. 脾虚泄泻用健脾益气的治疗方法属于（　　）

A. 标本兼治　　　　B. 因人制宜

C. 急则治其标　　　D. 缓则治其本

E. 以上均是

14. 热病过程中，燥热不解，阴液大伤，腹满硬痛，大便燥结，宜选择（　　）

A. 热者寒之　　　　B. 苦寒泻下

C. 滋阴润下　　　　D. 清热泻下

E. 以上均是

15. 下列不属于下法的适应证是（　　）

A. 肠胃积滞　　　　B. 大便不通

C. 胸腹积水　　　　D. 实热内结

E. 肝脾不和

16. 下列属于解表法的适应证是（　　）

A. 自汗　　　　　　B. 盗汗

C. 表证　　　　　　D. 吐泻

E. 失血

（孔凡华）

第10章　　　　　　　养　　生

引言

随着社会生活水平和人们对健康的需求，养生受到越来越多的关注。注重养生和善于养生是中医学的优势和特色。中医学的养生思想基于《内经》，据《史记》记载，为求长生之术，黄帝曾向隐士广成子顶礼求教，得到"无视无听，抱神以静，形将自正"的指点，领悟静以养生，即端正身心，清净无为，自身阴阳调和，即能产生新的生命能量。如今随着人们生活节奏的增快，适当采取养生措施对于缓解亚健康有着十分重要的意义。

第1节　养生的基本原则

案例10-1

患者，女，26岁，公司职员，夏季长期居于空调房里，喜冷饮，多食雪糕冰水等。近半月余出现身体怕冷，胃胀、胃部隐痛，多食瓜果冷饮等即会感胃痛、腹泻，经期腹痛。

问题： 根据上述案例，该患者违背了哪些养生原则，应如何改善？

"养生"一词首出《庄子》，又称为修身、养性、摄生等。在道家经典《庄子》的《内篇·养生主》中，文惠君在听完庖丁关于解牛的讲解后说"吾闻庖丁之言，得养生焉"，后在《外篇》《杂篇》中又多次提到"养生"一词。"摄生"一词首出《道德经·五十章》，所谓"盖闻善摄生者，陆行不遇兕虎，入军不被甲兵"。河上公注《道德经·五十章》曰："摄，养也。"所谓养，即保养、调养、补养之意；所谓生，即生命、生存、生长之意。养生就是根据生命的发展规律，用积极的方法和措施保养身体，护卫健康。《素问·上古天真论》言"上古之人，其知道者，法于阴阳，和于术数，食饮有节，起居有常，不妄作劳，故能形与神俱，而尽终其天年，度百岁乃去"，即是对养生基本原则的精辟论述。

中医养生的基本原则是顺应自然规律、重视精神调养、房事有节、形体锻炼、谨和五味和防止病邪侵害。其首要目的是培补人体正气，增强抗病能力，减少和防止疾病的发生；养生更高目的是协调人体阴阳，使身心处于一个最佳状态，从而延缓衰老，延长寿命。

一、顺应自然规律

《灵枢·邪客》说："人与天地相应。"即人体的生理活动与自然的变化规律是相适应的。《老子》云："人法地，地法天，天法道，道法自然。""道"即效法自然。在老子看来，对待事物就应该顺其自然，养生更是如此。人们要了解和掌握自然变化规律，主动地采取养生措施以适应其变化，这样才能使各种生理活动与自然界的节律相应而协调有序，保持健康，增强正气，避免邪气的侵害，从而预防疾病的发生。据此中医学提出了"法于阴阳""和于术数"的顺时养生原则。这种人与自然息息相关的天人合一的整体观念，是中医顺应自然、顺时养生的指导思想。顺应自然体现在顺应四时变化、顺应地域特点、顺应社会发展三个方面。

（一）顺应四时变化

顺应四时变化是指按照一年四季阴阳变化的规律来调节人体之阴阳而达到健康长寿的目的。

自然界有寒热温凉的变化，生物有春生、夏长、秋收、冬藏的过程，人的脏腑之功能强弱、气血盛衰、气机升降也随自然界的阴阳消长而变化。人们要主动地采取各种养生措施，顺应这种自然变化规律，才能禁邪防病，保健延年。如春夏为阳气所主，秋冬为阴气所主，顺时养生就要遵循"春夏养阳，秋冬养阴，以从其根"（《素问·四气调神大论》）的原则。

1. 春季养生　春季重在养护体内阳气，使之逐渐充沛旺盛起来。春季万木吐翠、空气清新，适于晨练，宜晚睡早起、吐故纳新、调畅气机。但春季风气当令，要注意"虚邪贼风，避之有时"，以免风邪侵入肌表。感冒、痄腮、风疹等疾病也多发于此季节。

2. 夏季养生　在夏季，人的机体新陈代谢旺盛，阳气外泄，伏阴于内，仍要注意阳气的养护，防止避暑贪凉，损伤体内阳气。宜晚睡早起，坚持午睡，保证睡眠充足。饮食宜清淡质软，易于消化，少食寒凉之品。体育锻炼最好在清晨或傍晚凉爽时进行。夏季暑湿当令，在预防中暑的同时也要加强急性胃肠疾病的预防工作。

3. 秋季养生　秋季养生以"收养"为原则，以保养体内阴气为首要任务。早睡早起，以顺应阴精的收藏和阳气的舒长。燥为秋季之主气，所以秋季宜多食滋阴润燥、生津增液之品，如梨、藕、百合等。秋季的体育锻炼也要顺从机体"阴精阳气"的收敛状态，避免做大量的、高强度的运动，防止汗液流失，伤津耗气。在炎热夏季，人们体力、精力消耗较大，进入秋季后可适当进补，但因秋季燥气当令，易伤人体阴液，进补时尽量选择滋润之品，忌耗散。

4. 冬季养生　冬季养生要以"敛阴固阳"为根本。早睡晚起。饮食以滋阴潜阳、热量高的食物为宜。冬季要坚持体育锻炼，晨练不宜过早，以"待日光"为宜，还要注意保暖，防止冻伤。

（二）顺应地域特点

顺应地域特点是指由于人们所居地域的不同，存在着气候、环境方面的差异，人们的生活习惯、体质、发病趋向也有所不同，所以养生原则要根据地域的不同而有所制宜。如西北地区寒冷少雨，病多燥寒，人们应适当增加肉食、油脂等食物的摄入以御寒；东南地区湿热多雨，宜以清淡、清凉饮食为主。潮湿阴冷地区宜进味辛、性温之品；潮湿炎热地区，宜进味苦、性凉之品。

（三）顺应社会发展

由于人们生活在复杂的社会环境中，其生命活动、心身发展必然要受到社会环境的影响，养生方式也应随之不断调整。随着社会文明程度的提高，人们对卫生、预防、养生知识的不断丰富，人类的平均寿命也随之逐渐延长。良好的社会环境和融洽的人际关系，会使人精神振奋、勇于进取，有利于身心健康发展，所以我们要顺应社会发展趋势，不断学习，与时俱进，共创和谐社会。同时培养良好的心理素质，正确面对生活中就业、升迁、财富、人际关系等现实问题，避免因为过度的心理、精神压力而导致疾病。

二、重视精神调养

（一）避免不良刺激

避免不良刺激，主要包含两方面的内容。

（1）尽量地避免外界环境的不良刺激对人体的影响。一个优美的自然环境，良好的社会环境，和睦幸福的家庭氛围等，有利于精神的调养。因而，要积极创建这种环境和氛围，尽量避免来自自然环境、社会环境、家庭因素等方面的不良刺激。

（2）积极地治疗躯体性疾患，防止其内源性因素的不良刺激。躯体疾患既可给患者造成痛苦等不良刺激，重病或久病常易形成患者的精神负担，其内源性刺激还可产生异常的情志变化，加重病情，影响康复，遂致早衰。

（二）提高自我心理调摄能力

过激、过久的情志刺激，只有在超越人的心理调节范围时才能成为致病因素。人的心理调节能力，首先与人的"志意和"密切相关。亦即《灵枢·本藏》所说的："志意和则精神专直，魂魄不散，悔怒不起，五脏不受邪矣。"具体言之，"志意和"与人群中个体的气质、性别、年龄、经历、文化思想修养等密切相关，通过经验认识及思想活动过程来转移情绪情感反应，消除其不良刺激，保持良好的心境。

三、房事有节

中医历来强调肾精对人体生命活动的重要性，因精能化气，气能生神，神能御气、御形，故精是形、气、神的基础。养生注重护肾保精。《金匮要略·脏腑经络先后病脉证》谈到养生时说"房室勿令竭乏"，即是说性生活要有节制，不可纵欲无度以耗竭其精。男女间正常的性生活，是生理所需，对身体是无害的。若性生活得不到满足，每易形成气机郁滞之证。但性生活要消耗肾精肾气，而肾精肾气，关系到人体的生长、发育、生殖等机能及机体阴阳平衡的调节。性生活过度，必致肾精肾气亏损而使人易于衰老或患病，故中医学将房劳过度看作是疾病的主要病因之一。

四、形体锻炼

形体的锻炼，不仅可以促进气血的流畅，使人体筋骨强劲，肌肉发达结实，脏腑功能健旺，增强体质，还能以"动"济"静"，调节人的精神情志活动，促进人的身心健康。因而，运动养生是养生活动中的一个重要的内容。

对于形体的锻炼，一般要求运动量要适度，做到"形劳而不倦"。并且要求循序渐进，持之以恒，方能收到动以养生的功效。

五、谨 和 五 味

谨和五味即指饮食要多样化，五味兼顾、合理搭配。《素问·藏气法时论》说："五谷为养，五果为助，五畜为益，五菜为充。气味合而服之，以补精益气。"这就是说谷、果、畜、菜营养成分各不同，要合理搭配、互为补充，人体才能均衡获取营养。另外，饮食养生还应注意饮食气味和荤、素的合理搭配。《素问·五藏生成》告诫："多食咸，则脉凝泣而色变；多食苦，则皮槁而毛拔；多食辛，则筋急而爪枯；多食酸，则肉胝胎而唇揭；多食甘，则骨痛而发落。"即"多食咸伤心，多食苦伤肺，多食辛伤肝，多食酸伤脾，多食甘伤肾"。由此可见，五味偏嗜，会伤及脏腑，损害机体健康。

案例10-1分析

该患者夏季长期待在空调房里，喜冷饮，多食雪糕冰水导致胃痛、腹泻，经期腹痛。应顺应自然养生，夏季饮食宜清淡质软，易于消化，少食寒凉之品。多进行户外活动，强身健体。

六、防止病邪侵害

慎避外邪，是寓于养生学中的一条重要原则。主要体现在三个方面：其一是"虚邪贼风，避

考点：养生的基本原则

之有时"（《素问·上古天真论》）；其二是要注意"避其毒气"，以防止其致病和"染疫"；其三是实施药物预防等。早在《素问·刺法论》中就已有"小金丹……服十粒，无疫干也"的记载。至于近代采用药物预防传染病及某些疾病的发生与流行，其内容更为丰富，构成防病、养生活动中重要的一环。

知识链接   孙思邈调气导引养生论

孙思邈是唐代著名的医药学家，有"药王"之称，著有《备急千金要方》和《千金翼方》。其还是养生大家，据传其活到142岁。孙思邈老年时曾在终南山研究道林养性，导引调气。他主张养性要动静结合，按摩导引是动，调气补泻是静。练习静功时，他常在空气清新的早晨，在山间清泉旁边的巨石上，曲腿打坐，"口吐浊气，鼻引清气，闭目存思，至腹中有声汩汩然"。通过调气、养气排除一切杂念，完成一套动作，达到健身祛病的目的。

第2节　养生的主要方法

养生源于上古先民为抗御严酷的自然环境，调整体力，抗御疾病，防治疾病的需要。养生是中华民族传统文化的重要组成部分，是先民在长期的生活实践中总结生活经验的结果，其方法很多，着眼点各异，但殊途同归。

一、顺时养生

生活中，人们的作息时间及日常事物要有规律，并符合自然变化和人体生理变化规律。一般来讲，一日之中，白天阳气较充盛，适合工作学习；夜晚阴气当令，适于卧床休息。一年之中，春季阳气升发，万物以荣，宜晚卧早起；夏季阳气旺盛，万物繁盛，宜晚卧早起；秋季阳气渐收，阴气渐盛，宜早卧早起；冬季阴气最盛，万物闭藏，宜早卧晚起。建立良好的生活秩序，规律生活，有益于脏腑调和，阴阳平衡，为健康长寿提供基本保障。

二、调神养生

精神养生是指保持良好的精神状态，以保障机体功能正常发挥来达到防病健身、延年益寿的养生方法。随着社会的进步，人们要面对日益激烈的竞争和挑战，心理健康问题就显得尤为重要，精神养生也就具有了更深刻的意义。历代医家也十分重视精神养生，强调"养生莫如养性"，同时创造了许多精神养生方法，如清静养神、修身养性和调摄情志等。

（一）清静养神

清静养神是指采取各种措施保持心神宁静、心志平和状态的一种心理调节方法。《养性延命录》曰："静者寿，躁者夭。"这里的"静"是指避免过度思虑，力求心无邪思杂念、无私寡欲的精神境界。人们如果能做到心境安宁，乐观随和，情绪稳定，那么五脏安和、气血流畅，自然不易生病。正如《素问·上古天真论》所说："恬淡虚无，真气从之，精神内守，病安从来。"清静养神的具体方法很多，如静坐法、散步法、阅读法、导引法等。

（二）修身养性

修身养性即通过提高道德品质和性格修养，来祛病延年的一种养生方法。孔子在《论语》中指出"仁者寿"，认为仁义的品格有利于人的长寿。可见古人极其重视在道德修养中求取身心健康、延年益寿，把"养德"与"养生"看得同等重要。品德高尚、性格修养良好的人往往心胸豁达、待人宽厚、行为端庄，具有良好的心理素质和情绪的自控力，从而使心神安宁、气血调和、脏腑功能正常有序。因此养德可养气、养神，使人精力充沛、形体健壮、形神共荣、健康长寿。

（三）调摄情志

情志是指喜、怒、忧、思、悲、恐、惊等情绪变化，是人体对客观事物的正常生理反应。情志在正常情况下并不使人致病，但如果七情过激就会气机逆乱，气血失和，有损于健康，所以中医养生学很重视情志的调摄。调摄情志首先要提高自身品德修养，提高自我控制能力。"节喜怒，清六欲"，以恬淡怡然的心态对待生活中的得与失。其次要及时疏泄或转移郁滞在心中的不良情绪，恢复心绪平和状态，以摆脱不良情绪的束缚。此外，还可以根据五行相克原理，采用怒胜思、思胜恐、恐胜喜、喜胜悲、悲胜怒等以情胜情的情志疗法。总之，保持积极乐观的情绪可以使人气机畅达、生机旺盛、延年益寿。

三、惜精养生

人始生，先成精，先天之精源于父母，藏于肾，为生命之本、繁衍之源。后天之精由生化而来，亦藏于肾。故精乃阴气之本源，精盛则本壮，气化之源旺，故生气勃勃。而人之一切活动无不消耗阴精，故而用药食培补精气，补精以滋源，补气以助化精。七情六欲人所不免，多欲则伤精，故须节欲以安精神；房室有节以保肾精，使精常满盛，而体健寿延。

四、饮食养生

饮食是人体获取营养最基本、最重要途径，它直接关系到人的生长发育、脏腑功能与体质强弱。饮食养生是指在中医理论指导下，通过调节饮食，合理摄取食物，以增进健康，强壮身体，预防疾病，达到延年益寿之目的。饮食养生包括以下几方面：

（一）饮食有节

饮食有节是指饮食要有节制，养成定时定量的良好进食习惯。一是进食量要适中，不可暴饮暴食或过饥过饱。暴饮暴食或过于饱胀，会加重胃肠负担，影响消化吸收，以致肠胃患病；若食欲不振，甚至忍饥挨饿，则气血生化不足，营养不良，危害健康。二是进食要有规律，"早餐吃好、午餐吃饱、晚餐吃少"是有一定道理的。

（二）饮食有方

饮食有方即养成良好的饮食习惯和进食方法。进食时应遵循"食宜缓、宜专、宜乐、宜暖、宜洁"的原则。"食宜缓"，即进食时要细嚼慢咽，以免增加肠胃负担或引起呛、咳等危险；"食宜专"，即进食时要专心不二，不要同时兼做其他事；"食宜乐"，即进食时要保持乐观情绪，轻松愉快的心情可增加食欲，促进消化；"食宜暖"，即进食要以温热饭菜为主，以免过于寒凉损伤脾胃之气；"食宜洁"，即饮食要干净新鲜，禁食腐烂变质被污染的食物，同时要讲究饮食卫生，如餐前洗手、餐具洁净等。

（三）药膳保健

药膳是在中医学理论指导下，将食物与中药，以及食物的辅料、调料等相配合，通过加工调制而成的膳食。这种食品具有防治疾病和保健强身的作用。药膳常用的中药如人参、枸杞子、黄芪、黄精、何首乌、桑椹、莲子、百合、薏米、芡实、菊花等，药性多平和，所以可以长期服用，适应范围广。正确的食用方法还应做到因时制宜，药食结合，辨证施膳等。药膳兼有药、食两者之长，这是中医养生颇具特色的一种方法。

五、运 动 养 生

常言道：生命在于运动。运动是健康之本，是祛病延年的良方。《吕氏春秋·尽数》曰"流水不腐，户枢不蠹"，认为适度的形体锻炼可以疏通经络、滑利关节、流通气血、强壮筋骨，借形动以济神静，从而使身体健康，益寿延年。运动养生的方式很多，传统的运动方式有太极拳、五禽戏、易筋经等；现代的运动方式有散步、慢跑、爬山、舞蹈、器械锻炼等。运动养生因人而异，要根据个人的喜好及体质特点选择适合自己的运动方式和运动量，不可勉强而为之，也不可操之过急。运动养生贵在循序渐进，持之以恒。

六、药 物 养 生

药物养生是指长期服用一些对身体有益的药物以扶助正气，平调体内阴阳，从而达到防病益寿的目的。其多是针对年龄较大或体质较差的人。这种养生方法在我国已有数千年历史，较其他养生方式来说，具有针对性强、效果显著的特点。药物养生要根据每个人的体质、生活与工作环境、年龄、性别等个体差异，来选取适宜的药物进补，做到相因制宜、辨证进补，以取得良好的养生效果。

七、推拿、针灸养生

推拿，是用推、拿、提、捏、揉等手法作用在人体腧穴上进行治疗的一种非药物的自然疗法，又有"按跷""跷引"之称，以达到疏通经络、运行气血、扶伤止痛、祛邪扶正、调和阴阳、延长寿命的疗效。针灸是针刺和艾灸的总称。针刺是指在中医理论的指导下把毫针按照一定的角度刺入患者体内，运用捻转与提插等针刺手法对人体特定腧穴部位进行刺激，从而达到治疗疾病的目的。艾灸是将艾条或艾炷点燃后放在体表特定腧穴或患处进行熏灸，借助灸火的热力和药物的作用，通过经络腧穴，达到散寒祛湿、温经通络、调和气血，以及预防保健、益寿延年的目的。无论是古代医学文献，还是现代科学实验均证明，灸疗具有增强机体正气的作用，是强身防病的一种简易养生法。

考点：养生的主要方法

知识链接

朱丹溪的茹淡养生论

朱丹溪认为人之饮食不出五味，然味有二类，一类出于天赋，一类成于人为。谷蔬果菜是出于天赋，具有自然冲和之味，人食之有补阴之功，而烹饪调和之厚味则出于人为，有致残伐命之毒。人之茹淡，正是去人为之味，而食自然冲和之味，食之于人有益。他还提出：谷蔬果菜，性属阴而最善补阴，使疏通易消化，而肉鱼肥鲜，醇酒厚味，纵欲恣心，火自内生，岂能不病？当他70多岁时，依然形体矫健，精力充沛，面色红润有光泽，周围的人无不惊讶和羡慕。有人问他有何养生之法。他说：无他也，唯滋阴摄养、茹淡、恒动也。

小　结

中医养生思想经历了 5000 多年的历史文化沉淀，积累了丰富的实践经验，形成了独特的医学理论，在人类医疗保健方面发挥着不可替代的作用。中医养生重视以人为本，强调人与自然和谐，讲求身心双修、阴平阳秘、动静结合，即使在科学高度发达的今天也具有重要的指导意义。

自　测　题

A₁型题

1. 春季养生应重在（　　　）

A. 养阴　　　　　　　　B. 养阳

C. 养血　　　　　　　　D. 阴阳并养

E. 以上都不是

2. 阴虚患者多（　　　）

A. 喜凉　　　　　　　　B. 喜热

C. 畏寒　　　　　　　　D. 渴喜冷饮

E. 渴喜热饮

3. 中医养生的基本原则是（　　　）

A. 顺应自然规律　　　B. 重视精神调养

C. 房事有节　　　　　D. 形体锻炼

E. 以上都是

4. 春季养生，重在养护体内阳气，使之逐（　）

渐充沛旺盛起来，适于晨练宜（　　　）

A. 晚睡早起　　　　　B. 晚睡晚起

C. 早睡早起　　　　　D. 早睡晚起

E. 以上都不是

5. 秋季养生以"收养"为原则，保养体内

阴气为首要任务。宜（　　　）以顺应阴精的收

藏和阳气的舒长。

A. 晚睡早起　　　　　B. 晚睡晚起

C. 早睡早起　　　　　D. 早睡晚起

E. 以上都不是

6. "虚邪贼风，避之有时"指的是（　　　）

A. 顺应自然规律　　　B. 重视精神调养

C. 房事有节　　　　　D. 形体锻炼

E. 防止病邪侵害

7. 属于调神养生的是（　　　）

A. 谨和五味　　　　　B. 重视精神调养

C. 修身养性　　　　　D. 饮食有方

E. 惜精养生

8. 下列哪种药物可以用作药膳（　　　）

A. 枸杞子　　　　　　B. 莲子

C. 百合　　　　　　　D. 黄芪

E. 以上均正确

9. 以情胜情的情志疗法中错误的是（　）

A. 喜胜悲　　　　　　B. 悲胜怒

C. 怒胜思　　　　　　D. 恐胜思

E. 思胜恐

10. 养生的主要方法包括（　　　）

A. 运动养生　　　　　B. 饮食养生

C. 顺时养生　　　　　D. 调神养生

E. 以上均正确

（孔凡华）

第11章 中药与方剂

·引 言·

你了解中药与方剂吗？中药与方剂的安全有效性已受到广泛关注与重视，作为防病治病的有效武器，中药与方剂正显示出其独特的优势和强大的生命力。正确掌握中药的性能及中药的用法将会提高临床的治疗效果，也能提高医护人员的护理技能水平。

第1节 中药基本知识

案例 11-1

患者，男，25 岁。以大便秘结 5 日为主诉来诊。自述 5 日前参加烧烤聚会，进食大量油炸烘烤食品，5 日来一直未排便，伴脘腹胀满、口干舌燥。肚腹按之有硬块、压痛阳性、无腹肌紧张及反跳痛、舌质红、苔黄燥起刺、脉沉实。辨证为阳明腑实证，予大承气汤治疗，服两剂后大便下，诸症皆消。

问题： 如何理解方中大黄与芒硝的配伍关系？该患者服药期间饮食需禁忌什么？

一、概 念

中药是我国传统药物的总称。以中国传统医药理论指导采集、炮制、制剂，说明作用机理，指导临床应用的防病治病的药物，统称为中药。其在中医理论指导下，具有独特的理论体系和应用形式。中药主要包括植物药、动物药、矿物药及部分化学、生物制品类药物。中药品种繁多，仅古籍记载就有 3000 种以上，发展至今已达 12 800 余种。其中植物药占大多数，有"诸药以草为本"的说法，所以古代将中药称为"本草"。中药应用也最广泛，数千年来对保障国人的健康和中华民族的繁衍昌盛发挥了巨大的作用。

考点：中药的性能

中药性能是对中药作用的基本性质和特征的高度概括，又称药性。研究中药性能的理论就是药性理论，主要包括四气、五味、升降浮沉、归经、有毒无毒等。

二、中药的药性理论

（一）四气

1. 含义 四气，又称四性，是指药物具有的寒、热、温、凉四种药性。其反映药物影响人体阴阳盛衰和寒热变化的作用特点，是说明药物作用性质的重要概念之一。

四气之外，还有平性，是指药物寒热偏性不明显者。但这只是相对而言，实际上仍有偏温偏凉之别，仍未超出四气的范围。

2. 确定依据 药性的寒热温凉，是从药物作用于人体所发生的反应概括而来，与所治疗疾病的寒热性质相反。也就是说，药性的确定是以用药反应为依据，以病证寒热为基准。能够减轻或消除热证的药物，一般属于寒性或凉性，如石膏、板蓝根对发热口渴、咽喉肿痛等热证有清热泻火、利咽、解毒的作用，表明其具寒凉之性；反之，能减轻或消除寒证的药物，一般属于热性或温性，如附子、干姜对脘腹冷痛、四肢厥逆等寒证有温中散寒、回阳救逆的作用，表明其具温热之性。

3．所示效用　中药的四气，从本质而言只有寒热二性。凡寒凉性药物，表示其具有清热、泻火、凉血、解热毒等作用；凡温热性药物，表示其具有温里散寒、补火助阳、温经通络、回阳救逆等作用。

四气对人体的作用也有两面性，倘若应用不当，可对人体产生不良作用。此时，寒凉性有伤阳助寒之弊，而温热性则有伤阴助火之害。

（二）五味

1．含义　五味，是指药物因功效不同而具有辛、甘、酸、苦、咸等味。其既是药物作用规律的高度概括，又是部分药物真实滋味的具体显示。

2．所示效用及临床应用　五味是药物对人体不同效用的概括，效用中又包括治疗作用和不良作用。现将五味对人体的效用分述如下。

（1）辛：能散、能行，有发散、行气、活血的作用。如治表证的荆芥、薄荷，治气滞的香附，治血瘀的川芎等，都具有辛味。辛味药大多能耗气伤阴，气虚阴亏者慎用。

（2）甘：能补、能缓、能和，有补虚、和中、缓急、调和药性的作用。如治虚证的黄芪、熟地黄、核桃仁、枸杞子，治挛急作痛、调和药性的饴糖、甘草等，均具甘味。某些甘味药还能解药、食之毒，如甘草、蜂蜜等。此外，甘味药多质润而善于滋燥。甘味药大多能腻膈碍胃，令人中满，凡湿阻、食积、中满气滞者慎用。

（3）酸：能收、能涩，有收敛固涩作用。如治自汗盗汗、遗精滑精的五味子，治久泻久痢的五倍子，治久咳的乌梅，治大汗虚脱、崩漏经多的山茱萸等，均具酸味。另外，酸能生津、安蛔，如木瓜、乌梅等。酸味药大多能收敛邪气，凡邪未尽之证均当慎用。

（4）苦：能泄、能燥、能坚。其中，能泄的含义有三：一指苦能通泄，如大黄苦寒，功能泻热通便，治热结便秘每用。二指苦能降泄，如杏仁味苦降泄肺气，治咳喘气逆必投；代赭石味苦而善降逆，治呃逆呕喘常选。三指苦能清泄，如黄连、栀子味苦，能清热泻火，治火热内蕴或上攻诸证宜择。能燥是指苦能燥湿，如治寒湿的苍术、厚朴，治湿热的黄柏、苦参等，均为苦味。能坚的含义有二：一指苦能坚阴，其意是泻火存阴，如黄柏、知母；二指苦能厚肠胃，如投用少量苦味的黄连有厚肠止泻作用。苦味药大多能伤津、伐胃，津液大伤及脾胃虚弱者不宜大量用。

（5）咸：能软、能下，有软坚散结、泻下通便作用，如治瘰疬、痰核的昆布、海藻，治癥瘕的鳖甲，治热结便秘的芒硝等，均具咸味。《素问·五藏生成》云："多食咸，则脉凝泣而变色。"故食盐类咸味药不宜多食，高血压动脉硬化者尤当如此。有的咸味药如芒硝，能泻下通肠，脾虚便溏者慎用。

（6）涩：能收、能敛，同酸味一样有收敛固涩作用，如治滑脱诸证的龙骨，治久痢脱肛的赤石脂，治崩漏带下的乌贼骨等，均具涩味。习惯将涩附于酸。涩味药大多能敛邪，邪气未尽者慎用。

（7）淡：能渗、能利，有渗湿利水作用，如治水肿、小便不利的猪苓、茯苓，均具淡味。常将淡附于甘。淡味药过用，亦能伤津液，阴虚津亏者慎用。

此外，还有芳香味，其能散、能行、能开，有化湿、辟秽、开窍、醒脾等作用，如功能化湿的藿香、辟秽的苏合香、开窍的麝香、醒脾的佩兰等，均具芳香味。习惯将芳香归为五臭之列，有的也标上辛味，称为辛香之气。芳香味与辛味一样，亦能耗气伤津，气虚津亏者慎用。

（三）升降浮沉

1. 含义　升降浮沉，是指药物在人体的作用趋向，升是上升，降是下降，浮表示发散向外，沉表示收敛固藏和泻利等。这种趋向与所疗疾患的病势趋向相反，与所疗疾患的病位相同。升降浮沉是说明药物作用性质的概念之一。

2. 确定依据

（1）药物的质地轻重：凡花、叶类质轻的药多主升浮，如菊花、桑叶等；种子、果实及矿物、贝壳类质重的药多主沉降，如苏子、枳实、磁石、石决明等。

（2）药物的气味厚薄：凡气味薄者多主升浮，如苏叶、金银花；气味厚者多主沉降，如熟地黄、大黄等。

（3）药物的性味：凡性温热、味辛甘的药为阳性，多主升浮，如桂枝等；而性寒凉、味酸苦咸的药为阴性，多主沉降，如天花粉、芒硝等。

（4）药物的效用：药物的临床疗效是确定其升降浮沉的主要依据。病势趋向常表现为向上、向下、向外、向内，病位常表现为在上、在下、在外、在里。能够针对病情，改善或消除这些病证的药物，相对也具有向上、向下、向里、向外的不同作用趋向。如白前能祛痰降气，善治肺实咳喘、痰多气逆，故性属沉降；桔梗能升提肺气、宣肺利咽，善治咳嗽痰多、咽痛音哑，故性属升浮。

3. 所示效用及临床应用　一般来说，升浮类药能上行向外，分别具有升阳发表、祛风散寒、涌吐、开窍的作用，宜用于病位在上、在表或病势下陷类疾病的防治；沉降类药能下行向内，分别具有泻下、清热、利水渗湿、重镇安神、潜阳息风、消积导滞、降逆止呕、收敛固涩、止咳平喘的作用，宜用于病位在下、在里或病势上逆类疾病的防治。

如果不能合理地运用药物的升降浮沉之性，亦可造成不良反应。若误投或过用升浮之性明显的药于病势上逆类病证的治疗，或误投或过用沉降之性明显的药于病势下陷类病证的治疗，均可加重病情。

（四）归经

1. 含义　归，即归属，指药物作用的归属；经，指人体的脏腑经络。归经，指药物作用的定位。就是把药物的作用与人体的脏腑经络密切联系起来，以说明药物作用对机体某部分的选择性，从而为临床辨证用药提供依据。

2. 对临床用药的指导意义　掌握归经，有助于提高用药的准确性，使临床用药更加合理。首先，指导医生根据疾病表现的病变所属脏腑经络而选择用药。如热证有肺热、肝热等不同，治肺热咳喘，当选归肺经而善清肺热的黄芩、桑白皮等；治肝热或肝火证，当选归肝经而善清肝火的龙胆草、夏枯草等。其次，指导医生根据脏腑经络病变的传变规律选择用药。由于脏腑经络的病变可以互相影响，临床治疗各种病证并不是某经病单纯使用某经药，还要根据脏腑经络之间的生理关系和疾病传变规律，选择归他经的药与之相配进行治疗。如咳嗽痰喘，治疗时就不能只选用归肺经的药，若为肝火犯肺所致，常以归肺经能清肺化痰的海蛤粉与归肝经能清热凉肝的青黛同用，使肝肺两清，咳喘早愈；若兼脾虚者，又当以归肺经的止咳化痰药与归脾经的健脾药同用，使痰消咳喘早愈。

（五）有毒与无毒

1. 含义　有毒与无毒，从狭义上讲，是指药物用于人体后能否造成伤害而言。从广义上讲，除指药物的作用能否对人体造成伤害外，还应包括药物对人体治疗作用的强弱。也就是说，药物的有毒与无毒反映了其偏性对人体的两面性。一般而言，药物的有毒与无毒和"毒"的大小，与其对人体伤害程度的轻重及治疗作用的强弱成正比。

2．"毒"的特性　毒性是指药物对机体的损害，不良反应是指在常用剂量时药物出现与治疗需要无关的不适反应。毒性反应对人危害较大，多因过用、久用而致。不良反应对人体危害轻微，停药后能消失。

3．影响有毒无毒的因素　药物的有毒与无毒受到多种因素影响。主要有品种、来源、入药部位、产地、采集时间、贮存、加工炮制、剂型、制剂工艺、配伍、给药途径、用量、用药次数与时间长短、皮肤与黏膜的状况、施用面积的大小、患者的体质、年龄、性别、种属、证候性质，以及环境污染等。

4．使用有毒药物的注意事项

（1）用量：用量要适当，采用小量渐增法投药，切忌初用即给足量，以免中毒。

（2）采制：采制要严格，在保证药效的前提下，严格把握住采、制药的各个环节，杜绝伪劣品。

（3）用药：用药要合理，杜绝乱用滥投，孕妇、老幼及体弱者忌用或慎用毒烈之品。

（4）识别：识别要及时，正确识别过敏者，及早予以防治。

考点：中药的性能

三、中药配伍

所谓中药配伍，是指根据病情、治法和药物的性能，选择两种以上药物同用的用药方法。药物配伍应用是中医用药的主要形式，目的是增强治疗效能，扩大治疗范围，适应复杂病情，减少不良反应。所谓"七情配伍"，又称配伍七情、药物七情。除"单行"外，皆从双元配伍用药角度，论述单味中药通过简单配伍后的性效变化规律。它高度概括了中药临床应用的 7 种基本规律，是中医遣药组方的基础。药物七情具体为：

1．单行　即应用单味药就能发挥预期治疗效果，不需其他药辅助。如独参汤，单用人参一味补气固脱。

2．相须　即性能相类似的药物合用，可增强原有疗效。如石膏配知母可增强清热泻火效果。

3．相使　即性能功效有某种共性的两药同用，一药为主，一药为辅，辅药能增强主药的疗效。如以补气利水的黄芪为主，配以利水健脾的茯苓为辅，茯苓能增强黄芪的补气利水效果。

4．相畏　即一种药物的毒烈之性，能被另一种药物减轻或消除。如生半夏的毒性能被生姜减轻或消除，故云半夏畏生姜。

5．相杀　即一种药物能减轻或消除另一种药物的毒烈之性。如生姜能减轻或消除生半夏的毒性，故云生姜杀半夏。

6．相恶　即两药合用，一种药物能使另一种药物原有功效降低，甚至丧失。如人参恶莱菔子，因莱菔子能削弱人参的补气作用。

7．相反　即两种药物合用，能产生或增强毒副作用。如乌头反半夏、甘草反甘遂等。

如上所述，在药物七情中，论述药物基本配伍关系的只有 6 项。其中相须、相使表示增效，临床用药要充分利用；相畏、相杀表示减毒，应用毒烈药时需考虑选用；相恶表示减效，用药时应加以注意；相反表示增毒，原则上应绝对禁止。此外，若按协同与拮抗论，相须、相使表示协同，相畏、相杀、相恶却表示拮抗。

考点：中药配伍的七情关系

案例 11-1 分析

大承气汤中大黄性味苦寒，泻热通便，荡涤胃肠实热积滞；芒硝性味咸寒，泻热软坚，润燥通便，两药合用可增强泻热通便之功，为配伍"七情"中的"相须"。该患者服药期间应忌生冷、油腻、黏腻等不易消化的食物，或有特殊性的食物（如辣椒）。

四、中药剂量

（一）含义

剂量，即药剂的用药量，一般是指单味药的成人内服一日用量。也有指在方剂中药与药之间的比较分量，即相对剂量。单味中药的成人每日内服常用剂量，除峻烈药、毒性药和某些精制品外，一般干品药为 3～9g，部分为 15～30g。各单味药后所标用量即此。

（二）确定剂量的依据

1. 药物的性质性能

（1）药材质量：质优力强者，用量宜小些；质次力不足者，用量可大些。

（2）药材质地：花叶类质轻之品用量宜轻，金石、贝壳类质重之品用量宜重；干品用量宜轻，鲜品用量宜重。

（3）药物的气味：气味平淡作用缓和的药，用量宜重；气味浓厚作用峻猛的药，用量宜轻。

（4）有毒无毒：有毒药，应严格控制剂量，不得超出安全范围；无毒药，剂量变化幅度较大，可适当增加用量。

2. 用药方法

（1）方药配伍：单味应用时剂量宜大，复方应用时剂量宜小；在方中做主药时用量宜稍大，而做辅药时的用量宜小些。

（2）剂型：入汤剂时用量宜大；入丸散剂时用量宜小。

（3）使用目的：某些药因用量不同可出现不同作用，故可据不同使用目的增减用量。如以槟榔行气消积用 6～15g 即可，而驱绦虫则需用 60～120g。

3. 患者情况

（1）体质：以祛邪为主时，体强者用量宜重，体弱者用量宜轻。以补虚为主时，脾胃强健者，用量宜稍大；脾胃虚弱者，用量宜轻小。

（2）年龄：小儿发育未全，老人气血渐衰，对药物耐受力均较弱，故用量宜减少；而青壮年气血旺盛，对药物耐受力较强，故用量宜大些。小儿 5 岁以下通常用成人量的 1/4，5 岁以上可按成人量减半用。

（3）性别：一般说男女用量差别不大，但在妇女月经期、妊娠期，投用活血化瘀药则宜减量。

（4）病程：新病正气损伤较轻，用量可稍重；久病正气损伤较重，用量宜轻些。

（5）病势：病急病重者用量宜重，病缓病轻者用量宜轻。

考点：中药的用药剂量原则

（6）生活习惯与职业：如以辛热药疗疾，平时不喜食辛辣热物或常处高温下作业的人用量宜轻，反之则用量宜重。

五、中药的用药禁忌

中药的用药禁忌，即指在用药时一般应有所避忌。用药禁忌主要包括配伍禁忌、妊娠用药禁忌和服药时的饮食禁忌三个方面。

（一）配伍禁忌

配伍禁忌，即指在一般情况下不宜相互配合使用的药物，包括十八反、十九畏。

（1）十八反：列述了三组相反药，分别是：甘草反甘遂、京大戟、海藻、芫花；乌头（川乌、附子、草乌）反半夏、瓜蒌（全瓜蒌、瓜蒌皮、瓜蒌仁、天花粉）、贝母（川贝母、浙贝母）、白蔹、白及；藜芦反人参、南沙参、丹参、玄参、苦参、细辛、芍药（赤芍、白芍）。

（2）十九畏：列述了九组十九味相反药，具体是：硫黄畏朴硝，水银畏砒霜，狼毒畏密陀僧，巴豆畏牵牛，丁香畏郁金，川乌、草乌畏犀角，牙硝畏三棱，官桂畏石脂，人参畏五灵脂。

知识链接 **十 八 反 歌**

本草明言十八反，半蒌贝蔹及攻乌，藻戟遂芫俱战草，诸参辛芍叛藜芦。

（二）妊娠用药禁忌

妊娠用药禁忌，即指有些中药能损害胎元或导致堕胎，在妊娠期应予以避忌或慎用。妊娠禁忌药有毒性大小、性能峻缓之别，对胎元及母体影响程度也有差别。妊娠用药禁忌分为禁用与慎用两大类。

（1）禁用：多为剧毒或性能峻猛之品，如水银、砒霜、雄黄、轻粉、斑蝥、马钱子、蟾酥、川乌、草乌、藜芦、胆矾、瓜蒂、巴豆、甘遂、京大戟、千金子、芫花、牵牛子、商陆、麝香、干漆、水蛭、虻虫、三棱、莪术等。

（2）慎用：分别为活血祛瘀、破气行滞、攻下通便、辛热及滑利之品，如牛膝、川芎、红花、桃仁、姜黄、牡丹皮、枳实、大黄、芒硝、番泻叶、芦荟、附子、肉桂、冬葵子等。

（三）服药时的饮食禁忌

服药饮食禁忌，即指服药期间对某些食物的禁忌，简称食忌，俗称忌口。在服药期间，一般应忌食生冷、辛热、油腻、腥膻、黏滑及有刺激性的食物，以免引起消化不良、胃肠刺激，或助热、助升散，以及敛邪等不良作用。具体应用时，须根据不同病情和治疗需要区别对待：如寒性病忌生冷；热性病忌食辛热油腻；胸痹患者，忌食肥肉、脂肪、动物内脏及烈性酒；肝阳上亢者，忌食胡椒、辣椒、大蒜、酒等辛热助阳之品；脾胃虚弱或消化不良者，忌食油炸、黏腻、寒冷固硬等不易消化的食物；疮疡、皮肤病患者，忌食鱼、虾、蟹等腥膻发物及辛辣刺激性食品；外感表证忌食油腻类食品，等等。

考点：药物的配伍禁忌

第2节 中药分类及临床常见药物

中药根据其功效分为解表药、清热药、泻下药、祛风湿药、温里药、理气药、消食药、止血药、活血化瘀药、祛痰止咳药、平肝息风药、安神药、补益药等，以下为其分类和临床常用中药，见表11-1和表11-2。

表11-1 常见中药分类、作用及主治

类别	作用	主治病证
解表药	发散表邪	表证
清热药	清泻里热	热证
泻下药	促进排便	便秘、腹水、水肿
祛风湿药	祛除风湿、解除痹痛	风湿痹证
温里药	温里祛寒	里寒证

续表

类别	作用	主治病证
理气药	调畅气机，消除气滞	气滞证
消食药	消食、开胃、化积	食积
止血药	制止体内外出血	出血证
活血化瘀药	通利血脉、促进血行、消散瘀血	血瘀证
祛痰止咳药	祛痰或化痰，减轻或制止咳嗽、喘息	咳嗽、痰饮
平肝息风药	平肝潜阳，息风止痉	肝阳上扰证
安神药	安定神志	失眠
补益药	补虚扶弱，补益人体气血阴阳不足	各种虚证

表 11-2 常见中药、性味、功效、应用及用量

类别	药名	性味	功效	应用	用量（g）
辛温解表药	麻黄	辛、微苦，温	发表散寒，宣肺平喘，利水消肿	外感风寒表证，喘咳证，水肿	3~9
	桂枝	辛、甘，温	发汗解表，温经通脉	风寒表虚证，风寒湿痹，胸痹	3~10
	苏叶	辛、温	散寒解表，行气和胃	外感风寒，呕吐，妊娠呕吐，鱼蟹中毒	3~10
	荆芥	辛、甘，微温	祛风解表，透疹	外感风寒或风热，风疹，出血	3~10
	防风	辛、甘，微温	祛风解表，胜湿止痛	外感风寒或风热，风寒湿痹，伤风	3~10
	羌活	辛、苦，温	解表散寒，胜湿止痛	外感风寒表证，风寒湿痹	3~10
	细辛	辛、温	祛风散寒，温肺通窍	风寒表证，头痛，牙痛，咳喘痰稀，鼻渊，痹证	1~3
	白芷	辛、温	解表燥湿，消肿排脓	外感风寒，头痛，疮疡	3~10
	苍耳子	辛、苦，温	通鼻窍，祛风湿	鼻渊，外感风寒，风湿疼痛	3~10
	生姜	辛、微温	发汗解表，温中散寒	外感风寒，胃寒呕吐，肺寒咳嗽	3~10
辛凉解表药	薄荷	辛、凉	疏散风热，利咽透疹，清头目	外感风热，头痛目赤，咽喉肿痛	3~10
	菊花	辛、甘，微寒	疏散风热，清肝，明目	外感风热，头痛，目赤肿痛	5~10
	桑叶	辛、苦，寒	疏风清热，清肝明目	外感风热，头痛，目赤	9~12
	柴胡	苦、辛，微寒	和解退热，疏肝理气，升举阳气	外感发热，肝气郁结，内脏下垂	5~12
	葛根	甘、辛，凉	发表解肌，升阳，解热生津	外感风热，麻疹，腹泻，烦渴	6~15
	升麻	辛、甘，微寒	发表透疹，清热解毒，升举阳气	热毒所致病证，内脏下垂，麻疹	3~9
	蝉蜕	甘、寒	疏散风热，透疹，明目	外感风热，麻疹，目疾	3~10
	牛蒡子	辛、甘，寒	疏散风热，透疹，散肿	外感风热，麻疹，咽痛，痄腮	3~10
清热泻火药	石膏	辛、甘，大寒	清热泻火，除烦止渴	气分实热，肺热，湿疮	15~60
	知母	苦、甘，寒	清热解烦，养阴润燥	气分实热证，阴虚潮热、消渴	6~12
	天花粉	苦、微甘，寒	清热生津，消肿排脓	消渴，肺痈，咳嗽，咳血	10~15
	栀子	苦、寒	清热，除烦，利湿	热病，黄疸，出血	3~10
	夏枯草	苦、辛，寒	清肝火，散结，降血压	头目疼痛，瘰疬，高血压	10~15
清热燥湿药	黄芩	苦，寒	清热燥湿，泻火解毒，止血，安胎	湿热黄疸、痈肿，出血，胎动不安	3~10
	黄连	苦，寒	清热燥湿，泻火解毒	心火上炎，胃热，痢疾，痈肿	3~10
	黄柏	苦，寒	清热燥湿，泻火解毒，退虚热	湿热泻痢、妇科带下，阴虚发热	3~10
	龙胆草	苦，寒	清热燥湿，泻肝胆火	湿热黄疸、带下，胁痛	3~10
	苦参	苦，寒	清热燥湿，祛风杀虫	湿热黄疸、泻痢、带下，下阴瘙痒	3~10

续表

类别	药名	性味	功效	应用	用量（g）
清热凉血药	水牛角	苦、咸，寒	泻火解毒，凉血止血，安神定惊	高热，神昏谵语，惊厥，斑疹	10～60
	生地黄	甘、苦，寒	清热凉血，养阴生津	身热或夜热早凉，出血，口渴	6～15
	玄参	苦、甘，寒	清热养阴，解毒散结	身热口渴，出血，咽喉肿痛，瘰疬	6～12
	牡丹皮	苦、辛，微寒	清热凉血，活血化瘀，退虚热	身热或夜热早凉，出血，痈肿	6～12
	赤芍	苦，微寒	清热凉血，祛瘀止痛	身热，出血，经闭，痈肿	6～12
清热解毒药	金银花	甘，寒	清热解毒，疏散风热	外感风热，痈肿，痢疾，温病	10～15
	连翘	甘，微寒	清热解毒，消痈散结	外感风热，疮毒痈肿	6～15
	板蓝根	苦，寒	清热解毒，凉血，利咽	温病发热，头痛，咽痛，痄腮	9～15
	野菊花	苦、辛，微寒	清热解毒，消肿	咽喉肿痛，目赤肿痛，痈、疖	9～15
	鱼腥草	辛，微寒	清热解毒，消痈排脓，利尿	肺痈，疮疡，热淋	15～30
	白花蛇舌草	甘、淡，微寒	清热解毒，消痈散结，利尿	疮疡肿痛，热淋，毒蛇咬伤	15～30
	蚤休	苦，微寒	清热解毒，消肿止痛，止痉	疮肿，毒蛇咬伤，高热，抽搐，昏迷	6～12
	白头翁	苦，寒	清热，解毒，凉血	痢疾	15～30
	马齿苋	酸，寒	清热解毒，凉血止血	湿热泻痢，痈疖，热淋，血淋	15～60
	蒲公英	苦、甘，寒	清热解毒，利湿	痈肿疮疡，湿热黄疸	10～15
	败酱草	辛、苦，微寒	清热解毒，祛瘀止痛，排脓	肠痈、肺痈，胸腹疼痛	6～15
清虚热药	青蒿	苦、辛，寒	退虚热，凉血，截疟	阴虚潮热，夜热早凉，疟疾	3～10
	地骨皮	甘、淡，寒	退虚热，清肺热	阴虚发热，肺热咳喘，出血	6～15
	银柴胡	甘，微寒	退虚热	阴虚发热，小儿虫积	3～10
	胡黄连	苦，寒	退虚热，清湿热	阴虚发热，小儿疳积，泻痢	3～9
泻下药	大黄	苦，寒	泻下攻积，清热解毒	便秘，出血，咽痛，疮疡，瘀血证	3～15
	芒硝	咸、苦，寒	软坚泻下，清热泻火	积滞，便秘，咽喉肿痛，疮疡	10～15
	番泻叶	甘、苦，寒	泻下导滞	便秘，肠道积滞，水肿	5～15
	火麻仁	甘，平	润肠通便	老人、产妇及体弱者阴虚便秘	10～30
	甘遂	苦、甘，寒	泻水逐饮，消肿散结	腹水，胸胁积液	0.5～1
	巴豆	辛，热	泻下积滞，逐水消肿	浮肿，腹水，胸胁积液	0.1～0.3
	牵牛子	苦，寒	泻下，逐水，去积，杀虫	水肿，便秘	3～10
祛风湿药	独活	辛、苦，温	祛风湿，止痹痛，解表	风湿痹痛，风寒表证	3～10
	秦艽	苦、辛，微寒	祛风湿，舒筋脉，清虚热	风湿关节痹痛，肢体麻木，虚热	5～10
	木瓜	酸，温	舒筋活络，化湿和胃	风湿痹痛，筋脉拘挛，吐泻转筋	6～12
	防己	苦、辛，寒	祛风湿，止痛，利水	风湿痹痛，水肿，腹水	3～10
	威灵仙	甘、咸，温	祛风湿，通络止痛，治鱼鲠	风湿痹痛，鱼骨鲠喉	6～9
	白花蛇	甘、咸，温	祛风通络，止痉，止痒	风湿痹痛，中风，风疹，顽癣	3～10
	桑枝	苦，平	祛风通络	风湿痹痛，四肢拘挛	10～30
	桑寄生	苦，平	祛风湿，补肝肾，安胎	风湿痹痛，腰膝酸痛，胎动不安	10～15
温里药	附子	辛，热	回阳救逆，补火助阳	亡阳证，阳虚证，寒湿痹痛	3～15
	肉桂	辛、甘，热	补火散寒，温通经脉	肾阳不足，脘腹冷痛，泄泻，呕吐	1.5～6
	干姜	辛，热	温中，散寒	脘腹冷痛，亡阳证，咳喘痰清	3～10

续表

类别	药名	性味	功效	应用	用量（g）
温里药	吴茱萸	辛、苦，热	散寒止痛，降逆止呕	胃脘痛，泄泻，呕吐，痛经	1.5～6
	高良姜	辛，热	温胃散寒，消食止痛	胃脘痛，呕吐，食滞	3～6
	小茴香	辛，温	散寒止痛，理气和胃	寒疝疼痛，呕吐食少，脘腹胀痛	3～8
理气药	橘皮	辛、苦，温	理气和中，燥湿化痰	脘腹胀满，恶心呕吐，痰多咳嗽	3～10
	青皮	苦、辛，温	疏肝破气，散结消滞	肝气郁结，胁肋胀痛，食积不化	3～10
	佛手	辛、苦，温	舒肝理气，和中化痰	胁肋胀痛，胃痛纳呆，咳嗽痰多	3～10
	枳实	苦、辛，微寒	破气消积，化痰散痞	胸脘痞满，食积，痢疾	3～9
	木香	辛、苦，温	行气，调中，止痛	脘腹胀痛，痢疾，胁肋胀痛	3～10
	香附	辛、微苦，平	疏肝理气，调经止痛	胁肋胀痛，脘腹胀痛，月经不调	6～12
	乌药	辛，温	行气止痛，温肾散寒	寒疝，肾阳虚衰，经行腹痛	3～10
	川楝子	苦，寒	行气止痛，杀虫	胁肋胀痛，腹痛，虫积，皮癣	3～10
消食药	山楂	酸、甘，微温	消食化积，活血散瘀	食积，油腻肉积，产后腹痛	10～12
	神曲	甘、辛，温	消食和胃	食积不化，米面食积	6～12
	麦芽	甘，平	消食和中，回乳	食积，淀粉性食积，回乳	10～12
	莱菔子	辛、甘，平	消食化积，降气化痰	食积，脘腹胀满，咳喘痰盛	6～12
	鸡内金	甘，平	健脾消食，固精止遗	食积，遗尿，遗精，结石	6～12
止血药	大蓟	甘、苦，凉	凉血止血，散瘀消痈	出血，疮痈肿毒	10～15
	地榆	苦、酸，微寒	凉血止血，解毒敛疮	各种出血，特别痔疮出血，烫伤	10～15
	槐花	苦，微寒	凉血止血	出血，痔疮出血	10～15
	白茅根	甘，寒	凉血止血，清热利尿	出血，小便不利	15～30
	侧柏叶	苦、涩，微寒	凉血止血，祛痰止咳	出血，咳喘痰多	10～15
	白及	苦、涩，微寒	收敛止血，消肿生肌	各种出血，疮肿初起	3～10
	三七	甘、微苦，温	化瘀，止血，消肿止痛	各种出血，跌打损伤，心悸、胸痹	3～10
	茜草	苦，寒	凉血，活血，止血	各种出血，跌打损伤，经闭	9～15
	艾叶	苦、辛，温	温经止血，散寒止痛	虚寒性出血，腹中冷痛，月经不调	3～10
	灶心土	辛，微温	温中止血，止呕，止泻	脾气虚寒所致出血、呕吐、腹泻	15～30
活血祛瘀药	川芎	辛，温	活血行气，祛风止痛	头痛，跌打损伤，月经不调，痹痛	3～10
	丹参	苦，微寒	活血祛瘀，凉血消痈，安神	月经不调，心悸，胸痹，痈肿，失眠	5～15
	延胡索	辛、苦，温	活血祛瘀，行气止痛	跌打损伤，瘀血疼痛，痛经	3～10
	乳香	辛、苦，温	活血止痛，消肿生肌	瘀滞疼痛，疮疡溃破久不收口	3～10
	没药	苦，平	活血止痛，消肿生肌	瘀滞疼痛，疮疡久不收口	3～10
	桃仁	苦，平	活血祛瘀，润肠通便	瘀血疼痛，产后瘀血，肠燥便秘	6～15
	红花	辛，温	活血祛瘀，通经	瘀血痛经，胸痹，跌打损伤	3～10
	益母草	辛、苦，微寒	活血祛瘀，利尿消肿	月经不调，产后腹痛，水肿	10～15
	牛膝	苦、酸，平	活血祛瘀，补肝肾，引血下行	腰膝酸痛，瘀血所致妇科病、上部出血	6～15
	莪术	辛、苦，温	破血祛瘀，行气止痛	癥瘕痞块，食积腹痛	3～10
	三棱	苦，平	破血祛瘀，行气止痛	癥瘕痞块，食积腹痛	3～10
	穿山甲	咸，微寒	活血通经，下乳，消肿排脓	癥瘕痞块，乳汁不通，痈肿	3～10

续表

类别	药名	性味	功效	应用	用量(g)
	半夏	辛，温	燥湿化痰，降逆止呕	咳嗽痰多，胃寒呕吐，寒痰肿块	3~10
	天南星	苦、辛，温	燥湿化痰，祛风止痉	顽痰咳嗽，中风头痛，破伤风	3~9
	白芥子	辛，温	祛痰，行气散结，通络止痛	咳喘痰多清稀，关节疼痛、麻木	3~10
	旋覆花	苦、辛、咸，微温	消痰行水，降气止呕	咳喘，痰多，噫气，呕吐	3~10
化痰止咳平喘药	瓜蒌	甘，寒	清肺化痰，利气宽胸	肺热咳嗽，胸痹，便秘	10~20
	贝母	苦、甘，寒	化痰止咳，清热散结	肺热咳嗽，痰黄，瘰疬痈肿	6~12
	竹沥	甘，寒	清热化痰	咳嗽痰稠，呕吐	20~30
	胖大海	甘，寒	清宣肺气，清肠通便	咳嗽痰黄，便秘	3~5 枚
	桔梗	苦、辛，平	宣肺，祛痰，排脓	咳嗽痰多，肺痈，咽痛	3~10
	杏仁	苦，微温	止咳平喘，润肠通便	咳嗽气喘，便秘	3~10
	百部	甘、苦，微温	润肺止咳，杀虫	干咳，久咳，头、体、阴虱	3~9
	桑白皮	甘，寒	泻肺平喘，利尿消肿	咳喘痰多，浮肿，小便不利	10~15
	紫菀	苦、甘，微温	化痰止咳	咳嗽痰多	5~10
	枇杷叶	苦，平	化痰止咳，和胃降逆	咳嗽痰稠，胃热呕吐	10~15
	苏子	辛，温	止咳平喘，润肠通便	咳嗽气喘，便秘	5~10
	葶苈子	苦、辛，大寒	泻肺平喘，利水消肿	咳喘痰多，水肿，小便不利	3~10
平肝息风药	天麻	甘，平	息风止痉，平肝潜阳	肝阳上亢头痛，眩晕，中风麻木	3~10
	钩藤	甘，微寒	息风止痉，清热平肝	肝阳上亢，头目眩晕，头痛	10~30
	石决明	咸，寒	平肝潜阳，清肝明目	头晕目眩，目赤肿痛	15~30
	牡蛎	咸，微寒	平肝潜阳，软坚散结，收敛	头晕目眩，瘰疬，虚汗，带下，遗精	15~30
	代赭石	苦，寒	平肝潜阳，降逆	头痛，眩晕，嗳气，呕吐，气喘	10~30
	刺蒺藜	苦、辛，平	平肝疏肝，祛风明目	头痛眩晕，风疹瘙痒，目赤	6~10
	全蝎	辛，平	息风止痉，解毒散结，活血通络	中风抽搐，风湿痹痛，经络不通	3~5
	蜈蚣	辛，温	息风止痉，解毒散结，活血通络	痉挛抽搐，疮疡肿毒，头痛，痹痛	3~6
	白僵蚕	咸、辛，平	息风止痉，解毒散结，化痰	抽搐惊痫，咽喉肿痛	3~10
	地龙	咸，寒	息风止痉，活血通络，平喘	惊痫抽搐，喘息，热痹，小便不利	5~15
安神药	朱砂	甘，寒	镇心安神，清热解毒	心神不宁，失眠，疮疡肿毒	0.5~1
	龙骨	甘，涩，平	平肝潜阳，镇静安神，收敛固涩	头晕目眩，心悸失眠，虚汗，遗精	15~30
	磁石	辛、咸，寒	潜阳安神，补肾，纳气平喘	心悸失眠，眩晕，耳鸣耳聋，喘咳	10~15
	远志	辛，苦	宁心安神，祛痰开窍	惊悸失眠，痈肿疮疡，乳痈	3~15
	酸枣仁	甘，平	养心安神，敛汗	失眠惊悸，自汗，盗汗	10~15
	柏子仁	甘，平	养心安神，润肠通便	失眠惊悸，便秘	10~15
	合欢皮	甘，平	安神解郁，活血消肿	忧郁，失眠健忘	10~15
补虚药	人参	甘，微苦，微温	大补元气，生津，安神	气虚脱证，脾、肺气虚，消渴，失眠	3~10
	党参	甘，平	补中益气，生津	脾、肺气虚，气短乏力	10~30
	黄芪	甘，微温	补气固表，托毒生肌，利水消肿	脾肺气虚，内脏下垂，自汗	10~15
	白术	苦、甘，温	健脾燥湿，利水，止汗，安胎	脾气虚，痰饮，水肿，自汗，胎动不安	5~15
	山药	甘，平	益气养阴，健脾补气	食少便溏，肺虚咳嗽，肾虚，消渴	10~30

续表

类别	药名	性味	功效	应用	用量(g)
补虚药	甘草	甘,平	补气,缓急止痛,解毒	各种气虚,咳嗽气喘,中毒,挛急疼痛	1～6
	大枣	甘,温	补中益气,养血安神	脾胃虚弱,气虚,脏躁	10～30
	当归	甘,辛,温	补血活血,润肠通便	血虚证,月经不调,瘀血疼痛,便秘	6～15
	何首乌	苦,甘涩,微温	补益精血,润肠通便	腰膝酸软,须发早白,阴虚盗汗,便秘	10～30
	熟地黄	甘,微温	养血滋阴,补精益髓	血虚萎黄,眩晕,心悸失眠,月经不调	10～30
	白芍	苦,酸,微寒	养血敛阴,止痛,平抑肝阳	月经不调,自汗盗汗,胁肋疼痛,腹痛	6～15
	阿胶	甘,平	补血止血,滋阴润肺	血虚证,出血,失眠	6～15
	沙参	甘,微寒	清肺养阴,益胃生津	燥咳,咳血,口渴	9～15
	麦冬	甘,微苦,微寒	润肺清心,养阴益胃	燥咳,咳血,口渴,心烦失眠	9～15
	百合	甘,微寒	润肺止咳,清心安神	燥咳,咳血,失眠,心悸	9～30
	枸杞子	甘,平	补肝肾,明目,润肺	腰膝酸软,视力减退,消渴,干咳	6～15
	桑椹	甘,寒	滋阴补血,生津,润肠	须发早白,失眠,消渴,便秘	10～15
	杜仲	甘,温	补肝肾,强筋骨,安胎	肾虚腰痛,膝软无力,胎动不安	10～18
	骨碎补	苦,温	补肾,活血,止血,疗伤	腰痛脚软,跌扑闪挫,接骨	9～18
	补骨脂	苦,辛,大温	补肾壮阳,固精缩尿,止泻	腰膝冷痛,阳痿,滑精,遗尿,泄泻	9～12
	冬虫夏草	甘,温	温补肾阳	腰膝酸痛,阳痿遗精,久咳虚喘	6～10
	紫河车	甘,咸,温	养血,益气	肾气不足,不孕,阳痿,产后乳少	2～5
	海狗肾	咸,温	补肾壮阳	腰膝酸软,阳痿,尿频	3～15

知识链接

屠呦呦与青蒿素

青蒿素是从植物黄花蒿茎叶中提取的有过氧基团的倍半萜内酯药物。青蒿素的作用方式主要是干扰表膜-线粒体的功能,作用于食物泡膜,从而阻断了营养摄取的最早阶段,使疟原虫较快出现氨基酸饥饿,迅速形成自噬泡,并不断排出虫体,使疟原虫损失大量胞质溶胶而死亡。青蒿素主要用于间日疟、恶性疟的症状控制,以及耐氯喹虫株的治疗,也可用以治疗凶险型恶性疟,如脑型、黄疸型等。亦可用以治疗系统性红斑狼疮与盘状红斑狼疮。

由于青蒿素自问世以来已挽救数以百万计的重症恶性疟疾患者的生命,2015年屠呦呦获得诺贝尔生理学或医学奖殊荣,这是中华民族和祖国医学的骄傲!

第3节 方 剂

案例 11-2

患者,男,40岁。近患感冒,主诉:头痛,发热,咽喉肿痛1日,现腋下体温38.5℃,微恶风寒,咽喉肿痛,轻微咳嗽,口渴,苔薄白,脉浮数。

问题: 现有维C银翘片和九味羌活丸两种感冒药,他不知该服哪种感冒药,现咨询护士该服用何药?

方剂是祖国医学中理、法、方、药的重要的组成部分。临床上通过"望、闻、问、切"四诊收集的资料对疾病进行辨证,而后确定恰当的治疗方法。在治疗过程中根据病情需要和用药组方原则选用适宜的药物和剂量配合运用,称为方剂。

一、方剂的组成原则和变化

方剂是由药物组成的，是在辨证立法的基础上，选择合适的药物组合成方。药物的功用各有所长，也各有所偏，通过合理的配伍，增强或改变其原有的功用，调其偏性，制其毒性，消除或减缓其对人体的不利因素，使各具特性的药物发挥综合作用，所谓"药有个性之专长，方有合群之妙用"，即是此意。

（一）组成原则

《内经》最早提出的组方原则，是君臣佐使，所谓"君臣佐使"，即从多元用药的角度，论述各药在方中的地位及配伍后的性效变化规律。它高度概括了中医遣药组方的原则，是七情配伍的进一步发展，对学习研究中药成方和指导临床合理用药具有极其重要的意义。

君臣佐使的组方原则在古代就有所记录。《素问·至真要大论》说："主病之谓君，佐君之谓臣，应臣之谓使"，又说："君一臣二，制之小也；君一臣三佐五，制之中也；君一臣三佐九，制之大也"。金代张元素则明确指出"力大者为君"；并在《医学启源·用药各定分两》中更具体地指出："为君最多，臣次之，佐使又次之，药之于证，所主停者，则各等分也"。明代张介宾进一步解释说："主病者，对证之要药也，故谓之君，君者，味数少而分两重，赖之以为主也。佐君者谓之臣，味数稍多，而分两稍轻，所以匡君之不逮也。应臣者谓之使，数可出入，而分两更轻，所以备通行向导之使也。此则君臣佐使之义。"根据历代医家的论述，现归纳分析如下。

1. 君药　是针对主证或主病起主要治疗作用的药物。其药力居方中之首，用量较作为臣、佐药应用时要大。在一个方剂中，君药是首要的，是不可缺少的药物。

2. 臣药　有两种意义，一是辅助君药加强治疗主证或主病的药物。二是针对兼证或兼病起治疗作用的药物。它的药力小于君药。

3. 佐药　有三种意义，一是佐助药，即协助君、臣药以加强治疗作用，或直接治疗次要的兼证。二是佐制药，即用以消除或减缓君、臣药的毒性与烈性。三是反佐药，即根据病情需要，用与君药性味相反而又能在治疗中起相成作用的药物。佐药的药力小于臣药，一般用量较轻。

4. 使药　有两种意义，一是引经药，即能引方中诸药以达病所的药物。二是调和药，即具有调和诸药作用的药物。使药的药力较小，用量亦轻。

综上所述，除君药外，臣、佐、使都各具两种以上涵义。在各个方剂中不一定每种意义的臣、佐、使药都具备，也不一定每味药只任一职。如病情比较单纯，用一、二味药即可奏效，或君臣药无毒烈之性，便不须加用佐药；主病药物能至病所，则不必再加引经的使药。

在组方体例上，君药宜少，一般只用一味，若病情比较复杂，亦可用至二味，君药过多则药力分散，而且互相牵制，影响疗效。臣药可多于君药，佐药常常多于臣药，而使药则一、二味足矣。总之，每一方剂的药味多少，以及臣、佐、使是否齐备，全视病情与治法的需要，并与所选药物的功用、药性密切相关。

（二）组成变化

方剂的组成既有严格的原则性，又有极大的灵活性。临床用药要做到"师其法而不泥其方"，要根据患者的病情、体质、年龄、性别，以及季节气候、生活习惯等灵活加减药物和药量，以达到临床治疗的最佳效果。

1. 药味增减变化　药物组成方剂，药味是决定方剂功用的主要因素。因此方剂中药味的增减必然使方剂的功效发生变化。药味增减变化分三种情况：①主药不变，臣药加减，改变了方剂的配伍关系，方剂的功效发生根本变化。②主药、臣药不变，佐、使药发生增减变化，方剂的主要功效未发生改变，适用于对兼证的治疗改变。③主药改变，方剂名称发生变化。如三拗汤，即麻黄汤去桂枝。此方仍以麻黄为君，但无桂枝的配合，则发汗力弱，且配以杏仁为臣，其功专主宣肺散寒，止咳平喘，是治疗风寒犯肺咳喘的基础方。

2. 药量增减变化　药物剂量大小决定药力的大小，也决定着药物的作用功效强弱。药量可以改变方剂中君臣佐使的关系，如小承气汤与厚朴三物汤虽均由大黄、厚朴、枳实三药组成，但小承气汤以大黄四两为君，枳实三枚为臣，厚朴二两为佐，其功用则为攻下热结，主治阳明腑实证的潮热、谵语，大便秘结，胸腹痞满，舌苔老黄，脉沉数；而厚朴三物汤则以厚朴八两为君，枳实五枚为臣，大黄四两为佐使，其功用为行气消满，主治气滞腹满，大便不通。前者行气以助攻下，病机是因热结而浊气不行；后者是泻下以助行气，病机是因气郁而大便不下。

3. 剂型更换变化　即方中药物、药量不变，根据病情和制药需要，使用不同的剂型。剂型不同，药力大小与峻缓亦不同。人体对汤剂的吸收较快，对丸剂、散剂的吸收较慢。如理中（汤）与人参汤，两方组成、用量完全相同，前者共为细末，炼蜜为丸如鸡子黄大，治中焦虚寒，脘腹疼痛，自利不渴，或病后喜唾；后者为汤剂，主治中上二焦虚寒之胸痹，症见心胸痞闷，气从胁下上逆抢心。前者虚寒较轻，病势较缓，取丸以缓治；后者虚寒较重，病势较重，取汤以速治。

二、方剂剂型

方剂组成后，还要根据病情和用药特点制成一定的形态，称为剂型。常用剂型如下。

（一）汤剂

汤剂是将中药饮片加水浸泡后，按需要煎煮一定时间，去渣取汁，制成的液体剂型，如麻黄汤。

（二）散剂

散剂是将药物粉碎成细末后，混合成粉末状制剂，如冰硼散。

（三）丸剂

丸剂是将药物研成的细粉或药材提取物，用蜂蜜、面糊、水等黏合剂制成圆形固体剂型，如跌打丸。

（四）糖浆剂

糖浆剂是将药物煎煮去渣取汁浓缩后，加入蔗糖制成的水溶液，如急支糖浆。

（五）膏剂

1. 煎膏　将药物加水反复煎煮，去渣浓缩后，加蜜或糖熬制成的半液体制剂，如益母膏。

2. 黑膏　用植物油将药物煎熬，加黄丹收膏，摊涂于动物皮、布和纸上而成，如狗皮膏。

（六）冲剂

冲剂是将药材提取物或药物细粉加入辅料制成的颗粒状制剂，用开水冲服，如风寒感冒颗粒。

（七）片剂

片剂是将药材细粉或提取物加辅料压制而成的片状剂型，如西瓜霜含片、金嗓子喉宝。

（八）丹药

丹药是矿物药物经高温烧炼升华而成的化学制剂，如红升丹。

（九）露剂

露剂是将药物用蒸馏法提取的有芳香气味的露状溶液，如金银花露。

（十）酒剂

酒剂是将药物浸泡于黄酒中，使其有效成分溶于酒中的剂型，如风湿药酒。

（十一）注射剂

注射剂亦称针剂，是将药物经过提取、配制而成为灭菌溶液，供临床穴位、皮下、肌肉、静脉注射的制剂，如丹参注射液。

（十二）口服液

口服液是将药物用水或其他溶剂提取，制成的内服液体制剂，如藿香正气液。

三、常用方剂分类与中成药

方剂的分类，历代不一。有以病证分类，有以病因分类，有以脏腑分类，有以组成分类，有以治法（功能）分类等。临床上多根据方剂作用的不同，将方剂分为解表剂、泻下剂、和解剂等，为了在临床上使用方便，很多方剂被制成中成药。以下为方剂常见分类及其相应中成药，详见表 11-3 和表 11-4。

表 11-3　常用方剂分类

名称	主要组成	作用	主治
解表剂	解表药	发汗，解肌，透疹	表证
泻下剂	泻下药	通导大便、排除胃肠积滞、荡涤实热	里实证
清热剂	清热药	清热、泻火、凉血、解毒	里热证
祛湿剂	祛湿药	化湿利水、通淋泄浊	水湿证
温里剂	温里药	温里助阳、散寒通脉	里寒证
理气剂	理气药	行气或者降气	气滞或者气逆证
消导剂	消食药	消食开胃	食积证
理血剂	理血药	活血祛瘀或止血	血瘀证或者出血证
治风剂	辛散祛风或滋潜息风的药物	疏散外风或者平肝息内风	风证
安神剂	安神药	安神定志	神志不安证
补益剂	补益药	补益人体气、血、阴、阳等作用	各种虚证

表 11-4　常用方剂及中成药

类别	方名	功效	临床应用
解表剂	麻黄汤	发汗解表、宣肺平喘	风寒表实证，恶寒、无汗头身痛、喘咳
	桂枝汤	解肌发表、调和营卫	风寒表虚证，头痛发热、汗出恶风
	九味羌活丸	解表、散寒、除湿	风寒感冒，痹痛、四肢酸楚
	银翘片	辛凉解表、清热解毒	风热感冒，头痛、咳嗽、咽喉疼痛
	桑菊感冒颗粒	疏风清热、宣肺止咳	风热感冒，发热头痛、咳嗽咽痛
	风寒感冒颗粒	疏风散寒、解表发汗	风寒感冒，发热头痛、恶寒无汗、咳嗽鼻塞
	三九感冒颗粒	解热镇痛	风热头痛、发热、鼻塞、流涕、咽痛
泻下剂	大承气汤	泻下导滞	大便秘结、脘腹胀满
	麻仁丸	润肠通便	用于肠燥便秘、习惯性便秘
清热剂	白虎汤	清热生津	高热，感染性疾病高热者、消渴
	黄连上清丸	清热通便、散风止痛	牙痛口疮、咽肿痛、小便短赤
	清营汤	清营解毒、透热养阴	温热病，皮下出血、流行性脑脊髓膜炎（简称"流脑"）
	金银花露	清热、消暑、解毒	暑温口渴、小儿痱毒、热毒疮疖

续表

类别	方名	功效	临床应用
清热剂	板蓝根冲剂	清热解毒、凉血利咽	风热感冒、咽喉肿痛、痄腮
	白艾洗液	清热解毒、燥湿杀虫、祛风止痒	阴痒，带下量多，尿频、尿急、尿数，小便黄赤，皮肤病及各种阴道炎、瘙痒
	盆炎净片	清热利湿、和血通络、调经止带	湿热下注，白带过多
	龙胆泻肝丸	清肝胆实火、泻肝胆湿热	肝火头痛、胁痛、带下、阴痒
祛湿剂	独活寄生汤	祛风湿、止痹痛、补肝肾	风湿疼痛、关节炎、腰痛
	小活络丸	祛风除湿、活络通痹	肢体疼痛麻木、关节炎
	藿香正气水	解表化湿、理气和中	外感风寒，内伤湿滞证（感冒伴有呕吐、泄泻）
温里剂	理中丸	温中散寒、健脾补气	脘腹疼痛、胃寒呕吐、腹泻便溏
	附子理中丸	温阳驱寒、补气健脾、温补脾肾	脾胃虚寒、脘腹冷痛、呕吐泄泻、手足不温
	小建中汤	温中补虚、和里缓急	主治中焦虚寒、肝脾不和证
理气剂	越鞠丸	行气解郁	郁证、胸胁胀痛、脘腹痞满、饮食减少
	木香顺气丸	行气化湿、健脾和胃	胃脘胀痛、恶心、嗳气
	半夏厚朴汤	行气散结、降逆化痰	梅核气，咽中如有物阻，咯吐不出，吞咽不下，胸膈满闷，或咳或呕
	半夏止咳糖浆	止咳祛痰	风寒咳嗽、痰多气逆
	鲜竹沥	清热解毒、化痰止咳	用于痰热咳嗽
	蛇胆川贝液	清肺、止咳、化痰	用于肺热咳嗽、痰多
	急支糖浆	清热化痰、宣肺止咳	咳嗽
	川贝枇杷膏	清热宣肺、化痰止咳	感冒、咳嗽痰黄或咳痰不爽、咽喉肿痛、胸闷胀痛
消导剂	保和丸	消食和胃	饮食停滞、胃脘胀满、嗳腐吞酸、不思饮食
	健胃消食片	健胃消食	脾胃虚弱、消化不良
	山楂片	消食和胃	消食化积、活血散瘀
理血剂	云南白药散	止血、化瘀、止痛	各种出血证、胃出血、跌打损伤
	槐角丸	清肠疏风、凉血止血	肠风便血、痔疮肿痛
	新生化颗粒	活血化瘀、止痛	产后恶露不行，少腹痛；上节育环后阴道流血
	愈伤灵胶囊	活血化瘀、消肿止痛	跌打损伤，筋骨瘀血肿痛
	三七丹参片	活血化瘀、理气止痛	预防和治疗心悸、胸痹
	跌打丸	消肿止痛、舒筋活络，活血生肌	用于挫伤筋骨，新旧瘀患
	益母草膏	活血化瘀、调经止痛	活血通经，产后恶露不绝
治风剂	天麻钩藤饮	平肝息风、清热活血、补益肝肾	头痛、眩晕、失眠
	镇肝熄风汤	镇肝息风，滋阴潜阳	类中风，头目眩晕、目胀耳鸣
	川芎茶调散	疏风止痛	风邪头痛，或有恶寒，发热，鼻塞
安神剂	枣仁安神液	补心，安神	失眠、头晕、健忘
	朱砂安神丸	清心养血，镇惊安神	胸中烦热、心悸不宁、失眠多梦
	柏子养心丸	补气，养血，安神	心气虚寒、心悸易惊、失眠多梦、健忘
补益剂	玉屏风颗粒	益气固表，止汗	虚人感冒，气虚自汗
	补中益气汤	补中益气、升阳举陷	神疲乏力、子宫下垂、胃下垂、气虚发热
	生脉散	益气生津，敛阴止汗	肺痨咳嗽、汗出神疲、咽干口渴

续表

类别	方名	功效	临床应用
补益剂	四物汤	补血调经	血虚证、失眠、多梦、月经不调、闭经
	归脾汤	益气补血，健脾养心	心脾气血两虚证、心悸怔忡、健忘失眠、盗汗、便血、皮下紫癜、妇女崩漏、月经超前、量多色淡，或淋漓不止
	复方阿胶浆	补气养血	气血两虚、头晕目眩、心悸失眠、贫血
	六味地黄丸	滋阴补肾	肾阴虚证、腰膝酸软、更年期综合征
	桂附地黄丸	温补肾阳	肾阳不足、腰膝酸冷、小便不利或反多
	降脂减肥片	滋补肝肾，养益精血，扶正固本，通络定痛	头晕目眩、心悸失眠、肥胖

案例 11-2 分析

根据患者的临床表现进行辨证分析，可知患者所得病证为感冒（风热袭表证），确定其治疗原则是辛凉解表、清热解毒。维 C 银翘片的作用是辛凉解表，清热解毒。而九味羌活丸的作用是解表、散寒、祛湿。故选择维 C 银翘片。

四、汤剂的煎服法

煎药法与服药法亦是方剂运用的一个重要环节，药物配伍与剂型选择虽皆严密，若煎法与服法不当，则药亦无功。正如徐大椿在《医学源流论》中说："病之愈不愈，不但方必中病，方虽中病，而服之不得其法，则非特无功，而反有害，此不可不知也。"现将煎药法与服药法分述如下。

（一）煎药法

汤剂是临床最常用的剂型，根据药物性质及病情的差异，应采取不同的煎药方法。煎法是否适宜，会对疗效产生影响，因此颇为重要。

1. 煎药用具　一般以瓦罐、砂锅为好，搪瓷器具或不锈钢制品亦可。忌用铁器、玻璃制品。煎具的容量宜大，同时应加盖，以防药味过分散失或水分蒸发过快，使药物的有效成分损失或释放不全。

护考链接

为防止中药变性，影响疗效，煎药用具不宜用（　　　）

A. 砂锅　　　B. 瓦罐　　　C. 搪瓷罐　　　D. 铁锅　　　E. 不锈钢制品

分析：煎药用具一般以瓦罐、砂锅为好，搪瓷器具或不锈钢制品亦可。忌用铁器、玻璃制品。故答案选 D。

2. 煎药用水　宜用洁净的冷水，如自来水、井水、蒸馏水均可。根据药物的特点和疾病的性质，也有用酒或水酒合煎者。用水量可视药量、药物质地及煎药时间而定，一般以漫过药面 3～5 厘米为宜。目前，每剂药多煎煮 2 次，有的煎煮 3 次，第一煎的用水量可适当多些，第二、三煎则可略少。每次煎药量为 50～200ml。

3. 煎药火候　急火煎之谓"武火"，慢火煎之谓"文火"。一般先用武火，沸腾后即用文火。同时，要根据药物性味及所需煎煮时间的要求，酌定火候。解表与泻下之剂，煎煮时间宜短，其火宜急，水量宜少；补益之剂，煎煮时间宜长，其火宜慢，水量略多。

4. 煎药时间　一般药物在第一煎于沸后煮 30 分钟，第二煎于沸后煮 25 分钟；解表药在第一煎于沸后煮 20 分钟，第二煎于沸后煮 15 分钟；滋补药在第一煎于沸后煮 60 分钟，第二煎于沸后煮 50 分钟。

5. 煎药方法　煎药前，先将药物浸泡 30～60 分钟之后再煎煮，其有效成分则易于煎出。对某些要求特殊煎法的药物，应在处方中加以注明。

（1）先煎：介壳与矿物类药物，因质地坚实，药力难于煎出，应打碎先煎，煮沸后 20 分钟左右，再加入其他药同煎。某些有毒物质如附子等宜先煎以降低其毒性。

（2）后下：先煎一般药物，后加入该药同煎。某些气味芳香的药物，以其挥发油取效的，只煎 5～10 分钟即可。用大黄取其攻下，一般煎 10～15 分钟即可。对所有后下药物，都应先进行浸泡后再煎。

（3）包煎：某些药物煎后药液混浊，或对咽喉有刺激作用，以及易于粘锅的药物，如旋覆花、车前子等，要用纱布包好，再放入锅内与其他药同煮。

（4）单煎：某些贵重药物，如人参等，为了避免其有效成分被其他药物吸收，可切片单煎取汁，再与其他药液合服，亦可单独服用。

（5）溶化（烊化）：胶质、黏性大而且容易溶解的药物，如阿胶、鹿角胶等，应单独溶化，趁热与煎好的药液混合均匀，顿服或分服，以免因其性黏而影响其他药的煎煮。

（6）冲服：某些芳香或贵重药物，不宜加热煎煮的，应研为细末，用药液或温水冲服，如麝香、牛黄、琥珀等。

（二）服药法

中药的服药方法分为口服给药、含漱给药、滴鼻给药、滴眼给药、滴耳给药、皮肤给药、肛门给药、阴道给药、注射给药等。

口服给药是临床使用中药的主要给药途径。服药方法是否恰当，对疗效亦有一定的影响。其中包括服药时间、服用方法及药后调护。

1. 服药时间　①清晨空腹时，因胃及十二指肠内均无食物，所服药物可避免与食物混合，能迅速吸收入肠，充分发挥药效。峻下逐水药晨起空腹时服药，有利于药物迅速入肠发挥作用，而且可以避免晚间频频起床影响睡眠。②驱虫药、攻下药及其他治疗胃肠道疾病的药物宜饭前服用，因饭前服用，有利于药物的消化吸收，故多数药物都宜饭前服用。③对胃肠道有刺激的药物，消食药宜饭后服用，以减轻药物对胃肠的刺激。无论饭前或饭后服用的药物，服药与进食都应间隔 1 小时左右。④安神药，宜在睡前 30 分钟至 1 小时服用。⑤缓下剂，宜在睡前服用，以便于次日清晨排便。⑥涩精止遗药，宜在晚间服用。⑦截疟药宜在疟疾发作前 2 小时服药。⑧急性重病则不拘时服，慢性病应按时服。这些服药时间对提高疗效都有重要的临床意义。

✎ 护考链接

中药缓下剂的服用时间应是（　　）

　　A. 饭前服用　　　B. 睡前服用　　　C. 饭后服用　　　D. 清晨服用　　　E. 两餐间服用

分析：缓下剂，宜在睡前服用，以便于次日清晨排便。故答案选 B。

2. 服用方法　服用汤剂，一般每日 1 剂，分 2～3 次温服。根据病情需要，病情危重者，可每隔 4 小时左右服 1 次，昼夜不停。发汗药、泻下药，服药则应适可而止，以得汗、得下为度，以免汗、下太过伤其正气。呕吐的患者服药宜小量频服，以免引起呕吐。

另外，服药尚有热服、冷服之分。通常是治疗热证可以寒药冷服，治疗寒证可以热药热服，这样可以辅助药力。如热在胃肠，患者欲冷饮者，药可凉服；若热在其他脏腑，患者不欲冷饮者，寒药仍以温服为宜。

3. **药后调护** 一般服解表药，应取微汗，不可大汗，然亦不可汗出不彻。服泻下剂后，应注意饮食，不宜进生冷难消化的食物，以免影响脾胃的健运。服药后的饮食宜忌有两方面因素，一方面是疾病对饮食的宜忌，如水肿病宜少食盐，消渴病宜忌糖，下利慎油腻，寒证禁生冷等。另一方面是药物对饮食的宜忌，如含地黄的方药，应忌食萝卜，有土茯苓的忌茶叶，服荆芥时宜忌河豚与无鳞鱼等。另外，还有汗后避风及慎劳役，戒房事，节恚怒等，以防"劳复""食复"，或影响治疗效果。

考点：汤剂的煎服法

小　结

本章主要介绍了中药的四气、五味，升降浮沉及其归经等基本中医学特点，讲解了应用中药时应该注意的配伍规律、配伍禁忌及用量，并根据临床作用的不同，对中药的分类和应用进行了详细说明。方剂是在中医理论的指导下，辨证审因、决定治法之后，选择适当的中药，按组方原则，酌定用量、用法，妥善配伍而成。在治疗时，应根据治疗方法选择方剂及剂型。

自测题

A_1 型题

1. 药物的平性是指（　　）
A. 寒热之性不明显
B. 药味平淡
C. 寒热之性均显
D. 缓和药性
E. 以上都不是

2. 能补虚的药多具有什么味（　　）
A. 甘　　　　B. 辛
C. 苦　　　　D. 咸
E. 酸

3. 性味属阳的是（　　）
A. 辛、甘、寒　　B. 辛、苦、热
C. 甘、淡、温　　D. 酸、苦、温
E. 酸、苦、寒

4. 升降浮沉是为药物作用确定（　　）
A. 性质　　　　B. 趋向
C. 部位　　　　D. 功能
E. 归经

5. 涩味与哪种味的作用相似（　　）
A. 苦味　　　　B. 咸味
C. 酸味　　　　D. 辛味
E. 甘味

6. 属沉降的性味是（　　）

A. 苦、甘、温　　B. 酸、咸、寒
C. 辛、苦、热　　D. 甘、咸、温
E. 以上都是

7. 五味中具有渗湿利尿作用的味是（　　）
A. 甘味　　　　B. 咸味
C. 辛味　　　　D. 苦味
E. 淡味

8. 神昏、心悸应选归哪经的药物（　　）
A. 心　　　　B. 肝
C. 脾　　　　D. 肺
E. 肾

9. 功效相似的两药同用，一药为主，一药为辅，辅药能增强主药功效的配伍关系是（　　）
A. 相使　　　　B. 相须
C. 相杀　　　　D. 相畏
E. 相反

10. 生半夏配生姜，生姜能减轻半夏的毒烈之性，这种配伍关系称（　　）
A. 相杀　　　　B. 相畏
C. 相恶　　　　D. 相反
E. 相须

11. 针对重要的兼病或兼证起主要治疗作

用的药物为（　　）

A. 君药　　　　　　　B. 臣药

C. 佐助药　　　　　　D. 佐制药

E. 调和药

12. 方剂中不可缺少的药物是（　　）

A. 调和药　　　　　　B. 引经药

C. 佐药　　　　　　　D. 臣药

E. 君药

13. 能根据病情变化随证加减，但服用量
大，不便于生产和携带的剂型是（　　）

A. 汤剂　　　　　　　B. 散剂

C. 丸剂　　　　　　　D. 膏剂

E. 丹剂

14. 具有发汗解表、宣肺平喘、利水消肿
作用的药物是（　　）

A. 桂枝　　　　　　　B. 麻黄

C. 香薷　　　　　　　D. 紫苏

E. 荆芥

15. 薄荷的性味是（　　）

A. 苦、寒　　　　　　B. 辛、凉

C. 苦、温　　　　　　D. 咸、凉

E. 甘、寒

16. 疮家之圣药指（　　）

A. 金银花　　　　　　B. 连翘

C. 蒲公英　　　　　　D. 板蓝根

E. 大青叶

17. 不宜与京大戟同用的药物是（　　）

A. 甘草　　　　　　　B. 大枣

C. 乌头　　　　　　　D. 玄参

E. 细辛

18. 泻下剂不具有以下哪种作用（　　）

A. 通导大便　　　　　B. 排除胃肠积滞

C. 荡涤实热　　　　　D. 攻逐水饮

E. 清热解毒

19. 半夏厚朴汤中的使药为（　　）

A. 半夏　　　　　　　B. 厚朴

C. 苏叶　　　　　　　D. 茯苓

E. 生姜

20. 能"行血中气滞，气中血滞""专治一
身上下诸痛"的药物为（　　）

A. 川芎　　　　　　　B. 延胡索

C. 郁金　　　　　　　D. 乳香

E. 丹参

21. 半夏内服的功效为（　　）

A. 温化寒痰、温肺化饮、降逆止呕

B. 燥湿化痰、降逆止呕、消痞散结

C. 燥湿化痰、祛风解痉、降逆止呕

D. 温化寒痰、燥湿化痰、消肿散结

E. 温化寒痰、消痞消结、祛风解痉

22. 牛黄最适于治疗（　　）

A. 热闭神昏　　　　　B. 气脱神昏

C. 寒闭神昏　　　　　D. 阳脱神昏

E. 痰热神昏

23. 具有气血双补作用的方剂是（　　）

A. 生脉散　　　　　　B. 补中益气汤

C. 归脾汤　　　　　　D. 参苓白术散

E. 四君子汤

（刘德要　邱学梅）

第 12 章

针灸推拿疗法

·引言·

　　针灸推拿疗法是祖国医学的重要组成部分，是以中医基础理论为指导，运用针刺、艾灸、拔罐和推拿防治疾病的一种外治方法，其主要研究刺灸方法和推拿手法及其临床治疗。针灸推拿理论体系形成于《内经》时期，经过历代医家传承、发展和完善，中医针灸已被列入世界非物质文化遗产，使针灸推拿成为中医药走向世界的排头兵。

　　针灸推拿疗法是中医临床治疗疾病常用的方法，也是中医护理常用的方法。本章主要讲述毫针刺法、灸法、拔罐法、推拿等。

第1节 毫针刺法

　　刺法指使用不同的针具，通过一定的手法或方式刺激人体的经络腧穴，以达到疏通经络、行气活血、调整脏腑、调整阴阳等目的的方法。

一、毫针的构造

（一）毫针的构造

　　毫针是用金属制作而成的，以不锈钢为制针材料者最常用。不锈钢毫针，具有较高的强度和韧性，针体挺直滑利，能耐高热、防锈，不易被化学物品腐蚀，故目前被临床广泛采用。

　　毫针的构造，分为针尖、针身、针根、针柄、针尾五个部分。针尖是针身的尖端锋锐部分，亦称针芒，是刺入腧穴部位肌肤的关键部位；针身是针尖至针柄间的主体部分，又称针体，是毫针刺入腧穴内相应深度的主要部分；针根是针身与针柄连接的部位，是观察针身刺入穴位深度和提插幅度的外部标志；针柄是用金属丝缠绕呈螺旋状，为针根至针尾的部分，是医者持针、运针的操作部位，也是温针灸法装置艾绒之处；针尾是针柄的末端部分，亦称针顶。

（二）毫针的规格

　　毫针的规格，是以针身的长度和粗细区分的，详见表 12-1 和表 12-2。

表 12-1　毫针的长度规格表

寸	0.5	1.0	1.5	2.0	2.5	3.0	3.5	4.0	4.5
毫米	15	25	40	50	65	75	90	100	115

表 12-2　毫针的粗细规格表

号数	26	27	28	29	30	31	32	33
直径（毫米）	0.45	0.42	0.38	0.34	0.32	0.30	0.28	0.26

　　一般临床以粗细为 28～30 号和长短为 1～3 寸者最为常用。短毫针主要用于耳穴和浅在部位的腧穴，作浅刺之用，长毫针多用于肌肉丰厚部位的腧穴作深刺和某些腧穴作横向透刺之用。毫针的粗细与针刺的强度有关，供临床辨证施治时选用。

二、针刺准备

（一）针刺练习

针刺练习，主要是对指力和手法的锻炼。良好的指力是掌握针刺手法的基础，熟练的手法是运用针刺治病的条件。临床针刺要求：针刺时，进针快、透皮不痛；行针时，补泻手法运用自如。因此，熟练的手法是针刺疗法的必备条件，初学者必须努力练好指力和手法的基本功。

针刺的练习，一般分三步进行。

1. 纸垫练习法　用松软的纸张，折叠成长约 8 厘米，宽约 5 厘米，厚 2～3 厘米的纸块，用线如"井"字形扎紧，做成纸垫。练针时，左手平执纸垫，右手拇、食、中三指持针柄，先用短针、粗针，后用长针、细针，反复进行捻转，并渐加一定的压力，待针穿透纸垫后另换一处，反复练习。纸垫练习主要是锻炼指力和捻转的基本手法。

2. 棉团练习法　取棉团一团，用棉线缠绕，外紧内松，做成直径 6～7 厘米的圆球，外包白布一层，缝制后即可练针。因棉团松软，可以练习提插、捻转、进针、出针等各种毫针操作手法的模拟动作。

3. 自身练习法　通过纸垫、棉团的物体练针，掌握了一定的指力和手法后，可以在自己身上进行试针练习，以亲身体会指力的强弱、针刺的感觉、行针的手法等。要求自身练针时，能逐渐做到进针无痛或微痛，针身挺直不弯，刺入顺利，提插、捻转针身自如，指力均匀，手法熟练。同时，仔细体会指力与进针、手法与得气的关系，以及持针手指的感觉和受刺部位的感觉。

（二）针具选择

《灵枢·官针》曰："九针之宜，各有所为，长短大小，各有所施也。"其说明不同的针具各有不同的特点和作用。因此临床上应根据患者的性别、年龄、形体的肥瘦、体质的强弱、病情的虚实、病变部位的表里深浅和腧穴所在的部位，选择长短、粗细适宜的针具。一般皮薄肉少之处和针刺较浅的腧穴，选针宜短而针身宜细；皮厚肉多而针刺宜深的腧穴，宜选用针身稍长、稍粗的毫针。

（三）体位选择

针刺时患者体位选择是否得当，对腧穴的正确定位、针刺的施术操作、持久的留针及防止晕针、滞针、弯针甚至折针等都有很大影响，如病重体弱或精神紧张的患者，采用坐位，易使患者感到疲劳，往往易于发生晕针。因此，根据处方选取腧穴的所在部位，选择适当的体位，以既有利于腧穴的正确定位，又便于针刺的施术操作，以及较长时间的留针而不致疲劳为原则。临床上针刺的常用体位主要有以下几种：

1. 仰卧位　适宜于取头、面、胸、腹部腧穴和上、下肢部分腧穴（图 12-1）。

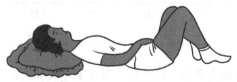

图 12-1　仰卧位

2. 侧卧位　适宜于取身体侧面少阳经腧穴和上、下肢部分腧穴（图 12-2）。

3. 俯卧位　适宜于头、项、脊背、腰骶部腧穴，下肢背侧及上肢部分腧穴（图 12-3）。

4. 仰靠坐位　适宜于取前头、颜面和颈前等部位的腧穴（图 12-4）。

5. 俯伏坐位　适宜于取后头和项背部的腧穴（图 12-5）。

6. 侧伏坐位　适宜于取头部的一侧、面颊及耳前后部位的腧穴（图 12-6）。

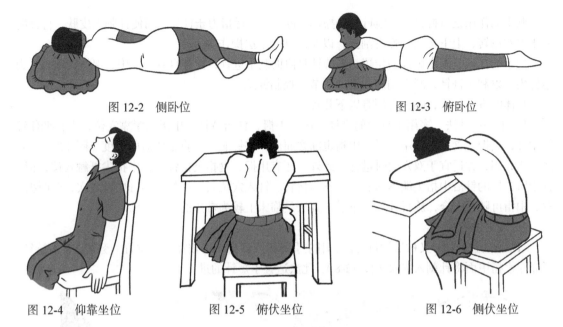

图 12-2　侧卧位　　　　　　　　　　　　　　　图 12-3　俯卧位

图 12-4　仰靠坐位　　　　　　图 12-5　俯伏坐位　　　　　　图 12-6　侧伏坐位

（四）消毒

使用毫针，除使用一次性的无菌针外，普通毫针针刺都有可能造成病原体交叉感染。同时，由于不消毒或消毒不严，也容易引起感染。因此，针刺治病要有严格的无菌观念，切实做好消毒工作。针刺前的消毒范围应包括针具器械、医者的双手、患者的施术部位、治疗室用具等。

1. 针具器械消毒　针具、器械的消毒方法很多，以高压蒸汽灭菌法为佳。

高压蒸汽灭菌法是将毫针等针具用布包好，放在密闭的高压蒸汽锅内灭菌。一般在 1～1.05kg/cm² 的压力，115～123℃的高温下，保持 30 分钟以上，可达到消毒灭菌的要求。

消毒的毫针，应用时只能一针一穴；消毒的毫针只能使用 1 次，不能重复使用。

2. 医者手指消毒　针刺前，医者应先用肥皂水将手洗刷干净，待干再用 75%酒精棉球擦拭后，方可持针操作。持针施术时，医者应尽量避免手指直接接触针身，如某些刺激需要触及针身时，必须用消毒干棉球作隔物，以确保针身无菌。

3. 针刺部位消毒　在患者需要针刺的穴位皮肤上用 75%酒精棉球擦拭消毒，或先用 2%碘酊涂擦，稍干后，再用 75%酒精棉球擦拭脱碘。擦拭时应从腧穴部位的中心点向外绕圈消毒。当穴位皮肤消毒后，应保持洁净，切忌接触污物，防止重新污染。

4. 治疗室内的消毒　针灸治疗室内的消毒，包括治疗台上的床垫、枕巾、毛毯、垫席等物品，要按时换洗晾晒，如采用一人一用的消毒垫布、垫纸、枕巾则更好。治疗室也应定期消毒净化，保持空气流通，环境卫生洁净。

三、毫 针 刺 法

（一）进针法

在进行针刺操作时，一般应双手协同操作，紧密配合。《难经·七十八难》说："知为针者信其左，不知为针者信其右。"《标幽赋》更进一步阐述其义："左手重而多按，欲令气散；右手轻而徐入，不痛之因。"临床上一般用右手持针操作，主要是用拇、食、中指夹持针柄，其状如持笔，故右手称为"刺手"。左手爪切按压所刺部位或辅助针身，故称左手为"押手"。

刺手的作用是掌握针具，施行手法操作。进针时，运指力于针尖，而使针刺入皮肤，行针时便于左右捻转，上下提插和弹震刮搓，以及出针时手法操作等。

押手的作用是固定腧穴的位置，夹持针身协助刺手进针，使针身有所依附，保持针垂直，力达针尖，以利于进针，减少刺痛和协助调节、控制针感。

具体的进针方法，临床常用有以下几种。

1. 单手进针法　多用于较短的毫针。用右手拇、食指持针，中指端紧靠穴位，指腹抵住针体中部，当拇、食指向下用力时，中指也随之屈曲，将针刺入，直至所需的深度（图12-7）。此法三指并用，尤适宜于双穴同时进针。此外，还有用拇、食指夹持针体，中指尖抵触穴位，拇、食指所夹持的针沿中指尖端迅速刺入，不施捻转。针入穴位后，中指即离开应针之穴，此时拇、食、中指可随意配合，施行补泻。单手进针法是临床上较为常用的进针方法。

2. 双手进针法

（1）指切进针法：又称爪切进针法，用左手拇指或食指端切按在腧穴位置的旁边，右手持针，紧靠左手指甲面将针刺入腧穴（图12-8）。此法适宜于短针的进针。

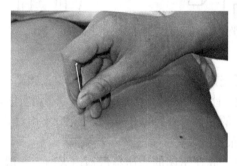
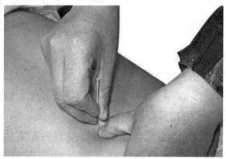

图12-7　单手进针法　　　　　　图12-8　指切进针法

（2）夹持进针法：一种是骈指进针法，即用左手拇、食指持捏消毒干棉球，夹住针身下端，将针尖固定在所刺腧穴的皮肤表面位置，右手捻动针柄，将针刺入腧穴（图12-9）。此法适用于长针的进针。一种是插刺进针法，即单用右手拇、食指夹持消毒干棉球，夹住针身下端，使针尖露出2～3分，对准腧穴的位置，将针迅速刺入腧穴，然后将针捻转刺入一定深度，并根据需要选用适当押手配合行针。

（3）舒张进针法：用左手拇、食指或食、中指将针刺入腧穴部位的皮肤向两侧撑开，使皮肤绷紧，右手持针，使针从左手拇、食指或食、中指的中间刺入（图12-10）。此法主要用于皮肤松弛部位的腧穴。

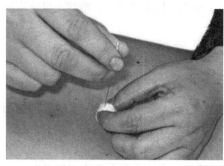
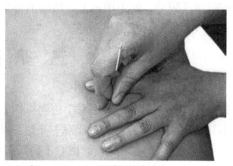

图12-9　夹持进针法　　　　　　图12-10　舒张进针法

（4）提捏进针法：用左手拇、食指将针刺入腧穴部位的皮肤提起，右手持针，从捏起的上端将针刺入（图 12-11），此法主要用于皮肉浅薄部位的腧穴，如印堂穴。

以上各种进针方法在临床上应根据腧穴所在部位的解剖特点，针刺深浅和手法的要求灵活选用，以便于进针和减少患者的疼痛。

3. 管针进针法　将针先插入用玻璃、塑料或金属制成的比针短 3 分左右的小针管内，放在穴位皮肤上，左手压紧针管，右手食指对准针柄一击，使针尖迅速刺入皮肤，然后将针管去掉，再将针刺入穴内（图 12-12），此法进针不痛，多用于儿童和惧针者。

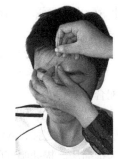
图 12-11　提捏进针法

考点：针刺的进针手法

（二）针刺的角度和深度

在针刺操作过程中，掌握正确的针刺角度、方向和深度，是增强针感、提高疗效、防止意外的关键。临床上同一腧穴，由于针刺的角度、方向、深度的不同，所产生针感的强弱、感应传导的方向和治疗效果常有明显的差异。因此通过临床实践正确掌握针刺角度、方向和深度是提高疗效的重要措施。

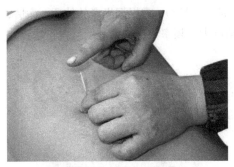
图 12-12　管针进针法

1. 角度　针刺的角度是指进针时针身与皮肤表面所形成的夹角（图 12-13）。针刺的角度是根据腧穴所在的位置和医者针刺时所要达到的目的相结合而决定的，一般分为以下三种角度。

（1）直刺：是针身与皮肤表面成 90°垂直刺入。此法适用于人体大部分腧穴。

（2）斜刺：是针身与皮肤表面成 45°左右倾斜刺入。此法适用于肌肉浅薄处或内有重要脏器，或不宜直刺、深刺的腧穴。

（3）平刺：即横刺、沿皮刺，是针身与皮肤表面成 15°左右或沿皮以更小的角度刺入。此法适用于皮薄肉少部位的腧穴，如头部的腧穴等。

2. 深度　针刺的深度是指针身刺入人体内的深浅度数，每个腧穴的针刺深度，在腧穴各论中已有详述，在临床实践中根据患者的体质、年龄、病情、部位等灵活掌握。一般年老体弱者、小儿宜浅刺；阳证、新病宜浅刺；头面、胸腹及皮薄肉少处的腧穴宜浅刺；中青年身强体壮者，宜深刺；阴证、久病宜深刺；四肢、臀、腹及肌肉丰满处的腧穴宜深刺。

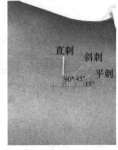
图 12-13　针刺角度

考点：针刺的角度

知识链接

火　针

火针疗法，是将针在火上烧红后，快速刺入人体，以治疗疾病的方法。火针疗法具有温经散寒、通经活络的作用。近代火针使用一般有两种情况：长针深刺，治疗瘰疬、象皮腿、痈疽排脓；短针浅刺，治疗风湿痛、肌肤冷麻。除此之外，火针对于扁平疣、痣、瘰疬等疾病具有显著的功效。由于火针的刺激量大，因此用火针之前，注意要消除患者的心理恐惧，操作完毕后嘱咐患者注意针孔的清洁与防水，以免出现感染。

四、行针与得气

毫针进针后，为了使患者产生针刺感应，或进一步调整针感的强弱，以及使针感向某一方向扩散、传导而采取的操作方法，称为"行针"，亦称"运针"。行针手法包括基本手法和辅助手法两类。

（一）基本手法

行针的基本手法主要有提插法和捻转法两种。两种基本手法临床施术时既可单独应用，又可配合应用。

1. 提插法 即将针刺入腧穴一定深度后，施以上提下插的操作手法。针由浅层向下刺入深层的操作谓之插，从深层向上引退至浅层的谓之提，如此反复的上下呈纵向运动的行针手法，即为提插法。提插幅度的大小、层次的变化、频率的快慢和操作时间的长短，应根据患者的体质、病情、腧穴部位和针刺目的灵活掌握。通常认为行针时提插的幅度大，频率快，刺激量就大；反之，提插的幅度小，频率慢，刺激量就小（图 12-14）。

2. 捻转法 即将针刺入腧穴一定深度后，使针在腧穴内反复前后、来回地旋转行针手法，即为捻转法（图 12-15）。捻转角度的大小、频率的快慢、时间的长短，需根据患者的体质、病情、腧穴的部位、针刺目的等具体情况而定。一般认为捻转角度大、频率快，其刺激量就大；捻转角度小、频率慢，其刺激量则小。

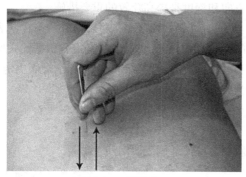

图 12-14　提插法

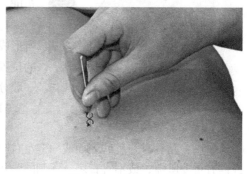

图 12-15　捻转法

（二）辅助手法

行针的辅助手法，是为了促使得气和加强针刺感应的操作手法。临床常用的行针辅助手法有以下几种。

1. 循法 用手指顺着经脉的循行径路，在腧穴的上下部轻柔地循按。此法能推动气血，激发经气，促使针后易于得气（图 12-16）。

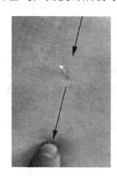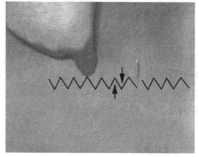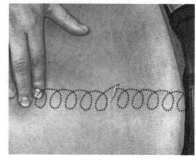

图 12-16　循法

2. 弹法 用手指轻弹针尾或针柄，使针体微微振动，以加强针感，助气运行（图 12-17）。

本法有催气、行气的作用。

3. 刮法 用拇指或食指的指腹抵住针尾，用拇指、食指或中指指甲，由上而下频频刮动针柄，促使得气。本法可激发经气，加强针刺感应的传导和扩散（图12-18）。

4. 摇法 手持针柄，将针轻轻摇动，以行经气。直立针身而摇，可以加强针感得气；卧倒针身而摇，使针感向一定方向传导（图12-19）。

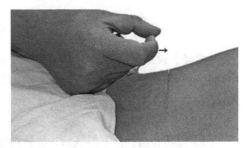

图 12-17 弹法

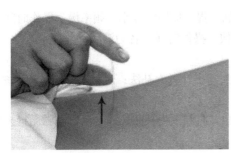

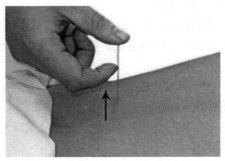

图 12-18 刮法

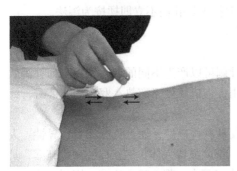

图 12-19 摇法

5. 飞法 用右手拇、食指持针柄，细细捻搓数次，然后张开两指，一搓一放，反复数次，状如飞鸟展翅，故称飞法。本法的作用在于催气、行气，并使针刺感应增强。

6. 震颤法 手持针柄，用小幅度、快频率的提插、捻转手法，使针身轻微震颤。本法可促使针下得气，增强针刺感应。

行气基本手法和辅助手法的施用，将促使针后气至或加强针刺感应，以疏通经络、调和气血，达到防治疾病的目的。

考点：行针的基本手法

（三）得气

得气古称"气至"，近称"针感"，是指毫针刺入腧穴一定深度后，施以提插或捻转等行针手法，使针刺部位获得"经气"感应，谓之得气。针下是否得气，可以从临床两个方面分析判断。一是患者对针刺的感觉和反应，另一是医者对刺手指下的感觉。当针刺腧穴得气时，患者的针刺部位有酸、胀、麻、重等自觉反应，有时出现热、凉、痒、痛、抽搐、蚁行等感觉，或呈现沿着一定的方向和部位传导和扩散等现象。当患者有自觉反应的同时，医者的刺手亦能体会到针下沉紧、涩滞或针体颤动等反应。正如窦汉卿在《标幽赋》中所说："轻滑慢而未来，沉涩紧而已至……气之至也，如鱼吞钩饵之浮沉；气未至也，如闲处幽堂之深邃。"这是对得气与否所做的最形象的描述。

临床上一般是得气迅速时，疗效较好，得气较慢时效果就差，若不得气时，就可能无治疗效果。《灵枢·九针十二原》说："刺之要，气至而有效。"《金针赋》也说："气速效速，气迟效迟。"在临床上若刺之而不得气时，就要分析经气不至的原因：或因取穴定位不准确，手法运用不当；或为针刺角度有误，深浅失度。对此就应重新调整腧穴的针刺部位、角度、深度，运用必要的针刺手法，这样再次行针时，一般即可得气。

考点：得气的临床表现

五、毫针补泻手法

《内经》说："百病之生，皆有虚实，而补泻行焉""凡用针者，虚则实之，满则泻之，宛陈则除之，邪盛则虚之"。可见针刺补泻法是针刺治疗疾病的关键。

（一）单式补泻手法

1. 基本补泻

（1）捻转补泻：针下得气后，捻转角度小，用力轻，频率慢，操作时间短者为补法。捻转角度大，用力重，频率快，操作时间长者为泻法。也有以左转时角度小，用力轻者为补；右转时角度大，用力重者为泻。

考点：毫针的基本补泻手法

（2）提插补泻：针下得气后，先浅后深，重插轻提，提插幅度小、频率慢、操作时间短者为补法。先深后浅，轻插重提，提插幅度大、频率快、操作时间长者为泻法。

2. 其他补泻

（1）疾徐补泻：进针时徐徐刺入，少捻转，疾速出针者为补法；进针时疾速刺入，多捻转，徐徐出针者为泻法。

（2）迎随补泻：进针时针尖随着经脉循行去的方向刺入为补法；针尖迎着经脉循行来的方向刺入为泻法。

（3）呼吸补泻：患者呼气时进针，吸气时出针为补法；吸气时进针，呼气时出针为泻法。

（4）开阖补泻：出针后迅速揉按针孔为补法；出针时摇大针孔而不立即揉按为泻法。

（5）平补平泻：进针得气后均匀地提插、捻转后即可出针。

（二）影响针刺补泻效应的因素

1. 机体所处的机能状态　在不同的病理状态下，针刺可以产生不同的调整作用（即补泻效果）。当机体处于虚证时，针刺可以起到扶正补虚的作用；当机体处于实热、邪闭的实证时，针刺可以起到清热启闭、祛邪泻实的作用。

2. 腧穴作用的相对特异性　腧穴的主治功用，不仅具有普遍性，而且具有相对特异性。人体不少腧穴，如关元、气海、命门、膏肓、五脏俞等穴，都能鼓舞人体正气，促使功能旺盛，具有强壮作用，适宜于补虚益损；人中、委中、十二井、十宣等穴，都能疏泄病邪，抑制人体功能亢进，具有祛邪作用，适宜于补虚泻实。

3. 针具及手法轻重因素　一般来说，粗毫针用的指力要重，刺激量大，细毫针用的指力较轻，刺激量就小；直刺、深刺的刺激量要大些，平刺、浅刺的刺激量要小些；提插幅度大、捻转角度大、频率快者，其刺激量就大。反之，刺激量就小。

六、留针与出针

（一）留针法

将针刺入腧穴施术后，使针留置穴内称为留针。留针的目的是为了加强针刺的作用和便于继续行针施术。一般病证只要针下得气而施以适当的补泻手法后，即可出针或留针 10～20 分钟。但对一些慢性、顽固性、痉挛性疾病可适当延长。临床上留针与否或留针时间的长短，不可一概而论，应根据患者具体病情而定。

（二）出针法

出针，又称起针、退针。在施行针刺手法或留针，达到预定针刺目的和治疗要求后，即可出针。出针的方法，一般是以左手拇、食指持消毒干棉球轻轻按压于针刺部位，右手持针作轻微的小幅度捻转，并随势将针缓慢提至皮下，静留片刻，然后出针。出针后，除特殊需要外，都要用消毒棉球轻压针孔片刻，以防出血或针孔疼痛。当针退出后，要仔细查看针孔是否出血，询问针刺部位有无不适感，检查核对针数有否遗漏，还应注意有无晕针、延迟反应的现象。

七、异常情况的处理和预防

针刺治疗虽然比较安全，但如操作不慎、疏忽大意，或犯针刺禁忌、针刺手法不当，或对人体解剖部位缺乏全面的了解，在临床上有时也会出现一些不应有的异常情况，常见者有以下几种：

（一）晕针

晕针是在针刺过程中患者发生的晕厥现象。

（1）现象：轻者突然出现精神疲倦、头晕目眩，恶心欲吐，重者出现气短、心慌、面色苍白，四肢发冷，血压下降，脉象沉细，或神志昏迷，仆倒在地，唇甲青紫，二便失禁，脉微细欲绝。

（2）原因：患者体质虚弱，精神紧张，或疲劳、饥饿、大汗、大泻、大出血之后，或体位不当，或医者在针刺时手法过重，而致针刺时或留针过程中发生此症。

（3）处理：立即停止针刺，将针全部起出。嘱患者平卧，注意保暖，轻者仰卧片刻，饮温开水或糖水后，即可恢复正常。重者在上述处理基础上，可刺人中、素髎、内关、足三里，灸百会、关元、气海等穴，必要时可配合其他急救措施。

（4）预防：对于晕针应注重于预防。如对初次接受针刺治疗或精神过度紧张，身体虚弱者，应先做好解释工作，消除患者对针刺的顾虑，同时选择舒适持久的体位，最好采用卧位。选穴宜少，手法要轻。若患者饥饿、疲劳、大渴时，应令其进食、休息、饮水后再予针刺。医者在针刺治疗过程中，要精神专一，随时注意观察患者的神色，询问患者的感觉，一旦有不适等晕针先兆，可及早采取处理措施，防患于未然。

（二）滞针

滞针是指在行针时或留针后医者感觉针下涩滞，捻转、提插、出针均感困难而患者则感觉痛剧的现象。

（1）现象：针在体内，捻转不动，提插、出针均感困难，若勉强捻转、提插时，则患者感到剧痛。

（2）原因：患者精神紧张，当针刺入腧穴后，患者局部肌肉强烈收缩；或行针手法不当；向单一方向捻针太过，以致肌肉组织缠绕针体而成滞针；若留针时间过长，有时也可出现滞针。

（3）处理：若患者精神紧张，局部肌肉过度收缩时，可稍延长留针时间，或于滞针腧穴附近，进行循按或叩弹针柄，或在附近再刺一针，以宣散气血，而缓解肌肉的紧张。若行针不当，或单向捻针而致者，可向相反方向将针捻回，并用刮柄、弹柄法，使缠绕的肌纤维回释，即可消除滞针。

（4）预防：对精神紧张者，应先做好解释工作，消除患者不必要的顾虑。注意行针的操作手法和避免单向捻转，若用搓法时，应注意与提插法的配合，则可避免肌纤维缠绕针身而防止滞针的发生。

（三）弯针

弯针是指进针时或将针刺入腧穴后，针身在体内形成弯曲的现象。

（1）现象：针柄改变了进针或刺入留针时的方向和角度，提插、捻转及出针均感困难，而患者感到疼痛。

（2）原因：医生进针手法不熟练，用力过猛、过速，以致针尖碰到坚硬组织器官或患者在针刺或留针时移动体位，或因针柄受到某种外力压迫、碰击等。

（3）处理：出现弯针后，即不得再行提插、捻转等手法。如针柄轻微弯曲，应慢慢将针起出。若弯曲角度过大时，应顺着弯曲方向将针起出。若由患者移动体位所致，应嘱患者慢慢恢复原来体位，待局部肌肉放松后，再将针缓缓起出，切忌强行拔针以免将针体断入体内。

（4）预防：医者进针手法要熟练，指力要均匀，并要避免进针过速、过猛。选择适当体位，在留针过程中，嘱患者不要随意更动体位，注意保护针刺部位，针柄不得受外物硬碰和压迫。

（四）断针

断针又称折针，是指针体折断在人体内。

（1）现象：行针时或出针后发现针身折断，其断端部分针身尚露于皮肤外，或断端全部没入皮肤之下。

（2）原因：针具质量欠佳，针身或针根有损伤剥蚀。针刺时将针身全部刺入腧穴。行针时强力提插、捻转，肌肉猛烈收缩。留针时患者随意变动体位，或弯针、滞针时未能进行及时的正确处理等。

（3）处理：嘱患者切勿更动体位，以防断针向肌肉深部陷入。若残端部分针身显露于体外时，可用手指或镊子将针起出。若断端与皮肤相平或稍凹陷于体内者，可用拇、食指垂直向下挤压针孔两旁，使断针暴露体外，手持镊子将针取出。若断针完全深入皮下或肌肉深层时，应在 X 线下定位，手术取出。

（4）预防：应认真仔细地检查针具，对认为不符合质量要求的针具，应剔出不用。避免过猛、过强的行针。在行针或留针时，应嘱患者不要随意更动体位。针刺时更不宜将针身全部刺入腧穴。在进针、行针过程中，如发现弯针、滞针时亦应及时正确处理，不可强行硬拔。

（五）血肿

血肿是指针刺部位出现的皮下出血而引起的肿痛。

（1）现象：出针后，针刺部位肿胀疼痛，继则皮肤呈现有紫色。

（2）原因：针尖弯曲带钩，使皮肉受损，或刺伤血管所致。

考点：临床常见的针刺异常情况有哪几种，如何处理这几种情况

（3）处理：若微量的皮下出血而局部小块青紫时，一般不必处理，可以自行消退。若局部肿胀疼痛较剧，青紫面积大而且影响到活动功能时，可先作冷敷止血后，再做热敷或在局部轻轻揉按，以促使局部瘀血消散吸收。

（4）预防：仔细检查针具，熟悉人体解剖部位，避开血管针刺，出针时立即用消毒干棉球揉按压迫针孔。

第2节　灸　法

灸法，又称"艾灸"，是指用艾绒等为主烧灼、熏熨体表经络腧穴或者患病部位来防治疾病的方法。灸法属于中医的外治方法，具有温经散寒、扶阳固脱、消瘀散经和防病保健等作用。

一、灸法的材料与操作方法

（一）灸法的材料

施灸的原料很多，最初是采用一般的树枝柴草取火来烧灼、烫、熨，以消除病痛，后来才选用艾叶作为主要灸料。艾草属菊科多年生草本植物，我国各地均有生长，以蕲州产者为佳，故有

蕲艾之称。艾叶气味芳香，辛温味苦，容易燃烧，火力温和，故为施灸佳料。《名医别录》载："艾味苦，微温，无毒，主灸百病。"选用干燥的艾叶，捣制后除去杂质，即可成纯净细软的艾绒，晒干贮藏，以备应用。

（二）灸法的种类与操作方法

灸法种类很多，常用灸法如图 12-20。

1. 艾炷灸　是将纯净的艾绒，用手搓捏成大小不等的圆锥形艾炷，置于施灸部位点燃而治病的方法。燃烧一个艾炷，称为一壮。常用的艾炷或如麦粒（小艾炷）、或如苍耳子、或如莲子、或如半截橄榄（大艾炷）等。艾炷灸又分直接灸与间接灸两类。

（1）直接灸：是将大小适宜的艾炷，直接放在皮肤上施灸的方法。若施灸时需将皮肤烧伤化脓，愈后留有瘢痕者，称为瘢痕灸；若不使皮肤烧伤化脓，不留瘢痕者，称为无瘢痕灸。①瘢痕灸：又名化脓灸。施灸时先将所灸腧穴部位，涂以少量的大蒜汁，以增加黏附和刺激作用，然后将大小适宜的艾炷置于腧穴上，用火点燃艾炷，待艾炷燃尽，除去灰烬后，易炷再灸，待规定壮数灸完为止。施灸时由于艾火烧灼皮肤，因此可产生剧痛，此时可用手在施灸腧穴周围轻轻拍打，借以缓解疼痛。在正常情况下，灸后 1 周左右，施灸部位化脓形成灸疮，5～6 周后灸疮自行痊愈，结痂脱落后而留下瘢痕（图 12-21）。②无瘢痕灸：又称非化脓灸。施灸时先在所灸腧穴部位涂以少量的凡士林，以使艾炷便于黏附，然后将大小适宜的艾炷，置于腧穴上点燃施灸，当艾炷燃剩 2/5 或 1/4 而患者感到微有灼痛时，即可易炷再灸，待将规定壮数灸完为止。一般应灸至局部皮肤出现红晕而不起泡为度。因其皮肤无灼伤，故灸后不化脓，不留瘢痕。

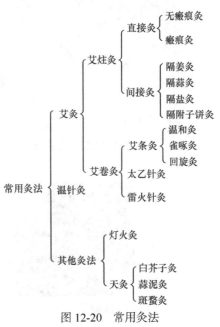

图 12-20　常用灸法

（2）间接灸：是指用药物或其他材料将艾炷与施灸腧穴部位的皮肤隔开，进行施灸的方法，故又称隔物灸、间隔灸。所用间隔药物或材料很多，常用的有如下几种：

1）隔姜灸：是用鲜姜切成直径为 2～3 厘米，厚为 0.2～0.3 厘米的薄片，中间以针刺数孔，然后将姜片置于应灸的腧穴部位或患处，再将艾炷放在姜片上点燃施灸。当艾炷燃尽，再易炷施灸。一般每诊灸 6～9 壮，以使皮肤红润而不起泡为度（图 12-22）。

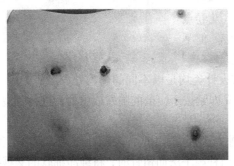

图 12-21　瘢痕灸

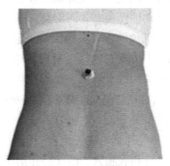

图 12-22　隔姜灸

2）隔蒜灸：用鲜大蒜头，切成厚 0.2～0.3 厘米的薄片，中间以针刺数孔（捣蒜如泥亦可），置于应灸腧穴或患处，然后将艾炷放在蒜片上，点燃施灸。待艾炷燃尽，易炷再灸，直至灸完规定的壮数（图 12-23）。

3）隔盐灸：用干燥的食盐（以青盐为佳）填敷于脐部，或于盐上再置一薄姜片，上置大艾炷施灸（图 12-24）。

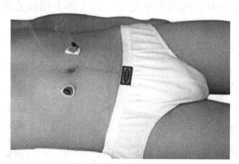

图 12-23　隔蒜灸

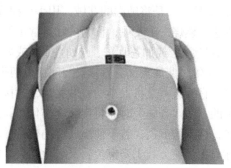

图 12-24　隔盐灸

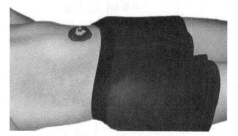

图 12-25　隔附子饼灸

4）隔附子饼灸：将附子研成粉末，用酒调和做成直径约 3 厘米，厚约 0.8 厘米的附子饼，中间以针刺数孔，放在应灸腧穴或患处，上面再放艾炷施灸，直至灸完所规定壮数为止（图 12-25）。

2. 艾卷灸　包括艾条灸、太乙针灸和雷火针灸。

（1）艾条灸：艾条是用适量纯净细软的艾绒，平铺在 26 厘米长、20 厘米宽的细纸上，卷成直径约为 1.5 厘米的圆柱形艾卷，越紧越好，外裹以质地柔软疏松又坚韧的桑皮纸，用胶水或浆糊封口而成。施灸时将艾条一端点燃后悬放在距离穴位一定高度上进行熏烤，不使艾条点燃端直接接触皮肤，称为悬起灸。悬起灸根据实际操作方法不同，分为温和灸、雀啄灸和回旋灸（图 12-26）。①温和灸：施灸时将灸条的一端点燃，对准应灸的腧穴部位或患处，距皮肤 2～3 厘米进行熏烤，使患者局部有温热感而无灼痛为宜，一般每处灸 5～10 分钟，至皮肤出现红晕为度。②雀啄灸：施灸时，艾条点燃的一端与施灸部位的皮肤并不固定在一定距离，而是如鸟雀啄食一样，一上一下活动地施灸。③回旋灸：施灸时，艾卷点燃的一端与施灸部位的皮肤虽然保持一定的距离，但不固定，而是向左右方向移动或反复旋转地施灸。

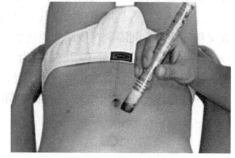

图 12-26　艾条灸

（2）太乙针灸与雷火针灸：太乙针灸与雷火针灸均是以不同的药物处方制成灸条，施灸时，将一端烧着，用 7 层布包裹其烧着的一端，立即紧按于应灸的腧穴或患处，进行灸熨，待冷则再燃再熨。如此反复灸熨 7～10 次为度。

3. 温针灸　是针刺与艾灸结合应用的一种方法，适用于既需要留针而又适宜用艾灸的病证。操作方法是，将针刺入腧穴，得气后并给予适当补泻手法而留针时，将纯净细软的艾绒捏在针尾上，或用艾条一段，长约 2 厘米，插在针柄上，点燃施灸（图 12-27）。待艾绒或艾条烧完后除去灰烬，将针取出。

4. 其他灸法

（1）灯火灸：又名灯草灸、油捻灸、十三元宵火，也称神灯照，是民间沿用已久的简便灸法。方法是用灯心草一根，以麻油浸之，燃着后用快速动作对准穴位，猛一接触听到"啪"的一声迅速离开，如果无爆淬之声可重复1次。具有疏风解表、行气化痰、清神止搐等作用，多用于治疗小儿疳腮、小儿脐风和胃痛、腹痛、痧胀等病证。

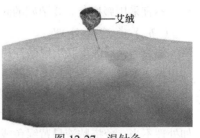

图 12-27　温针灸

（2）天灸：又称药物灸、发泡灸，是用对皮肤有刺激性的药物，涂敷于穴位或患处，使局部充血、起泡，犹如灸疮，故名天灸。所用药物多是单味中药，也有用复方，其常用的有白芥子灸、蒜泥灸、斑蝥灸等。

考点：灸法的分类

二、灸法的适应证

灸法广泛应用于内、外、妇、儿各科的急、慢性病，不论病证的寒热、虚实、表里、阴阳均可应用。目前临床上以治疗寒证、慢性病及一切阳虚久病者为多，如风寒湿痹、痛经、经闭、腹痛等寒证；久泄、阳痿、虚脱、休克等阳虚证；胃下垂、肾下垂、子宫脱垂、脱肛等气虚下陷证等。

知识链接

热 敏 灸

热敏灸又称热敏悬灸，全称"腧穴热敏化艾灸新疗法"，采用点燃的艾材产生的艾热悬灸热敏态穴位，激发透热、扩热、传热、局部不（微）热远部热、表面不（微）热深部热、非热觉等热敏灸感和经气传导，并施以个体化的饱和消敏灸量，从而提高艾灸疗效的一种新疗法。热敏灸不用针、不接触人体，无伤害、无不良反应，临床用于针灸替代疗法，疗效显著，治疗范围广泛，对临床100种左右常见病、疑难杂症有独特的疗效。如肌筋膜疼痛综合征、膝关节骨性关节炎、腰肌劳损、腰椎间盘突出症、枕神经痛、肩颈不适、女性妇科炎症、月事异常、痛经等，大幅度提高了临床灸疗疗效，开创了一条治疗疾病的内源性热敏调控新途径。

三、注意事项

（一）施灸的选择

根据患者的体质和病情，选择合适的灸法，并耐心解释，以取得患者的合作。如瘢痕灸法，一定要取得患者的同意。

（二）施灸时体位

患者的体位要平整和舒适，并便于术者操作。一般空腹、过饱、极度疲劳，以及惧灸者不宜施灸。对于体弱患者，灸治时艾炷不可过大，刺激量不可过强，如果发生"晕灸"现象，要及时处理。温针灸时要注意防止艾炷灼伤皮肤或艾火脱落引起烧伤甚至烧坏衣物、被褥。

（三）施灸的先后顺序

古人对施灸的先后顺序有明确的要求。临床上一般是先灸上部，后灸下部，先灸背部，后灸腹部，先灸阳部，后灸阴部，壮数是先少而后多，艾炷是先小而后大。但在特殊情况下，则可酌情而施。如脱肛时，即可先灸长强以收肛，后灸百会以举陷。

（四）施灸的禁忌

①实热证、阴虚发热者，一般均不适宜灸疗。②颜面、五官和有大血管的部位及关节活动部

位，不宜采用瘢痕灸。③孕妇的腹部和腰骶部也不宜施灸。

（五）灸后的处理

施灸后，局部皮肤出现微红灼热，属于正常现象，无须处理。如因施灸过量，时间过长，局部出现小水疱，只要注意不擦破，可任其自然吸收。如水疱较大，可用消毒的毫针刺破水疱，放出水液，或用注射针抽出疱液，再涂以龙胆紫，并以纱布包敷。如用化脓灸者，在灸疮化脓期间，要注意适当休息，加强营养，保持局部清洁，并可用敷料保护灸疮，以防污染，待其自然愈合。如处理不当，灸疮脓液呈黄绿色或有渗血现象者，可用消炎药膏或玉红膏涂敷。

考点：灸法的注意事项

第3节　拔　罐　法

拔罐法，古称角法，是以罐为工具，利用热力或抽气等方法排除罐内空气造成负压，使之吸附于腧穴或应拔部位的体表，产生刺激，使被拔部位的皮肤充血、瘀血，以达到防治疾病目的的方法。

一、罐的种类

罐的种类很多，目前常用的罐有以下四种。

（一）竹罐

用直径 3～5 厘米坚固无损的竹子，制成 6～8 厘米或 8～10 厘米长的竹管，一端留节作

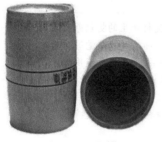

底，另一端作罐口，用刀刮去青皮及内膜，制成形如腰鼓的圆筒。用砂纸磨光，使罐口光滑平整（图 12-28）。竹罐的优点是取材较容易，经济易制，轻巧价廉，不易摔碎，适于煎煮。缺点是容易燥裂、漏气，吸附力不大。

（二）陶罐

用陶土烧制而成，有大有小，罐口光正，肚大而圆，口、底较小，其状如腰鼓（图 12-29）。优点是吸附力大，缺点是质地较重，易于摔碎、损坏。

图 12-28　竹罐

（三）玻璃罐

玻璃罐是在陶罐的基础上，改用玻璃加工而成，其形如球状，罐口平滑，分四种型号（图 12-30），也可用广口罐头瓶代替。优点是质地透明，使用时可以观察所拔部位皮肤充血、瘀血程度，便于随时掌握情况。缺点是容易摔碎、损坏。

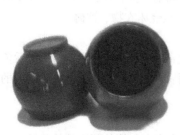

图 12-29　陶罐

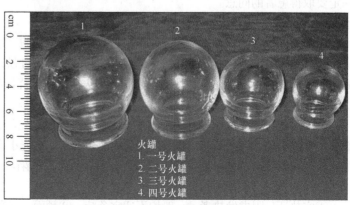

火罐
1. 一号火罐
2. 二号火罐
3. 三号火罐
4. 四号火罐

图 12-30　玻璃罐

（四）抽气罐

抽气罐有的用塑料制作而成，上面加置活塞，便于抽气。也有用特制的橡皮囊排气罐，其规格大小不同。新型的抽气罐使用方便，吸着力强，且较安全，又不易破碎，是现代应用较多的拔罐工具（图12-31）。

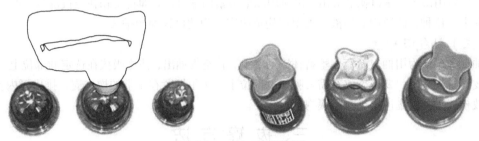

图 12-31　抽气罐

二、罐的吸附方法

（一）火罐法

火罐法是利用火在罐内燃烧时产生的热力排除罐内空气，形成负压，使罐吸附在皮肤上的方法，具体方法有以下几种。

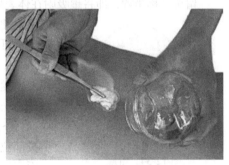

1. 闪火法　用镊子夹 95% 的酒精棉球，点燃后在罐内绕 1～3 圈后，将火退出（图 12-32），迅速将罐扣在应拔的部位即可吸住。此法在罐内无火，比较安全，是最常用的拔罐方法。但需注意切勿将罐口烧热，以免烫伤皮肤。

图 12-32　闪火法

✎ **护考链接**

用镊子夹 95% 的酒精棉球，点燃后在罐内绕 1～3 圈后，将火退出，迅速将罐扣在应拔部位的拔罐方法是（　　）

　A. 闪火法　　　　B. 投火法　　　　C. 滴酒法　　　　D. 贴棉法　　　　E. 架火法

分析： 闪火法即用镊子夹 95% 的酒精棉球，点燃后在罐内绕 1～3 圈后，将火退出，迅速将罐扣在应拔部位的拔罐方法，故答案选 A。

2. 投火法　用易燃纸片或棉花，点燃后投入罐内（图 12-33），迅速将罐扣在应拔的部位，即可吸附在皮肤上。此法由于罐内有燃烧物质容易落下烫伤皮肤，故适宜于侧面横拔。

3. 滴酒法　用 95% 酒精或白酒，滴入罐内 1～3 滴，用火点燃后，迅速将罐扣在应拔的部位。

4. 贴棉法　用大小适宜的酒精棉花一块，贴在罐内壁的下 1/3 处，用火点燃后迅速扣在应拔的部位。此法需注意棉花浸酒精不宜过多，否则燃烧的酒精滴下时，容易烫伤皮肤。

5. 架火法　用不易燃烧、传热的物体，其直径要

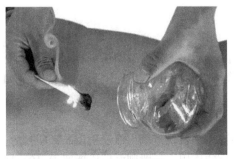

图 12-33　投火法

小于罐口，置于应拔部位，然后将95%酒精数滴或酒精棉球置于内，用火将酒精点燃后，将罐迅速扣下。

（二）水罐法

此法一般选用竹罐。即选用 5～10 枚完好无损的竹罐，倒置在沸水或药液之中，煮沸 1～3 分钟，然后用镊子将罐口朝下夹出，迅速用凉毛巾紧扣罐口，立即将罐扣在应拔部位，即能吸附在皮肤上。这种方法所用的药液，可根据病情决定，为此可称为药罐法。

（三）抽气吸罐法

抽气吸罐法为用抽气筒套住塑料杯罐活塞上，将空气抽出，使之吸拔在选定的部位上。如应用橡皮囊排气罐，只要将罐放在需要吸拔的部位上，用手握紧在罐上的橡皮囊，排出囊内空气，然后放松握手，使罐内空气吸入囊内即可拔住。

三、拔罐方法

临床拔罐时，可根据不同的病情，选用不同的拔罐法，常用的拔罐法有以下几种。

（一）留罐

留罐又称坐罐，即将罐吸附在体表后，使罐子吸拔留置于施术部位 10～15 分钟，然后将罐

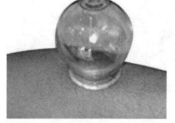

图 12-34　留罐

起下。此法是常用的一种方法，一般疾病均可应用，而且单罐、多罐皆可应用（图 12-34）。

（二）走罐

走罐亦称推罐，即拔罐时先在所拔部位的皮肤或罐口上，涂一层凡士林等润滑油，再将罐拔住，然后，医者用右手握住罐子，向上、下或左、右移动需要拔的部位，往返推动（图 12-35），至所拔部位的皮肤红润、充血，甚或瘀血时，将罐起下。此法适宜于面积较大、肌肉丰厚部位，如脊背、腰臀、大腿等部位。

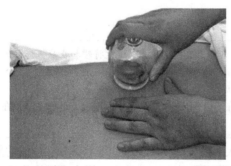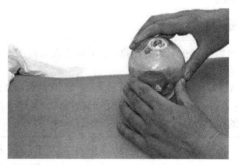

图 12-35　走罐

（三）闪罐

闪罐即将罐拔住后，立即起下，如此反复多次地拔住、起下，起下、拔住，以皮肤潮红、充血或瘀血为度，多用于局部皮肤麻木、疼痛或功能减退等疾患，尤其适用于不宜留罐的患者，如小儿、年轻女性的面部。

（四）刺血拔罐

刺血拔罐又称刺络拔罐，即在应拔部位的皮肤消毒后，用三棱针点刺出血或用皮肤针叩打后，再将火罐吸拔于点刺的部位，使之出血，以加强刺血治疗的作用。一般刺血后拔罐留置 10～15

分钟，多用于治疗丹毒、扭伤、乳痈等（图12-36）。

（五）留针拔罐

留针拔罐简称针罐，即在针刺留针时，将罐拔在以针为中心的部位上，留置5～10分钟，待皮肤红润、充血或瘀血时，将罐起下，然后将针起出，此法能起到针罐配合的作用。

四、起罐方法

起罐时，一般先用左手夹住火罐，右手拇指或食指从罐口旁边按压一下，使气体进入罐内，即可将罐取下（图12-37）。若罐吸附过强时，切不可用力猛拔，以免擦伤皮肤。

考点：拔罐的操作方法

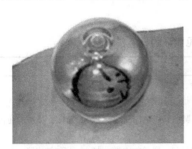
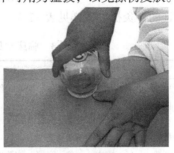

图12-36 刺血拔罐　　　　图12-37 起罐

五、拔罐的适应证

拔罐法具有通经活络、行气活血、消肿止痛、祛风散寒等作用，其适应范围较为广泛，一般多用于风寒湿痹、腰背肩臂腿痛、关节痛、软组织闪挫扭伤、伤风感冒、头痛、咳嗽、哮喘、胃脘痛、腹痛、痛经、中风偏枯、瘀血痹阻等。

护考链接

拔火罐的适应证是（　　　）

A. 急性腰扭伤　　　B. 外感风寒，风寒湿痹　　　C. 平素体质虚弱

D. 各种疮疡疖肿　　　E. 高热、抽搐、昏迷

分析： 拔罐法具有通经活络、行气活血、消肿止痛、祛风散寒等作用，其适应范围较为广泛，一般多用于风寒湿痹、腰背肩臂腿痛、关节痛、软组织闪挫扭伤、伤风感冒、头痛、咳嗽、哮喘、胃脘痛、腹痛、痛经、中风偏枯、瘀血痹阻等，故答案选B。

六、拔罐的注意事项

（一）选择适当体位

拔罐时要选择适当体位。若体位不当，移动，骨骼凸凹不平，以及毛发较多的部位，火罐容易脱落，均不适用。

（二）选择大小适宜的罐

拔罐时要根据所拔部位的面积大小而选择大小适宜的罐。若应拔的部位有皱纹，或火罐稍大，不易吸拔时，可作一薄面饼，置于所拔部位，以增加局部面积，即可拔住。操作时必须迅速，才能使罐拔紧，吸附有力。

（三）应注意勿灼伤或烫伤皮肤

用火罐时应注意勿灼伤或烫伤皮肤。若烫伤或留罐时间太长而皮肤起水疱时，小的无须处理，

仅敷以消毒纱布，防止擦破即可；水疱较大时，用消毒针将疱液放出，涂以龙胆紫药水，或用消毒纱布包敷，以防感染。

（四）拔罐要掌握严格的禁忌证

皮肤有过敏、溃疡、水肿及心脏、大血管分布部位，不宜拔罐。高热抽搐者，以及孕妇的腹部、腰骶部位，亦不宜拔罐。

第4节　临床常见病证的针灸护理

临床常见病证的针灸护理，详见表 12-3。

表 12-3　临床常见病证的针灸护理

病证	针灸护理
晕厥	人中、中冲、合谷、足三里。四肢发冷加灸百会、气海
高热	大椎、曲池、合谷，少商。神昏加人中、十宣；烦躁加印堂、神门
感冒	列缺、合谷、大椎、太阳、风池。风寒加风门、肺俞；风热加曲池、尺泽、鱼际；鼻塞加迎香；体虚加足三里；咽喉疼痛加少商；全身酸楚加身柱
哮喘	实证取列缺、尺泽、膻中、肺俞、定喘。风寒加风门，风热加大椎、曲池，痰热加丰隆，喘甚加天突 虚证取肺俞、膏肓、肾俞、定喘、太渊、太溪、足三里
胃痛	足三里、内关、中脘。寒邪客胃加灸胃俞；饮食停滞加下脘、梁门；肝气犯胃加太冲；脾胃虚寒加气海、关元、脾俞、胃俞；气滞血瘀加膈俞
泄泻	急性泄泻取天枢、上巨虚、阴陵泉、水分。寒湿加神阙，湿热加内庭，食滞加中脘 慢性泄泻取神阙、天枢、足三里、公孙。脾虚加脾俞、太白，肝郁加太冲，肾虚加肾俞、命门
头痛	外感头痛取百会、太阳、阿是穴、风池、列缺。阳明头痛配印堂、合谷、攒竹、内庭；少阳头痛配率谷、外关、足临泣；太阳头痛加天柱、后溪、申脉；厥阴头痛加四神聪、太冲、内关 内伤头痛之实证取百会、头维、风池。肝阳上亢者加太冲、太溪、侠溪；痰浊头痛者加太阳、丰隆、阴陵泉；瘀血头痛加阿是穴、血海、膈俞；虚证取百会、风池、足三里；血虚头痛加三阴交、肝俞、脾俞；肾虚头痛加太溪、肾俞、悬钟
不寐	照海、申脉、神门、印堂、四神聪、安眠。心脾两虚加心俞、脾俞、足三里；心肾不交加太溪、心俞；肝火扰心加行间、侠溪；脾胃不和加太白、公孙、内关、足三里
落枕	外劳宫、阿是穴、肩井、后溪、悬钟。风寒加风池、合谷；气血瘀滞加内关和局部阿是穴；肩痛加肩髃、外关；背痛加天宗
漏肩风	肩髃、肩髎、肩贞、肩前、阿是穴、条口透承山。手太阳经加后溪；手阳明经加合谷；手少阳经加外关；外邪入侵加合谷、风池；气滞血瘀加内关、膈俞；气血虚弱加足三里、气海
腰痛	阿是穴、大肠俞、委中。寒湿腰痛配腰阳关；腰肌劳损配命门、志室；肾虚腰痛配肾俞、命门；瘀血腰痛配膈俞、血海；病在督脉配后溪；腰椎病变配腰夹脊；腰骶部痛配次髎、腰俞；急性腰扭伤配水沟、后溪、委中
痹证	阿是穴。行痹配膈俞、血海；痛痹配肾俞、关元；着痹配阴陵泉、足三里；热痹配大椎、曲池
中风	半身不遂取百会、风池、太冲、三阴交。上肢加肩髃、曲池、合谷；下肢加肾俞、环跳、足三里、阳陵泉；口眼㖞斜取地仓、颊车、合谷、内庭 神志昏迷之实证取人中、十宣、太冲、劳宫；虚证取关元、神阙（隔盐灸）
面瘫	攒竹、鱼腰、阳白、四白、颧髎、颊车、地仓、合谷、昆仑。风寒证加风池；风热证加曲池；恢复期加足三里；人中沟㖞斜加水沟；鼻唇沟变浅加迎香
月经不调	月经先期取关元、三阴交、血海。实热加太冲，虚热加太溪，气虚加足三里、脾俞，月经过多加隐白，腰骶疼痛加肾俞、次髎 月经后期取血海、三阴交、归来。实寒加子宫，虚寒加命门、腰阳关 月经先后无定期取关元、三阴交、肝俞。肝郁加期门、太冲，肾虚加肾俞、太溪；胸胁胀痛加膻中、内关
痛经	实证取三阴交、中极、次髎。寒凝加归来、地机；气滞加太冲；腹胀加天枢、气穴；胁痛加阳陵泉、光明；胸闷加内关 虚证取三阴交、足三里、气海。气血亏虚加脾俞、胃俞；肝肾不足加太溪、肝俞、肾俞；头晕耳鸣加悬钟

第 5 节 推拿护理技术

案例 12-1

患者，女，42 岁，教师。一日醒来后，自觉颈部有些酸痛，至午后症状加重，颈部活动不灵。服药后未见好转，即来就诊。检查：颈部无红肿，颈肌紧张，压之觉痛，颈部各个方向活动均引起疼痛。

问题： 1. 此患者是何疾病？

2. 如何为其进行推拿护理？

推拿护理技术，是运用推拿手法作用于人体来防治和护理疾病的一种中医外治方法。它是以中医基础理论为指导，用手或肢体的其他部位，采用各种特定的技巧动作，按照一定的技术要求直接作用于人体的特定部位，以使经脉疏通，气血调和，气机通畅，调整脏腑功能，从而达到防治疾病的一种方法。它具有简单、方便、安全、易学、经济，且无不良反应、无痛苦、无损伤、疗效好的特点。

推拿手法是指医者以手、掌、肘等部位，按照一定的技术要求作用于患者身体特定部位，从而达到以防治疾病为目的的治疗方法。

一、推拿手法操作基本要求

熟练的技术手法应该具备持久、有力、均匀、柔和四方面的要素，从而达到"深透"作用。

1. 持久 是指手法能持续运用一定的时间，保持动作和力量的连贯性，不能断断续续。

2. 有力 是指手法必须具有一定力量，这种力量不是固定不变的，而是根据治疗对象、病证虚实、施治部位和手法性质恰到好处地运用。

3. 均匀 是指手法动作的节奏性和用力的平稳性，动作不能时快时慢，用力不能忽轻忽重。

4. 柔和 是指手法动作的温柔灵活及用力缓和，使手法轻而不浮，重而不滞，不能用死劲蛮力或突发暴力。

5. 深透 是指手法作用的最终效果不能局限于体表，而要达到组织深处的筋脉，功力达到脏腑，使手法的效应能传之于内。

以上各点是有机联系着的。要熟练掌握各种手法并能在临床上灵活运用，必须经过一定时期的手法练习和临床实践，才能由生而熟，熟而生巧，乃至得心应手，运用自如，做到如《医宗金鉴》所说："一旦临证，机触于外，巧生于内，手随心转，法从手出。"

考点：推拿手法操作的基本要求

知识链接

小儿推拿

推拿按照不同年龄阶段的生理特点，主要分为成人推拿和小儿推拿。小儿推拿是在中医整体观念的基础上，以阴阳五行、脏腑经络等学说为理论指导，运用各种手法刺激穴位，主要是点状穴、线状穴、面状穴等，以达到治病求本、调整阴阳、扶正祛邪、治病保健目的的一种方法。由于小儿肌肤娇嫩、神气怯弱，因此推拿尤为强调手法，要求轻柔渗透、轻快柔和、平稳着实。因小儿推拿不吃药、不打针、无明显痛感、无不良反应，因此被广泛应用于临床，主要用于治疗小儿泄泻、呕吐、食积、厌食、便秘、感冒、发热、遗尿、肌性斜颈等疾病，有较好的效果。

二、常用手法分类

临床上根据手法的动作形态，推拿手法可归纳成为摆动类、摩擦类、振动类、挤压类、叩击类和运动关节类手法，每类各由数种手法组成。

（一）摆动类手法

摆动类手法是指主要以前臂的主动运动带动腕关节左右摆动来完成手法操作的一类手法，如一指禅推法、滚法、揉法等。

（二）摩擦类手法

摩擦类手法是指在手法操作过程中，着力部位与被治疗部位皮肤表面之间产生明显摩擦的一类手法，如摩法、擦法、推法、抹法、搓法等。

（三）振动类手法

振动类手法是指治疗者以特定的活动方式使被治疗者皮下组织产生明显振动感的一类手法，如振法、抖法等。

（四）挤压类手法

挤压类手法是指单方向垂直向下用力和两个方向相对用力作用于某一部位的一类手法，如按法、点法、捏法、拿法、掐法等。

（五）叩击类手法

叩击类手法是有节律富有弹性地叩击体表的一类手法，如拍法、击法、叩法等。

（六）运动关节类手法

运动关节类手法是指运用一定的技巧力，在关节生理活动范围内，活动被治疗者关节的一类手法，如摇法、扳法等。

三、推拿护理常用手法

（一）推法

推法是以指、掌、拳或肘部着力于体表一定部位或穴位上，做单方向的直线推移的方法（图 12-38）。

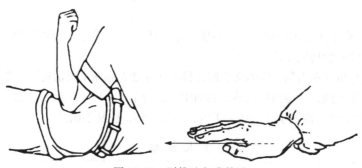

图 12-38　肘推法与掌推法

1. 动作要领　动作要平稳，推进速度要缓慢。推时要紧贴体表，呈单方向直线推移。不可耸肩，不可左右滑动、忽快忽慢。压力要平稳适中，成人推时速度宜缓慢，小儿推时速度宜快。

2. 功效及临床应用　本法具有疏通经络、行气活血、消肿止痛、消瘀散结等作用。临床主要用于头痛、头晕、失眠、腰腿痛、风湿痹痛、胸腹胀满疼痛、痛经、软组织损伤等病证的治疗。

（二）拿法

拿法是用大拇指和食、中两指，或用大拇指和其余四指作相对用力，在一定部位和穴位上逐渐用力内收，并持续进行一紧一松提捏动作的方法（图 12-39）。

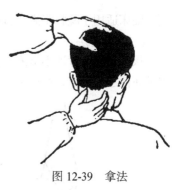

图 12-39 拿法

1. 动作要领 沉肩垂肘，腕关节屈曲，以指面为着力部，手指施力需对称，揉捏动作要缓和连绵不断，用力由轻到重，再由重到轻，不可突然用力。

2. 功效及临床应用 本法具有祛风散寒、解表发汗、开窍提神、镇静止痛、缓解肌腱肌肉痉挛等作用。临床主要用于颈项、肩背和四肢，一个部位拿 1～3 次即可。

（三）按法

按法是用拇指或掌根等按压体表一定部位，逐渐用力深压，按而留之的方法（图 12-40）。

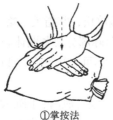

①掌按法 ②指按法

图 12-40 按法

1. 动作要领 沉肩垂肘，肘关节微曲或屈曲；按压方向要垂直，用力平稳，由轻到重，逐渐用力，稳定而持续，使刺激充分透达到机体组织的深部，以耐受为度，切忌用迅猛的爆发力，以免产生不良反应，使患者增加不必要的痛苦。

2. 功效及临床应用 本法具有通经活络、解痉散结、放松肌肉及矫正畸形等作用。临床适用于全身各处的穴位。

（四）摩法

摩是抚摩之意，用手掌面或食、中、无名指指面附着于一定的部位上，以腕关节连同前臂做环形的有节律抚摸的方法（图 12-41）。

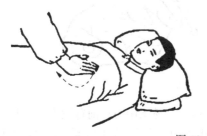
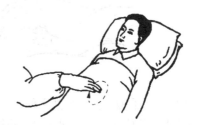

图 12-41 摩法

1. 动作要领 沉肩、垂肘，肘关节微曲或屈曲。前臂发力，连同腕部做环旋活动，带动掌指着力部分做缓和协调的环旋抚摸的动作而不带动皮下组织。用力平稳、均匀，不可按压，一般宜先轻后重，摩动时要缓和协调，轻快柔和。顺时针或逆时针方向均可，每分钟频率约 120 次。

2. 功效及临床应用 本法具有理气止痛、消积导滞、健脾和胃、活血化瘀、祛瘀消肿等作用。临床适用于脘腹胀满、胁肋胀痛、食积胀痛等病痛。

（五）㨰法

㨰法是用手背近小指侧部分，或小指、无名指的掌指关节部分，附着于一定部位上，通过腕关节屈伸连续动作，使产生的力轻重交替，持续不断地作用于治疗部位上的方法（图12-42）。

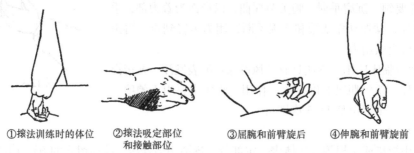

①㨰法训练时的体位　②㨰法吸定部位　③屈腕和前臂旋后　④伸腕和前臂旋前
　　　　　　　　　　和接触部位

图12-42　㨰法

1. 动作要领　前臂放松，肘关节微曲约120°；手腕放松，掌指关节略屈曲，以手掌小鱼际侧的背部着力，在治疗部位上不断来回㨰动；㨰动时小鱼际部分要紧贴体表，不要跳动或摩擦，或使手背拖来拖去按摩；用力均匀，动作协调而有节律，不可忽快忽慢，或时轻时重；频率每分钟120～160次。

2. 功效及临床应用　本法具有温通经脉，滑利关节，缓解肌肉、韧带痉挛，促进血液循环，消除肌肉疲劳等作用。临床适用于风湿酸痛、肢麻肢瘫、运动功能障碍等。

知识链接　　　　　　　　　　　　**㨰法的临床应用**

㨰法在临床上应用时，常根据治疗的需要，配合各种被动运动及按、拿、捻、搓等各种辅助手法，具有疏通经络、活血化瘀，松解粘连、理顺筋脉等作用，因此适用于治疗颈、肩、腰、背、臀部及四肢关节等部位的扭挫伤，以及筋脉拘挛、关节强直、肢体瘫痪、疼痛麻木等证。

（六）揉法

揉法是用手掌大、小鱼际，掌根，或手指螺纹面，吸定于一定部位或穴位上，作轻柔缓和的回旋揉动，带动该处的皮下组织的方法（图12-43）。

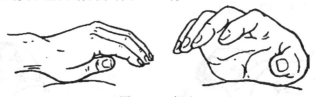

图12-43　揉法

1. 动作要领　手腕放松，自然平伸，手指自然分开易于用力；前臂发力，以腕关节连同前臂一起，带动吸定部位的组织一起作回旋动作；用力不可下压，亦不可漂浮；力量可轻可重，亦可由轻渐重；部位要吸定，不可滑动或摩擦。

2. 功效及临床应用　本法具有活血化瘀、消肿止痛、宽胸理气、消积导滞等作用。临床适用于全身各部的胀、痛。

（七）擦法

擦法是用指、掌或大小鱼际贴附于一定部位，作较快的直线往返运动，使之摩擦生热的方法

（图 12-44）。

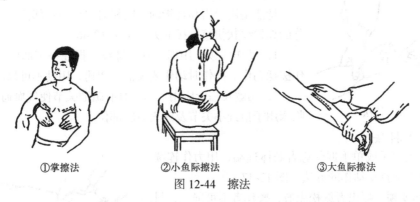

①掌擦法　　②小鱼际擦法　　③大鱼际擦法

图 12-44　擦法

1. 动作要领　沉肩、曲肘、腕伸平、指掌伸直；以肘或肩关节为支点，前臂或上臂主动运动，使手的着力部分在体表作均匀的上下或左右直线往返摩擦移动，使施术部位产生一定的热量；着力部分要紧贴皮肤，压力适度，操作连续不断；施术部位应裸露，擦时速度宜先快后慢，并涂少许润滑剂，以保护皮肤和促进热量深透。

2. 功效及临床应用　本法具有温经通络、祛风除湿散寒、行气活血、消肿止痛、宽胸理气、调理脾胃、温肾壮阳等作用。临床适用于全身各部。

（八）掐法

掐法是用指甲竖立着按压穴位，给予强刺激的方法，又称切法，有以指代针之意，所以也称指针法。

1. 动作要领　按摩者以拇指端甲缘将力贯注于着力的指端，在需治的部位或穴位上逐渐加大用力，使力达深透为止，重按而掐之，或两指同时用力抠掐，作用力要持续，注意不要掐伤皮肤。应用时，掐后常以揉法继之，以缓和刺激，减轻局部的疼痛反应。

2. 功效及临床应用　本法为重刺激手法之一，可以手代针，具有开窍、醒神、解痉的强刺激作用。临床常用于晕厥、惊风、癔病发作等证的急救。

（九）搓法

搓法是用双手的掌面夹住一定部位，相对用力作方向相反的来回快速搓揉，并同时上下往返移动，即双掌对揉动作的方法（图 12-45）。

1. 动作要领　沉肩、垂肘、腕部微背伸，手指自然伸直，两手用力要对称，动作要协调，搓动要快，移动要慢。

2. 功效及临床应用　本法具有调和气血、舒筋通络、疏肝理气、放松肌肉、消除疲劳等作用。临床常用于肢体酸痛、关节活动不利及胸胁迸伤等病证的治疗，一般常作为推拿的结束手法使用。

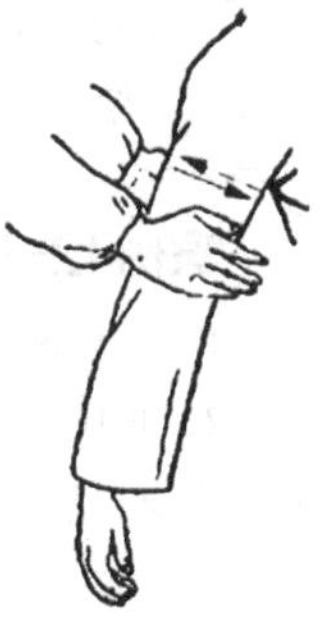

图 12-45　搓法

（十）拨法

拨法是用手指按在穴位上或一定部位上，适当用力压至患者有酸胀感时，再作与肌纤维垂直方向来回拨动动作的方法。

1. 动作要领　拇指伸直或微曲，以指端着力，余四指置一旁以助力，拇指适当用力点压至一定深度，待有酸胀感时，再作与肌纤维、肌腱、韧带或经络经筋成垂直方向的单向运动或来回拨动。

2. 功效及临床应用　本法具有解痉止痛的作用，对松解软组织粘连有一定的治疗作用。临床用于全身肌肉、肌腱、韧带的粘连和痉挛等病证。

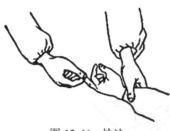

图 12-46　捻法

（十一）捻法

捻法是用拇指和食指的指腹相对捏住一定部位，稍用力作对称的如捻线状快速捻搓的方法（图 12-46）。

1. 动作要领　用拇、食指螺纹面捏住一定部位，两指相对作搓揉动作。操作时动作要灵活、快速，用劲不可呆滞。

2. 功效及临床应用　本法具有疏通关节使气血通畅的作用。临床用于指趾小关节及浅表肌肤部位。

（十二）抖法

抖法是用双手或单手握住患者肢体远端，用力作连续不断的小幅度上下抖动动作的方法（图 12-47）。

1. 动作要领　嘱患者放松患肢，操作者不可屏气，抖动的幅度要由小缓慢增大，频率要快，抖动所产生的抖动波应从肢体远端传到近端。

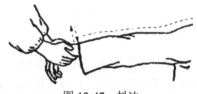

图 12-47　抖法

2. 功效及临床应用　本法具有调和气血、舒筋活络、放松肌肉、滑利关节等作用。临床常用于四肢、腰部疼痛性疾患的辅助治疗。

（十三）拍法

拍法是五指并拢，掌指关节微屈，形成空心虚掌，有节奏地拍打施术部位的方法（图 12-48）。

1. 动作要领　上肢放松，肘关节微屈，腕部放松，前臂主动运动，上下挥臂平稳而有节奏地用虚掌拍击体表，力量通过放松的腕关节传递到掌部，使刚劲之力化为柔和之力。拍打后迅速提起，不要在拍打部位停顿，用力宜先轻后重，可单手操作，亦可双手同时操作。

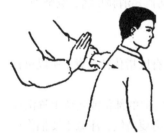

图 12-48　拍法

2. 功效及临床应用　本法具有消除疲劳、解痉止痛、活血通络等作用。临床常用于治疗慢性劳损、急性扭伤、腰椎间盘突出症等病证。

知识链接

考点：临床常用手法的操作要领与临床应用

推拿基本手法

明初，太医院将推拿列置为十三科之一。明晚期著名小儿推拿医家周于蕃创造性地将推拿手法分为按、摩、掐、揉、推、运、搓、摇等八法，至今仍被沿用，称为推拿基本手法。

案例 12-1 分析

1. 通过该患者的病史、症状与检查，可以诊断为落枕。

2. 护理的方法是先在项背部施以揉法、㨰法以舒筋通络，再在项背部施以点按相关腧穴以行气活血，通络止痛。最后以拍法施术于背部，以调和气血。

四、推拿护理的适应证与禁忌证

（一）推拿的适应证

推拿对功能性疾病和慢性病有较好的疗效，对内、外、妇、儿、五官、骨伤科的常见病证都有较好的疗效。

（二）推拿的禁忌证

1. 各种感染性、化脓性疾病和骨结核、严重骨质疏松等患者。

2. 各种开放性软组织损伤、骨关节或软组织肿瘤等患者。

3. 有局部皮肤破损、皮肤病、严重出血倾向的患者。

4. 胃、十二指肠等急性穿孔的患者。

5. 有严重的心、脑、肝、肾、肺等脏器病症的患者。

6. 有精神疾病等不能与医护人员合作的患者。

7. 急性脊柱损伤伴有脊髓症状的患者。

8. 过度饥饿、疲劳及酒醉的患者。

9. 原因不明、未予明确诊断，并伴有疼痛、发热、眩晕等症状的患者。

10. 孕妇的腹部和腰部及合谷穴、至阴穴处禁用手法按摩。

考点：推拿的禁忌证

五、推拿护理疗法注意事项

（一）基本要求

医护人员经过正规学习，不仅要熟练掌握推拿手法要领，还要掌握中医基础理论、经络腧穴、人体解剖学、生理学、病理学等方面的知识。治疗前审证求因、辨证辨病，全面了解患者的病情，掌握适应证、排除禁忌证。在推拿护理过程中，要随时观察和询问患者的反应，适时调整手法与用力的关系，使手法均匀柔和，持久有力，从而达到深透的作用。护理人员应注意卫生，勤修指甲。冬季要保持温暖，特殊手法应使用介质，避免损伤患者的皮肤。

（二）体位选择

医护人员在推拿护理过程中要注意自我保护，可选择适当的操作姿势，如在进行胸腹部、腰背部、四肢操作时均可取站姿，在进行头面部、颈部、胸腹部、肩部及对小儿操作时可采取坐姿。

患者须采取适当的体位以接受治疗，以患者身体放松舒适、便于治疗为主要原则。如治疗头面部、胸腹部、下肢前侧部疾病时，患者取仰卧位，双上肢置于躯干两侧，双下肢自然伸直；治疗胁部、髋部疾病时，患者取侧卧位，肢体自然屈曲，为方便治疗一般健侧在下，患侧在上；治疗颈部、肩及上背部疾病时，也可以指导患者取端坐位。避免患者产生不舒适、不愉快的感觉。

第 6 节　临床常见病证的推拿护理

临床常见病证的推拿护理，详见表 12-4。

表 12-4　临床常见病证的推拿护理

病证	推拿护理
落枕	①点按天宗穴 1~3 分钟，嘱患者配合缓慢转动头部；②擦、揉项背及肩部；③点按阿是穴、落枕穴、风池、肩井、外关、后溪等腧穴；④屈伸、拔伸颈椎；⑤摇颈；⑥擦项肩部，以透热为度
颈椎病	①揉揉颈肩部、上背部及患者上肢的肌肉；②拿、捏、指揉颈项部；③按揉风池、风府、肩井、肩中俞、肩外俞、肩髃、曲池、手三里、外关、内关、合谷等腧穴；④颈项部拔伸；⑤拿肩井；⑥搓、揉上肢
肩关节周围炎	①揉患侧肩前部及上臂内侧，往返数次，配合患肢的被动外展、外旋等活动；②点按肩髃、肩贞、肩髎、曲池、手三里、合谷等腧穴；③摇肩关节反复环绕 5~7 次；④拿捏患肩；⑤牵抖患肢；⑥搓肩部到前臂
腰椎间盘突出症	①循经按揉法；②点穴通经法；③按压整复法；④牵引复位法；⑤腰部斜扳法；⑥通经康复法：滚法或按揉法在患侧腰及臀部、大腿后侧，小腿后外侧
腰肌劳损	①揉揉腰部两侧数遍；②点按阿是穴、肾俞、大肠俞、委中等腧穴；③掌推腰部两侧，横擦腰骶部，以透热为度；④叩、拍腰部两侧，以皮肤微红为度

续表

病证	推拿（护理）
肱骨外上髁炎	①搓揉肘后外侧；②按揉阿是穴、尺泽、曲池、手三里、外关、合谷等腧穴；③弹拨伸腕肌起点及桡侧伸腕长短肌；④擦肘外侧外上髁及前臂伸肌群，局部透热为度
头痛	①双拇指交替推印堂至神庭；②分推印堂至太阳穴；③点按揉印堂、攒竹、太阳、风池、百会、合谷等腧穴；④拿风池，拿肩井，拿五经
不寐	①头面操作同头痛；②顺时针摩腹；③点按安眠、内关、神门、足三里、三阴交、心俞、脾俞等腧穴；④推背部膀胱经及督脉；⑤横擦腰部，擦涌泉，以透热为度；⑥捏脊3～5遍
胃脘痛	①一指禅推、摩胃脘部；②按揉中脘、气海、天枢、足三里等腧穴；③按揉膈俞、肝俞、脾俞、胃俞、三焦俞，擦以上腧穴，以透热为度；④拿肩井；⑤按揉手三里、内关、合谷等腧穴；⑥搓上肢部及胁肋部
便秘	①顺时针摩腹；②点按中脘、天枢、支沟、足三里、上巨虚、大肠俞等腧穴；③掌推、擦背部足太阳膀胱经，横擦腰骶部，以透热为度
偏瘫	①搓、拿揉患侧上下肢；②点按患侧肩髃、曲池、手三里、外关、合谷、环跳、风市、阳陵泉、足三里、解溪、昆仑等腧穴；③顺、逆时针摇、屈伸四肢关节各数次；④掌擦患侧上下肢，以透热为度
痛经	①顺时针摩小腹；②一指禅推或按揉气海、关元；③擦法于腰部脊柱两侧及腰骶部；④一指禅推或按肾俞、八髎，以酸胀为度；⑤擦腰骶部及八髎穴，以透热为度
疳积	①顺时针摩腹；②揉脐；③点按足三里；④捏脊3～5遍，并按揉脾俞、胃俞等腧穴；⑤掐四缝各10次
发热（小儿）	外感发热取推攒竹，推坎宫，揉太阳，清肺经，清天河水；风寒者加推三关，掐揉二扇门，拿风池，风热者加推脊
	阴虚内热取补脾经，补肺经，揉上马，清天河水，推涌泉，按揉足三里运内劳宫
小儿肌性斜颈	①按摩局部；②拇、食、中三指提拿揉捏肿块，手法不宜太重，若已形成条索状，手法可稍重；③头颈扳向健侧作被动运动；④用双手在挛缩处作分向牵扯筋腱；⑤在患侧胸锁乳突肌施用推揉法

小 结

针灸推拿疗法是祖国医学的重要组成部分，是中医临床治疗疾病常用的方法，也是中医护理常用的方法。针灸推拿疗法是以中医基础理论为指导，运用针刺、艾灸、拔罐和推拿防治疾病的一种外治方法。本章主要介绍了刺灸方法、拔罐方法和推拿手法及其临床应用。

自 测 题

A₁型题

1. 针刺后头和项背部的腧穴的最佳体位为（　　）

A. 俯卧位　　　　　B. 仰卧位

C. 侧卧位　　　　　D. 侧伏坐位

E. 侧靠坐位

2. 提捏进针法主要用于（　　）

A. 肌肉肥厚部位　　B. 肌肉松弛部位

C. 肌肉薄弱部位　　D. 任何部位

E. 肌腱集中部位

3. 临床常用的基本行针手法有（　　）

A. 提插法　　　　　B. 弹法

C. 循法　　　　　　D. 飞法

E. 刮法

4. 以下不是临床得气的表现是（　　）

A. 酸　　　　　　　B. 麻

C. 胀　　　　　　　D. 没有任何感觉

E. 痛

5. 将针刺入腧穴一定深度后，使针在腧穴内反复前后来回地旋转行针手法为（　　）

A. 提插法　　　　　B. 捻转法

C. 循法　　　　　　D. 飞法

E. 刮法

6. 以下不是针刺异常情况的是（　　）

A. 血肿　　　　　　　B. 晕针

C. 断针　　　　　　　D. 酸麻胀痛

E. 弯针

7. 行针时或留针后医者感觉针下涩滞，捻转、提插、出针均感困难而患者则感觉痛剧的现象为（　　）

A. 血肿　　　　　　　B. 晕针

C. 断针　　　　　　　D. 滞针

E. 弯针

8. 以下属于间接灸的是（　　）

A. 悬起灸　　　　　　B. 雀啄灸

C. 回旋灸　　　　　　D. 隔姜灸

E. 瘢痕灸

9. 以下不适合拔罐的是（　　）

A. 腰肌劳损　　　　　B. 坐骨神经痛

C. 肩周炎　　　　　　D. 膝骨关节炎

E. 胃下垂

10. 以下哪项不是推拿手法操作的基本要求（　　）

A. 持久　　　　　　　B. 有力

C. 狠劲　　　　　　　D. 柔和

E. 均匀

11. 沉肩垂肘，肘关节微曲或屈曲；按压方向要垂直，用力平稳，由轻到重，逐渐用力，稳定而持续，使刺激充分透达和体组织深部的操作手法是（　　）

A. 推法　　　　　　　B. 拿法

C. 按法　　　　　　　D. 揉法

E. 擦法

12. 下列情况适合推拿的是（　　）

A. 慢性腰肌劳损　　　B. 严重骨质疏松

C. 过度饥饿　　　　　D. 孕妇腰骶部

E. 局部皮肤破损

（刘德要　邱学梅）

第13章 中医临床常见病证护理

·引言·

中医护理是运用中医的基础理论对中医临床常见病证进行辨证施护。中医临床常见病证有哪些？如何进行辨证施护？让我们来共同学习中医临床常见病证的护理。

第1节 内科常见病证

案例13-1

患者，男，20岁。发热恶寒1日，恶寒重，发热轻，头身疼痛，鼻流清涕，咳嗽，舌苔薄白，脉浮紧。

问题： 请用所学中医相关理论对患者病情进行辨证施护。

一、感　　冒

感冒是以恶寒、发热、头痛、咳嗽、鼻塞、流涕、咽痛、全身酸困不适为主要临床表现的疾病。本病多因六淫时邪、时行之邪侵袭肺卫，机体正气不足以抵御邪气侵袭，而引起卫表不和、肺失宣肃所致。

（一）护理原则

宣肺解表，调和营卫。

（二）护理要点

1. 正确区分普通感冒与时行感冒。

2. 注意辨别风寒、风热感冒。

3. 加强老人、婴幼儿等特殊人群虚体感冒的护理。

4. 注意解表药煎服法及服药后的护理，应避免将西药、牛奶等与中药同服，一般应间隔2小时或以上。

5. 注意测量体温，观察病情变化。

6. 饮食宜清淡有节，多饮白开水，注意休息。

7. 注意居室通风，保持空气新鲜。

（三）辨证施护

1. 风寒感冒

（1）临床表现：恶寒、发热、头痛、无汗、鼻塞流清涕、咳嗽、咽痒。舌苔薄白，脉浮。

（2）施护方法：药物护理宜辛温解表、祛风散寒，方用荆防败毒散加减。食疗可选葱白粥加减：淡豆豉12g，葱白3根，粳米50g。熬粥，温服，微汗出，以疏散风寒。

（3）健康指导：注意休息，及时增减衣被，避免汗出复受风寒加重病情；饮食忌生冷；汤药温服，取微汗，汗出病解则止。

2. 风热感冒

（1）临床表现：发热、微恶风寒、咽喉肿痛、鼻塞、涕黄浊、咳嗽痰黄、头痛、汗出、口干饮冷、大便干。舌边尖红，苔薄黄，脉浮数。

（2）施护方法：药物护理宜清热解毒、辛凉解表，方用银翘散或桑菊饮加减。食疗可用葱豉汤：淡豆豉 20g，葱白 6 段，煎汤，代茶饮。

（3）健康指导：注意休息，不熬夜；饮食宜清淡，忌肥甘辛燥；起居有常，注意气候变化，适时增减衣服。保持室内空气流通，新鲜。

知识链接 风寒、风热的辨别

风寒证多因受寒、淋雨所致，患者突出表现为恶寒，且得热不减，可并见发热、恶风、清涕、鼻塞、头痛等症状；风热证多因素体阴虚，嗜辛辣香燥之品，复感温热之邪，症见口渴咽干或咽喉肿痛，涕黄浊，痰黄黏，唇红便干等。

3. 气虚感冒

（1）临床表现：发热、无汗、头痛身酸、咳嗽声低、神疲乏力、气短懒言、反复易感。舌淡苔白，脉浮无力。

（2）施护方法：药物护理宜益气解表、扶正达邪，方用参苏饮加减。食疗可用淡豉葱白煲豆腐：淡豆豉 12g，葱白 15g，豆腐 200g，加水适量，煎煮食之。

（3）健康指导：注意休息，适当锻炼，不熬夜；饮食宜清淡，忌食生冷；注意气候变化，避免接触寒凉。

考点：感冒护理原则、护理要点；辨证施护要点

案例 13-1 分析

患者发热恶寒，且恶寒重、发热轻，说明病为表证；头身疼痛，流清鼻涕，舌苔薄白，脉浮紧，说明为风寒感冒。施护方法：宜用辛温解表、祛风散寒之荆防败毒散加减。饮食忌生冷。食疗可选葱白粥，粥药温服，微汗出，以疏散风寒，汗出病解则止。同时注意休息，避免汗出复受风寒加重病情。

二、头　痛

头痛有外感和内伤之分。外感头痛多由风、寒、湿、热侵袭头部，头部脉络拘急，清窍不利所致，属实证；内伤头痛多由情志失调、饮食劳倦、久病体虚导致气血亏虚，清窍失养或肝肾不足、肝阳上亢，或痰浊瘀血扰乱清窍所致，属虚证或虚实夹杂证。西医学中的三叉神经痛、血管神经性头痛、神经官能症、高血压、脑动脉硬化、脑外伤后遗症等，以头痛为主证者，均可参考本病辨证施护。

（一）护理原则

外感头痛以祛风散邪为主；内伤头痛，虚者以滋阴养血、益肾填精为主，实者以化痰、行瘀为主。

（二）护理要点

1. 密切观察头痛的部位、性质、程度、发生及持续的时间。

2. 注意休息，适度锻炼，劳逸结合。

3. 少食肥甘，忌烟酒。

4. 调畅情志，避免郁怒。

5. 疼痛剧烈时可配合针灸或按摩止痛。

（三）辨证施护

1. 外感头痛

（1）风寒头痛：①临床表现，头痛时作，痛连项背，遇风尤剧，恶风寒。苔薄白，脉浮紧。

②施护方法，药物护理宜祛风散寒止痛，方用川芎茶调散加减。食疗可选防风粥：防风 10g，葱白 2 根，煎汤取汁，然后放入粳米 100g，煮粥食用。③健康指导，注意气候变化，及时增减衣被，避免复受风寒加重病情。

（2）风热头痛：①临床表现，头胀痛，甚则头胀如裂，发热、恶风、面红目赤、口渴欲饮、便秘尿黄。舌红，苔黄，脉浮数。②施护方法，药物护理宜疏风清热止痛，方用芎芷石膏汤加减。食疗可用葛根粥：葛根 30g，粳米 100g，煮粥食用。③健康指导，注意休息，夏季注意降温、防暑。

（3）风湿头痛：①临床表现，头痛如裹，肢体困重，胸闷纳呆，小便不利，或便溏。苔白腻，脉濡。②施护方法，药物护理宜祛风胜湿通窍，方用羌活胜湿汤加减。食疗可用藿香佩兰茶：藿香 12g，佩兰 12g，紫苏叶 9g，代茶饮。③健康指导，避免淋雨，不宜久居潮湿之地，居室通风；饮食宜清淡。

2. 内伤头痛

（1）肝阳头痛：①临床表现，头胀痛，两侧为重，夜寐不宁，心烦易怒，口苦面红，或兼胁痛。舌红苔黄，脉弦数。②施护方法，药物护理宜平肝潜阳息风，方用天麻钩藤饮加减。食疗宜菊花粥：菊花（研末）12g，粳米 100g，煮粥食用。③健康指导，保持心情舒畅，避免情志刺激；饮食宜清淡，忌烟酒；注意监测血压。

（2）肾虚头痛：①临床表现，头痛且空，腰膝酸软，眩晕耳鸣，神疲乏力。舌红，少苔，脉细无力。②施护方法，药物护理宜补肾养阴、填精生髓，方用大补元煎加减。食疗宜黑芝麻粥：黑芝麻 50g，粳米 100g，煮粥食用。③健康指导，注意休息，适当锻炼，避房劳；常食补肾之品，如核桃、黑芝麻等。

（3）气血亏虚：①临床表现，头痛隐隐，遇劳则甚，神疲乏力，心悸失眠，面白少华。舌淡，苔薄白，脉细弱。②施护方法，药物护理宜补气养血、和络止痛，方用八珍汤加减。食疗宜红枣饴糖饮：红枣 30g，饴糖 30g，代茶饮。③健康指导，注意休息；加强营养，多食益气养血之品，如桂圆、山药等。

（4）痰浊头痛：①临床表现，头痛昏蒙，胸脘满闷，纳呆呕恶。舌苔白腻，脉滑。②施护方法，药物护理宜健脾燥湿、化痰降逆，方用半夏白术天麻汤加减。食疗可选用荷叶薏苡仁汤：荷叶 12g，炒薏苡仁 50g，煎汤饮用。③健康指导，注意休息，劳逸结合；避免久居阴冷潮湿之地；饮食宜清淡，忌肥甘。

（5）瘀血头痛：①临床表现，头痛经久不愈，痛如锥刺，固定不移，或头部有外伤史。舌紫暗或有瘀点瘀斑，苔薄白，脉细涩。②施护方法，药物护理宜活血化瘀、通窍止痛，方用通窍活血汤加减。食疗可用山楂决明饮：山楂 12g，决明子 12g，代茶饮。③健康指导，注意休息，劳逸结合；避免外伤，注意保护头部。

考点：头痛护理原则、护理要点，辨证施护要点

三、黄　疸

黄疸是以目黄、身黄、小便黄为主要症状的疾病。本病多由感受湿热疫毒，壅塞肝胆，疏泄失常，胆汁外溢所致。西医学中的肝细胞性黄疸、溶血性黄疸、肝硬化、胆囊炎等疾病凡出现黄疸者可参照本病辨证施护。

（一）护理原则

以化湿、利小便为主，兼以清热解毒等法。

（二）护理要点

1. 注意休息，起居有常。

2．保持心情舒畅。

3．饮食清淡有节，忌肥甘，禁酒。

4．对急性黄疸型肝炎患者应隔离。

5．积极治疗原发病。

6．对患者进行卫生教育，防止疾病传播。

（三）辨证施护

1．阳黄

（1）临床表现：身黄、目黄，其色鲜明，发热口渴，口苦，恶心呕吐，便秘溲赤。舌红，苔黄腻，脉弦数。

（2）施护方法：药物护理宜清热通腑、利湿退黄，方用茵陈蒿汤加减。食疗可用田基黄茵陈饮：田基黄（鲜品120g，或干品60g），茵陈30g，水煎，冰糖调味，代茶饮。

（3）健康指导：注意休息，劳逸结合；饮食宜清淡，忌肥甘；避免接触对肝脏有损害的药物。

2．急黄

（1）临床表现：起病急，黄疸迅速加深，其色如金，高热，口渴，便秘，尿少，神昏谵语，烦躁抽搐，或衄血、便血，肌肤瘀斑。舌红绛，苔黄燥，脉弦滑。

（2）施护方法：药物护理宜清热解毒、凉血开窍，方用千金犀角散，如出现昏迷可鼻饲安宫牛黄丸，或静脉滴注清开灵注射液。饮食宜暂禁，神志清醒后应控制高蛋白食物的摄入。

（3）健康指导：积极抢救治疗。

3．阴黄

（1）临床表现：身黄、目黄，黄色晦暗，脘腹痞胀，纳少便溏，神疲乏力，畏寒肢冷。舌淡，苔白腻，脉濡缓。

（2）施护方法：药物护理宜健脾和胃、温化寒湿，方用茵陈术附汤加减。食疗可用茵陈麦芽饮：茵陈45g，麦芽15g，生姜15g，红枣20g，水煎服，红糖调味。

（3）健康指导：注意休息，避免劳累；饮食宜清淡，忌生冷、滋腻。

考点：黄疸护理原则、护理要点；辨证施护要点

四、消　渴

消渴是以多饮、多食、多尿、乏力、消瘦，或尿有甜味为主要症状的一种疾病。本病是由禀赋不足、饮食劳倦、情志失调导致脏腑阴阳失调引起的阴虚燥热证，阴虚为本，燥热为标。现代医学中的糖尿病可参照本病辨证施护。

（一）护理原则

养阴生津、清热润燥；积极防治并发症。

（二）护理要点

1．注意休息，劳逸适度，调畅情志。

2．注意观察口渴程度，饮水量，进食量，尿量及色、味。

3．遵医嘱服药。

4．控制饮食，制定饮食计划，忌高糖食物，建议食用粗粮，多食新鲜蔬菜。

5．监测血糖，重视病情，积极治疗。

（三）辨证施护

1．上消（肺热津伤）

（1）临床表现：烦渴多饮、多食易饥、尿频量多、大便干结。舌质红，苔薄黄，脉数。

（2）施护方法：药物护理宜清热润肺、生津止渴，方用消渴方加减。食疗可选用石膏绿豆粥：生石膏 30g，麦冬 10g，绿豆 100g，煮粥食用。

（3）健康指导：饮食宜清淡，控制饮水量；注意休息，适当运动。

2. 中消（胃热津伤）

（1）临床表现：消谷善饥、口渴、尿多、形体消瘦、大便秘结。舌苔黄燥，脉滑实有力。

（2）施护方法：药物护理宜清胃泻火、养阴增液，方用玉女煎加减。食疗可选用淮山饭：淮山药 100g，粳米 100g，煮粥食用。

（3）健康指导：严格控制饮食，多食新鲜蔬菜；保持大便通畅；注意清洁卫生。

3. 下消（肾阴亏虚或阴阳两虚）

（1）临床表现：①肾阴亏虚：尿频量多而混浊，头晕目眩，耳鸣，视物模糊，口干唇燥，腰膝酸软。舌红，少苔，脉细数。②阴阳两虚：小便频数，混浊如膏，面色憔悴，耳轮不泽，腰膝酸软，消瘦，阳痿或月经不调，畏寒肢冷。舌淡，苔白，脉沉细无力。

（2）施护方法：①药物护理：肾阴亏虚宜滋阴固肾，方用六味地黄丸加减；阴阳两虚宜滋阴温阳、补肾固涩，方用金匮肾气丸加减。②食疗可选用黄芪杞子粥：黄芪 50g，枸杞子 15g，粳米 100g，煮粥食用。

（3）健康指导：适度锻炼，劳逸结合；合理营养，适当补充瘦肉、蛋、奶、鱼等；定期进行体格检查。

考点：消渴护理原则、护理要点；辨证施护要点

五、中　风

中风是以神昏、半身不遂、口眼喎斜、语言不利为主要症状的疾病。轻者无神昏，为中经络；重者神昏，为中脏腑。本病多由饮食劳倦、情志不遂等产生风、火、痰、瘀，横窜经脉，脑脉痹阻，或血溢脉外所致。西医学中的脑梗死、脑出血、短暂性脑缺血发作、蛛网膜下腔出血等可参照本病辨证施护。

（一）护理原则

中经络以化痰祛瘀通络、平肝息风为主；中脏腑闭证以豁痰开窍、息风清火、通腑泄热为主；脱证急宜救阴回阳固脱。

（二）护理要点

1. 注意卫生，预防肺部感染。

2. 防止压疮的发生。

3. 卧床休息，注意体位，避免搬动和刺激。

4. 密切监测脉搏、呼吸、血压等生命体征。

5. 注意对高危因素的认识，预防中风的再次发生。

6. 合理营养，低盐低脂饮食。

7. 重视功能锻炼。

（三）辨证施护

1. 中经络

（1）风痰入络：①临床表现，肌肤、手足麻木不仁，突然口眼喎斜，口角流涎，舌强语謇，甚则半身不遂，或兼见恶寒，肢体拘急，关节酸痛等。舌苔白腻，脉浮滑。②施护方法，药物护理宜祛风化痰、养血通络，方用化痰通络汤加减。食疗可选用荆芥粥：荆芥穗 15g，薄荷叶 15g，淡豆豉 20g，粳米 100g；荆芥穗、薄荷叶、淡豆豉水煎取汁，然后放入粳米，煮粥食用。③健康

指导，做好患者的心理疏导，消除恐惧心理；避免受风；可配合针灸辅助治疗。

（2）风阳上扰：①临床表现，眩晕头痛，耳鸣，少寐多梦，突发半身不遂，口眼喎斜，舌强语謇，面红目赤，心烦身热，或手足重滞，尿赤，大便干结。舌质红，苔薄黄，脉弦。②施护方法，药物护理宜滋阴潜阳、息风通络，方用天麻钩藤饮加减。饮食可选用芹菜粥：芹菜 100g，大米 100g，煮粥食用。③健康指导，避免患者情志刺激；忌食肥甘、辛辣；不宜吸烟饮酒。

（3）痰热腑实：①临床表现，突发半身不遂，口眼喎斜，舌强语謇或不能语，偏身麻木不仁，头晕目眩，痰多，腹胀便秘。舌红，苔黄腻，脉滑数。②施护方法，药物护理宜化痰通络、泄热通腑，方用星蒌承气汤加减。食疗可选用贝母竹沥粥：贝母粉 15g，鲜竹沥 15g，粳米 100g，煮粥食用。③健康指导，保持呼吸道通畅；保持大便通畅。

2. 中脏腑

（1）闭证：①临床表现，突然昏仆，不省人事，牙关紧闭，两手紧握，喉中痰鸣，肢体强痉。阳闭症见大小便闭，面赤气粗，躁扰不宁，苔黄腻，脉弦数；阴闭症见四肢不温，舌苔白腻，脉沉。②施护方法，阳闭宜清热豁痰开窍，方用安宫牛黄丸鼻饲或清开灵注射液 50ml 加入 10%葡萄糖注射液静脉滴注；阴闭宜辛温开窍，方用苏合香丸鼻饲。食疗可选用竹沥生姜汁：竹沥汁 15ml，生姜汁 15ml，牛黄 0.2g，鲜橘汁 100ml，三汁混合，调入牛黄，鼻饲给药。③健康指导，鼻饲流质饮食；保持呼吸道通畅；紧急施救，密切监测体温、脉搏、呼吸等生命体征。

（2）脱证：①临床表现，突然昏仆，不省人事，目合口开，鼻鼾息微，手撒肢冷，汗多，大小便自遗，肢体瘫软，舌痿或舌紫黯，苔白腻，脉细弱或脉微欲绝。②施护方法，药物护理宜益气回阳、救阴固脱，方用参附汤合生脉散鼻饲，及时抢救。③健康指导，同闭证。

3. 恢复期

（1）风痰瘀阻：①临床表现，舌强语謇或失语，或半身不遂、肢体麻木，口眼喎斜。舌紫黯，苔白滑腻，脉弦滑。②施护方法，药物护理宜搜风化痰、化瘀通络，方用解语丹加减。食疗可选用天麻枸杞粥：天麻 9g，枸杞子 12g，大枣 6 枚，党参 6g，粳米 100g，煮粥食用。③健康指导，注意加强语言、肢体的康复训练。

（2）半身不遂：①临床表现，气虚者：肢体偏枯不用，痿软无力，面色萎黄，舌质淡紫或有瘀斑。苔薄白，脉细弱或细涩；阴虚者：半身不遂，患侧僵硬，拘挛变形，舌强不语，或偏瘫，肢体肌肉萎缩。舌红脉细。②施护方法，药物护理：气虚者宜益气养血、化瘀通络，方用补阳还五加减；阴虚者宜调补阴阳、养血补阴，方用左归丸合地黄饮子加减。食疗可选用黄芪枸杞瘦肉粥：黄芪 30g，枸杞 30g，地龙（焙干研末）2g，大枣 6 枚，瘦肉 100g，大米 100g，煮粥食用。③健康指导，合理营养；注意加强语言、肢体的康复训练。

考点：中风护理原则、护理要点；辨证施护要点

第2节 妇科常见病证

一、月经失调

月经的周期、经期、量、色、质等方面发生异常者，称为"月经失调"。本病多由外感六淫、情志、饮食劳逸等引起脏腑功能失调，气虚失和所致。西医学中的排卵型功能失调性子宫出血、盆腔炎、子宫肌瘤等疾病出现符合本病证者可参照本病辨证施护。

连续 2 个月经周期提前 7 日以上者，称为月经先期，又称"经期超前""经早"。连续 2 个月经周期延后 7 日以上，甚至 2～3 个月一行，称为月经后期，又称"经期错后""经迟"。月

经或提前、或拖后，未按时来潮者，称为月经先后不定期，又称"经水先后不定期""经乱""月经愆期"。

（一）护理原则

补气养血、调理冲任。

（二）护理要点

1. 保持心情舒畅。

2. 合理营养，经期前后勿用峻烈、攻伐、寒凉等刺激之品，不宜滥用温补。

3. 注意经期卫生，禁房事。

4. 避免房劳。

（三）辨证施护

1. 月经先期

（1）气虚型：①临床表现，月经提前而至，量多、色淡、质稀，心悸气短，神疲乏力，少气懒言，小腹空坠，纳少，便溏。舌淡，苔薄，脉细无力。②施护方法，药物护理宜补气健脾、固冲调经，方用补中益气汤加减。食疗可选用乌鸡黄芪煲：乌鸡（去毛及内脏）250g，黄芪30g，共入锅，加水适量煮烂，调味食用即可。③健康指导，合理营养，平素宜食用补益之品；注意休息，适当运动。

（2）血热型：①临床表现，阳盛实热者：月经提前而至，量多、色深，质黏稠或夹血块，烦躁口渴，面红，小便短赤，大便干结，舌质红，苔黄，脉滑数；阴虚血热者：月经提前而至，量少或多、色红，质稠或稀，颧赤唇红，手足心热，舌红少苔，脉细数；肝郁血热者：月经提前而至，量少或多、色紫红，质稠，夹有血块，经行不畅，伴有胸胁、乳房、小腹胀痛，烦躁易怒，口苦咽干，舌红，苔薄黄，脉弦数。②施护方法，阳盛实热者宜清热凉血，方用清经散加减；食疗可选用马齿苋粥：马齿苋120g，粳米100g，煮粥食用。阴虚血热者宜养阴清热，方用两地汤加减；食疗可选用阿胶粥：阿胶30g，粳米100g，煮粥食用。肝郁血热者宜疏肝清热，方用丹栀逍遥散加减；食疗可选用月季花茶：月季花20g，红糖少许，加水共煮饮用。③健康指导，注意休息，适当活动；保持心情舒畅，避免情志刺激。

2. 月经后期

（1）血寒型：①临床表现，月经拖后，量少、色黯、夹有血块，小腹冷痛，喜热喜按，得热痛减，畏寒肢冷，面色苍白，舌淡，苔白，脉沉紧。②施护方法，药物护理宜温经散寒、活血调经，方用温经汤加减。食疗可选用艾叶鸡蛋生姜煎：艾叶15g，生姜3片，鸡蛋2个，入锅共煮，开锅5分钟后，鸡蛋去皮，继续共煮20分钟左右，饮汤食蛋。③健康指导，饮食宜温热之品，避免生冷；经期注意保暖，避免淋雨涉水。

（2）血虚型：①临床表现，月经拖后，量少、色淡、质稀，头晕，心悸，失眠健忘，神疲乏力，小腹空痛，面色苍白或萎黄，舌淡，苔薄，脉细弱。②施护方法，药物护理宜补血养营、益气调经，方用人参养荣汤加减。食疗可选用龙眼莲子粥：龙眼（去壳）10枚，莲子15枚，大枣10枚，粳米100g，煮粥食用。③健康指导，饮食宜温补气血，营养丰富；注意休息，避免房劳多产。

（3）气滞型：①临床表现，月经拖后，量少、色黯、夹有血块，心胸烦闷，情志不舒，胸胁、乳房、小腹胀痛，拒按，舌黯或有瘀斑，脉弦。②施护方法，药物护理宜疏肝行气、活血调经，方用乌药汤加减。食疗可选用牡丹花粥：牡丹花（干品）12g，粳米100g，红糖适量，先水煎粳米，后入牡丹花，粥熟后红糖调味，即可食用。③健康指导，注意休息，适当运动；合理营养；

保持心情舒畅，避免情志刺激。

3. 月经先后不定期

（1）肝郁型：①临床表现，月经或提前或拖后，量或多或少、色黯、夹有血块，经行不畅，情志不舒，心胸烦闷，纳少，伴有胸胁、乳房、小腹胀痛，苔薄白，脉弦。②施护方法，药物护理宜疏肝健脾、养血调经，方用逍遥散加减。食疗可选用月季核桃仁饮：月季花（包）12g，核桃仁30g，红糖适量，入锅共煮30分钟，去月季花包，饮用即可。③健康指导，避免情志刺激；注意休息，适当运动；合理营养。

（2）肾虚型：①临床表现，月经或提前或拖后，量或多或少、色淡、质稀，头晕耳鸣，腰膝酸软，睡眠差，小便频数，大便不实，舌淡，苔薄，脉沉弱，尺部尤甚。②施护方法，药物护理宜补肾益气、调补冲任，方用固阴煎加减。食疗可选用杞子怀山母鸡煲：枸杞子30g，淮山药60g，黄芪30g，老母鸡（宰杀去毛、内脏）1只，将枸杞子、淮山药、黄芪放入鸡腹内，煮沸后文火慢炖，熟后加盐适量以调味。③健康指导，注意休息，适当运动；避免房劳多产；合理营养。

考点：月经失调护理原则、护理要点；辨证施护要点

二、痛　经

妇女正值经期或行经前后，出现周期性小腹疼痛，或痛引腰骶，甚至剧痛晕厥者，称为"痛经"，亦称"经行腹痛"。本病多由情志失调、饮食所伤、起居不慎或外感六淫等致脏腑功能失调、气血运行不畅，胞宫失于濡养之"不荣则痛"，或胞脉瘀阻之"不通则痛"。西医学中的原发性痛经和继发性痛经可参照本病辨证施护。

（一）护理原则

调理冲任气血以治本；疼痛时缓急止痛以治标。

（二）护理要点

1. 经期保暖，避免淋雨涉水。

2. 注意经期卫生。

3. 忌食生冷，调节情志，戒郁怒。

（三）辨证施护

1. 气滞血瘀

（1）临床表现：经前或经期，小腹胀痛或刺痛拒按，经行不畅，量少、色紫黯，或夹有血块，血块排出后痛减，伴胸胁、乳房胀痛，心胸烦闷，易怒，头痛，舌质紫黯，有瘀点，脉弦涩。

（2）施护方法：药物护理宜活血化瘀、理气止痛，方用膈下逐瘀汤加减。食疗可选用桃仁粥：桃仁30g，粳米100g，桃仁去皮尖，研碎，纱布包，煎汤取汁，入粳米，煮粥食用。

（3）健康指导：注意休息，适度锻炼；保持心情舒畅，戒郁怒。

2. 寒湿凝滞

（1）临床表现：经前或经期，小腹冷痛、拒按，疼痛如绞，甚则连及腰背，喜热，月经量少、色黯，夹有血块，畏寒肢冷，面色青，大便溏泄，舌苔白腻，脉沉紧。

（2）施护方法：药物护理宜温经散寒、活血止痛，方用温经汤加减。食疗可选用姜艾苡仁粥：炮姜12g，艾叶12g，薏苡仁100g，炮姜、艾叶加水适量，煎汤取汁，入薏苡仁，煮沸后，小火成粥。

（3）健康指导：忌食生冷；注意经期保暖，避免淋雨涉水等。

3. 气血虚弱

（1）临床表现：经期或经后，小腹隐痛、空坠感、喜按，月经量少、色淡、质稀，面色不华，

头晕心悸，神疲乏力，纳少，便溏，舌质淡，苔薄，脉细弱。

考点:痛经
护理原则、
护理要点；
辨证施护
要点

（2）施护方法：药物护理宜益气补血、和中止痛，方用黄芪建中汤加减。食疗可选用黄芪熟地煮鸡蛋：黄芪 30g，熟地黄 30g，川芎 6g，鸡蛋 2 个，共煮至蛋熟，吃蛋喝汤。

（3）健康指导：劳逸结合，适当运动；饮食宜营养丰富，少食生冷。

第3节　儿科常见病证

一、食　积

食积是以不思乳食，食而不化，脘腹胀满，嗳气酸腐，大便溏薄或秘结，酸臭味为主要症状的疾病。本病多由脾胃素虚、内伤乳食、喂养不当、病后失调，停聚中焦，积而不化，气滞不行所形成的一种胃肠疾患。现代医学的小儿消化不良症可参照本病辨证施护。

（一）护理原则

以健脾消积为主，兼饮食有节、起居有常。

（二）护理要点

1. 纠正不良饮食习惯。

2. 注意观察食欲、呕吐物、大小便情况及精神状态。

3. 饮食有节，且宜营养丰富易消化。

4. 可配合推拿手法辅助治疗，如捏脊、按揉足三里等。

（三）辨证施护

1. 乳食内积

（1）临床表现：不思乳食，嗳腐酸馊，或呕吐食物、乳片，面黄肌瘦，脘腹胀满、疼痛，烦躁多啼，夜卧不安，手足心热，肚腹热甚，大便酸臭，舌质红，苔白厚或黄厚腻，脉滑，指纹紫滞。

（2）施护方法：药物护理宜消乳化食、和中导滞。乳积者方用消乳丸加减；食积者方用保和丸加减。食疗可选用山楂粥：山楂 50g，粳米 100g，糖适量，山楂煎汤取汁，入粳米煮至粥成，加糖适量调味即可。

（3）健康指导：合理喂养，忌食肥甘厚腻生冷之品，宜食新鲜易消化且有营养的食物；根据患儿年龄，合理增加辅食。

2. 脾虚夹积

（1）临床表现：面色萎黄，形体消瘦，神疲肢倦，乏力，夜卧不安，不思乳食，食则饱胀，呕吐酸馊，腹满喜按，大便稀溏酸腥，夹有乳片或不消化食物，舌淡，苔白腻，脉细滑，指纹淡滞。

考点:食积
护理原则、
护理要点；
辨证施护
要点

（2）施护方法：药物护理宜健脾助运、消食化滞，方用健脾丸加减。食疗可选用粳米胡萝卜粥：胡萝卜 250g，粳米 100g，胡萝卜洗净、切片、加水，与粳米共煮成粥，即可食用。

（3）健康指导：同乳食内积。

二、遗　尿

遗尿又称"尿床"，是指 3 岁以上的小儿经常在睡梦中不能自主控制排尿而小便自遗的疾病。本病多由肾气不足、脾肺气虚、肝经湿热所致。西医学中的遗尿症可参照本病辨证施护。

（一）护理原则

以温补下元、固涩膀胱为主，采用温肾固涩、补益脾肺、清肝泻热等法，平素慎起居、适冷暖，注重心理调节。

（二）护理要点

1. 夜间定时唤醒患儿排尿，使其逐渐养成自主排尿的习惯。

2. 注意观察患儿的尿量、色、次数等情况。

3. 忌食肥甘厚腻生冷之物，宜食温补之品。

4. 理解、同情患儿，帮助患儿消除紧张、害羞的心理，避免对患儿的成长产生不良影响。

5. 可配合推拿手法，如按揉三阴交等。

（三）辨证施护

1. 肾气不足

（1）临床表现：睡中遗尿，可达数次，醒后方觉，小便清长，腰膝酸软，畏寒肢冷，面色少华，神疲乏力，智力较差，舌淡，苔白，脉沉无力。

（2）施护方法：药物护理宜温肾缩尿、固涩膀胱，方用菟丝子散加减。食疗可选用莲子芡实粥：莲子（去皮心，研末）30g，芡实（研末）15g，茯苓（研末）30g，粳米 100g，同入锅共煮至粥稠味香时即可。

（3）健康指导：适当运动，增强免疫力；饮食宜营养丰富；平素定时排尿，逐渐养成按时排尿的习惯。

2. 脾肺气虚

（1）临床表现：夜间遗尿，日间尿频而量多，自汗，易感冒，面色少华，神疲乏力，四肢无力，食欲不振，大便溏薄，舌质淡红，苔薄白，脉细弱。

（2）施护方法：药物护理宜补肺益脾、固涩膀胱，方用补中益气汤合缩泉丸加减。食疗可选用白果粥：白果 15g，粳米 100g，白果煎汤 1 小时，取汁，入粳米煮至粥成即可。

（3）健康指导：合理营养，避免肥甘厚腻；注意休息，适度锻炼；及时增减衣服，避免感冒。

3. 肝经湿热

（1）临床表现：睡中遗尿，小便量少色黄，平时性情急躁，夜梦纷纭，或夜间磨牙，口渴，目睛红赤，面赤唇红，尿黄短少，舌红苔黄，脉弦数。

（2）施护方法：药物护理宜清热利湿、泻肝止遗，方用龙胆泻肝汤加减。食疗可选用乌梅蚕茧饮：乌梅9个，蚕茧20个，大枣12枚，共入锅内，加水适量取汁，适量白糖调味。

（3）健康指导：宜食清凉，忌食辛辣；保持心情舒畅。

考点：遗尿护理原则、护理要点；辨证施护要点

小　结

中医临床常见病证护理是通过分析、综合所收集到的病情资料，对患者病情作出正确诊断，并制定出相应的治则治法、处方用药、饮食护理及健康指导，以促进疾病向痊愈的方向发展。

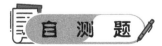

自　测　题

A_1 型题

1. 下列选项中，不属于风寒感冒与风热感冒的主要鉴别依据的是（　　　）

A. 恶寒发热的孰轻孰重

B. 渴与不渴

C. 流涕的清与浊

D. 是否有头身疼痛

E. 舌苔的黄与白，脉象的数与不数

2. 风寒感冒患者的饮食护理最适合的是（　　）

A. 白萝卜粥　　　　B. 黄芪山药粥

C. 葱白粥　　　　　D. 粳米阿胶粥

E. 芦根绿豆粥

3. 中风者的中经络与中脏腑的主要区别在于（　　）

A. 有无半身不遂　　B. 有无意识昏迷

C. 有无项背强直　　D. 有无舌苔黄腻

E. 有无四肢抽搐

4. 中风患者在后遗症期最主要的健康指导是（　　）

A. 避免情绪激动

B. 保持呼吸道通畅

C. 保持大便通畅

D. 忌食辛辣厚腻及烟酒

E. 加强语言和肢体的康复训练

5. 黄疸的主要护理原则是（　　）

A. 清热解毒　　　　B. 健脾燥湿

C. 化湿利小便　　　D. 温化寒湿

E. 发汗解表

6. 以下哪一项不是消渴的特点（　　）

A. 多饮多食　　　　B. 多汗

C. 多尿　　　　　　D. 尿有甜味

E. 消瘦

7. 消渴的标本分别是（　　）

A. 燥热为本，阴虚为标

B. 津伤为本，痰饮为标

C. 津伤为本，湿热为标

D. 阴虚为本，燥热为标

E. 脾虚为本，胃火为标

A₂型题

8. 患者，男，33岁，医院诊为黄疸，请问，以下哪项不是黄疸的特点（　　）

A. 身黄　　　　　　B. 目黄

C. 面色苍白　　　　D. 小便黄

E. 或色黄如金，或其色鲜明，或其色晦暗

9. 患者，男，30岁，晨起后出现恶寒发热，体温38.5℃，流清涕，头身疼痛，不咳嗽，咽部无充血，扁桃体无肿大，舌苔薄白。请问，该患者属于以下哪种疾病（　　）

A. 风寒感冒　　　　B. 风热感冒

C. 气虚感冒　　　　D. 头痛

E. 以上均不对

（卢玲玲）

实训指导

实训1　人体常用腧穴的定位

【实训目的】

1. 了解人体常用腧穴的取穴方法及主治。

2. 结合经络腧穴表面解剖与应用解剖，具有在人体上划经取穴的能力，用以指导辨证施治，培养岗位职业能力。

【实训准备】

1. 教师准备　设定几种病情和腧穴定位必要的材料。

2. 学生准备　熟悉人体常用腧穴的相关理论知识。

3. 物品准备　备用床、各种型号的软枕、治疗盘、指甲剪等。

【实训方法与过程】

1. 分组　教师将全班同学每2人分为一组，1人扮演护士，1人扮演患者。

2. 评估、解释操作目的。

3. 安置体位　松开衣被，选择合适的体位垫枕，暴露选穴部位，保暖。

4. 取穴　采用腧穴的取穴方法进行取穴。

5. 揣穴　用大拇指在经络上揣摸相应腧穴，并观察患者面色、表情及动作，询问其感受。

6. 拓展　教师出示患者病情，学生根据所学腧穴主治进行选穴。

7. 实训范围　十二正经、奇经八脉上的常用穴位及奇穴。

8. 整理床单、操作用具、物归原处。

9. 同学之间谈谈感受并相互评价。

10. 教师点评。

【效果评价】

1. 掌握人体常用腧穴的取穴方法及主治。

2. 能熟练进行人体常用腧穴的取穴操作。

【实训作业】

根据操作过程和教师点评书写实践报告。

【实训学时】

实训学时为2学时。

实训2　病情观察——望舌

【实训目的】

1. 了解临床望舌的意义及方法。

2. 掌握正常舌象。

3. 了解常见的异常舌象。

【实训准备】

1. 教师准备　检查实验室的光线是否充足，并准备望舌所需实验材料。

2. 学生准备　熟悉望舌的方法及注意事项。

3. 物品准备　已消毒的压舌板、消毒纱布条、清洁水等。

【实训方法与过程】

1. 分组　教师将全班同学每6人分为一组，1人扮演护士，其他扮演患者。

2. 评估、解释操作目的　指导患者正确的伸舌姿势以便配合操作。

3. 望舌方法　嘱患者自然地将舌伸于口外，舌体放松，舌面伸展，舌尖略向下，充分暴露舌体。伸舌时间不宜过长，以免影响舌面气血流行，引起舌色的变化。

4. 望舌顺序　一般先看舌苔、后看舌质，依次按舌尖、舌中、舌根、舌两边顺序查看。

5. 讨论　望舌的注意事项。

6. 评价　教师点评与学生互评。

【效果评价】

1. 掌握正常与异常舌象。

2. 能熟练进行舌诊操作。

【实训作业】

按时上交实训报告并写出本次实训中存在的主要问题。

【实训学时】

实训学时为2学时。

实训3　脏腑辨证

【案例设计】

患者，女，18岁。初诊日期：2006年11月5日。1日前因不慎感寒，自觉恶寒，头身疼痛，伴鼻塞，流清涕，喷嚏。经查患者舌淡，苔薄白，脉浮紧。

【实训目的】

1. 了解脏腑辨证的辨证要点。

2. 培养学生爱心、耐心、敏锐的观察力和高度的职业责任感。

【实训准备】

1. 教师准备　根据案例设计培训模拟患者。

2. 学生准备　根据脏腑辨证理论认真分析案例。

【实训方法与过程】

1. 小组分析讨论案例、汇报、教师总结。

2. 教师示教脏腑辨证的辨证方法。

3. 学生根据教师出示病例分组练习。

4. 小组互评

5. 教师总结点评。

【效果评价】

1. 熟悉脏腑辨证的辨证方法。

2. 能结合所学知识分析相关案例。

【实训作业】

学生根据教师点评书写实践报告。

【实训学时】

实训学时为 2 学时。

实训 4 中 药

【实训目的】

1. 了解方剂的组成。

2. 熟悉重要方剂的性能、作用趋势、分类及剂型。

【实训准备】

1. 用物准备 5～6 种方剂单。

2. 学生准备 课前复习相关知识,分析方剂的组成。

【实训方法与过程】

1. 复习方剂学基础知识。

2. 教师示教方剂的组成、性能、分类及作用。

3. 学生分组讨论分析本组方剂的组成、性能、分类及作用。

4. 每组推荐 1 人汇报讨论结果,组间相互补充点评。

5. 教师进行总点评。

【效果评价】

1. 熟悉方剂的剂型。

2. 熟练说出示教方剂的组成、性能、分类及作用。

【实训作业】

学生根据模拟方剂分析情况、教师的点评书写实训报告。

【实训学时】

实训学时为 2 学时。

实训 5 毫针针刺手法

【实训目的】

1. 掌握毫针针刺手法的基本操作方法。

2. 掌握毫针针刺手法的基本操作流程。

3. 熟悉毫针针刺手法的进针角度和深度。

【实训准备】

1. 教师准备 不同规格的毫针、75%的酒精棉球、干棉球、治疗盘、镊子。

2. 学生准备 自备纸垫和棉团。

【实训方法与过程】

1. 教师分别在纸垫、棉团上进行练针示教。

2. 学生进行纸垫、棉团练针。

(1)纸垫练针:左手拿纸垫,右手持针,直刺,待针尖进入纸垫后,拇、食指逐渐加力。然后出针，再刺入，如此反复练习。

（2）棉团练针：左手拿棉团，右手持针，反复进行进针、行针、出针的手法练习。不断改变针刺角度和行针手法，体会直刺、斜刺、平刺、提插、捻转等手法。

3. 带教老师做人体穴位针刺的示教。

4. 学生2人一组模拟术者和患者相互进行人体穴位试针练习。

（1）选取穴位：曲池、内关、三阴交、足三里等穴。

（2）选取、检查针具：选择合适的毫针；检查针尖是否有钩，针身有无锈蚀、弯曲；针柄与针身之间有无锈蚀、松动等。

（3）消毒：术者手指，患者穴位的皮肤均用 75%酒精棉球消毒。并对针刺用毫针进行常规消毒。

（4）进针：采用单手进针法，将毫针快速刺入皮肤。

（5）行针：分别采用提插、捻转等手法，找寻针感。

（6）出针：迅速出针，然后用消毒干棉球按压针孔一会儿，以防出血。

【注意事项】

1. 实践过程中要树立无菌观念。特别是进行人体穴位试针时，对针具、术者手指、患者皮肤均应进行严格消毒。

2. 在人体穴位试针练习时，要仔细体会针感，注意体会针刺的角度、深度、方向与针感的关系。

3. 预防和及时处理针刺异常情况的发生。

【效果评价】

1. 针刺取穴的准确程度。

2. 进针、行针、出针手法操作的熟练程度。

【实训作业】

自行利用纸垫、棉团练习毫针针刺手法。

【实训学时】

实训学时为2学时。

参 考 文 献

邓中甲. 2007. 方剂学. 第 2 版. 北京：中国中医药出版社

高思华，王键. 2016. 中医基础理论. 第 3 版. 北京：人民卫生出版社

高学敏. 2007. 中药学. 第 2 版. 北京：中国中医药出版社

李德新，刘燕池. 2011. 中医基础理论. 第 2 版. 北京：人民卫生出版社

李家邦. 2015. 中医学. 第 7 版. 北京：人民卫生出版社

马宝璋. 2006. 中医妇科学. 上海：上海科学技术出版社

马秋平. 2016. 中医护理基础. 第 4 版. 北京：科学出版社

马秋平，刘桂瑛. 2014. 中医护理学. 第 2 版. 北京：科学出版社

沈雪勇. 2008. 经络腧穴学. 第 2 版. 北京：中国中医药出版社

石学敏. 2004. 针灸学. 第 2 版. 北京：中国中医药出版社

孙广仁. 2007. 中医基础理论. 第 2 版. 北京：中国中医药出版社

孙广仁，郑洪新. 2012. 中医基础理论. 第 9 版. 北京：中国中医药出版社

汪受传. 2007. 中医儿科学. 第 2 版. 北京：中国中医药出版社

温茂兴. 2014. 中医护理学. 第 3 版. 北京：人民卫生出版社

伍利民. 2016. 中医护理基础. 北京：科学出版社

严隽陶. 2009. 推拿学. 第 2 版. 北京：中国中医药出版社

俞大方，曹仁发，吴金榜. 1985. 中医推拿学. 北京：人民卫生出版社

张永臣，贾红玲. 2014. 人体特效穴使用手册. 第 3 版. 北京：科学出版社

郑洪新. 2016. 中医基础理论. 第 4 版. 北京：中国中医药出版社

教学基本要求
（72 课时）

一、课程性质和课程任务

《中医护理》是中等卫生职业教育护理、助产专业一门重要的临床选修课程。本课程的任务是通过学习使学生掌握中医护理的基本概念、基本理论、基本思维方法、基本技术操作等知识和技能，掌握中医保健知识与技能、中医用药护理知识与技能、中医康复治疗与护理技能，加深对人类复杂生命现象的认识，理解不同医学体系对于生命现象认知的差异，拓宽学生的专业知识领域，增强专业护理能力。

二、课程教学目标

（一）知识教学目标
1. 理解中医学基础理论知识。
2. 了解中医护理基本特点及发展概况的基本知识。
3. 了解常用中药与方剂的基本知识。
4. 了解临床常见病证中医护理的基本知识。
5. 了解针灸、推拿等的基本知识。

（二）能力培养目标
1. 能进行中医病情采集及初步辨证。
2. 能运用中医基本理论知识，对患者做出健康评估。
3. 能运用中医养生保健的基本知识，对患者及家属进行健康教育。
4. 能帮助或指导患者及家属煎服中药，并能规范地进行中药用药后护理。
5. 能对患者进行辨证施护。

（三）思想教育目标
1. 热爱祖国医学，树立整体观念和辨证施护的思想。
2. 具备继承和发扬祖国医学的责任感，养成勤奋学习的态度和认真、严谨、耐心、细致的工作作风。

三、教学内容和要求

教学内容	教学要求			备注	教学内容	教学要求			备注
	了解	熟悉	掌握			了解	熟悉	掌握	
第1章 绪论					一、整体观念			√	
第1节 中医护理学					二、辨证施护			√	
发展简史	√				第2章 阴阳五行学说				
第2节 中医护理学的					第1节 阴阳学说				
基本特点					一、阴阳的基本概念			√	

续表

教学内容	了解	熟悉	掌握	备注
二、事物的阴阳属性		√		
三、阴阳学说的基本内容			√	
四、阴阳学说在中医学中的应用	√			
第2节　五行学说				
一、五行的基本概念		√		
二、五行的特性	√			
三、事物和现象的五行分类	√			
四、五行学说的基本内容		√		
五、五行学说在中医学中的应用	√			
第3章　藏象				
第1节　五脏				
一、心			√	
二、肺			√	
三、脾			√	
四、肝			√	
五、肾			√	
第2节　六腑				
一、胆		√		
二、胃			√	
三、小肠	√			
四、大肠	√			
五、膀胱	√			
六、三焦			√	
第3节　脏腑之间的关系				
一、脏与脏之间的关系		√		
二、腑与腑之间的关系	√			
三、脏与腑之间的关系			√	
第4章　气血津液				
第1节　气				
一、人体之气的基本概念		√		
二、气的生成			√	
三、气的运动	√			
四、气的功能			√	
五、气的分类			√	
第2节　津液				
一、津液的基本概念			√	

教学内容	了解	熟悉	掌握	备注
二、津液的生成、输布和排泄			√	
三、津液的功能	√			
第3节　血				
一、血的基本概念		√		
二、血的生成			√	
三、血的运行			√	
四、血的功能			√	
第4节　气血津液之间的关系				
一、气与血的关系			√	
二、气与津液的关系	√			
三、津血同源	√			
第5章　经络腧穴				
第1节　经络				
一、经络的概念		√		
二、经络系统的组成			√	
三、十二经脉			√	
四、奇经八脉		√		
五、经络的生理功能		√		
六、经络学说的临床护理应用	√			
第2节　腧穴				
一、腧穴概述			√	
二、十四经常用穴位			√	
三、经外奇穴		√		
第6章　病因病机				
第1节　病因				
一、外感病因			√	
二、内伤病因			√	
三、病理产物形成的病因			√	
四、其他病因	√			
第2节　病机				
一、邪正相争			√	
二、阴阳失调			√	
第7章　病情观察				
第1节　望诊				
一、全身望诊			√	
二、局部望诊	√			
三、望排出物		√		
四、望舌			√	

续表

教学内容	教学要求			备注	教学内容	教学要求			备注
	了解	熟悉	掌握			了解	熟悉	掌握	
五、望小儿指纹					五、谨和五味			√	
第2节　闻诊					六、防止病邪侵害			√	
一、听声音	√				第2节　养生的主要				
二、嗅气味	√				方法				
第3节　问诊					一、顺时养生			√	
一、问诊的方法及注意					二、调神养生			√	
事项	√				三、惜精养生			√	
二、问诊的内容			√		四、饮食养生			√	
第4节　切诊					五、运动养生			√	
一、脉诊			√		六、药物养生			√	
二、按诊	√				七、推拿、针灸养生			√	
第8章　辨证施护					第11章　中药与方剂				
第1节　八纲辨证					第1节　中药基本知识				
一、表里辨证			√		一、概念		√		
二、寒热辨证			√		二、中药的药性理论			√	
三、虚实辨证			√		三、中药配伍			√	
四、阴阳辨证			√		四、中药剂量		√		
第2节　脏腑辨证					五、中药的用药禁忌		√		
一、心与小肠		√			第2节　中药分类及临床				
二、肺与大肠		√			常见药物		√		
三、脾与胃		√			第3节　方剂				
四、肝与胆		√			一、方剂的组成原则				
五、肾与膀胱		√			和变化		√		
第3节　卫气营血辨证	√				二、方剂剂型			√	
第9章　预防与治则					三、常用方剂与中成药		√		
治法					四、汤剂的煎服法			√	
第1节　预防					第12章　针灸推拿疗法				
一、未病先防			√		第1节　毫针刺法				
二、既病防变			√		一、毫针的结构			√	
第2节　治则治法					二、针刺准备		√		
一、治则			√		三、毫针刺法			√	
二、治病八法			√		四、行针与得气		√		
第10章　养生					五、毫针补泻手法		√		
第1节　养生的基本					六、留针与出针	√			
原则					七、异常情况的护理				
一、顺应自然规律			√		和预防		√		
二、重视精神调养			√		第2节　灸法				
三、房事有节			√		一、灸法的材料与操作				
四、形体锻炼			√		方法	√			

续表

教学内容	了解	熟悉	掌握	备注	教学内容	了解	熟悉	掌握	备注
二、灸法的适应证			√		五、推拿护理疗法注意				
三、注意事项		√			事项		√		
第3节　拔罐法					第6节　临床常见病证的				
一、拔罐的种类	√				推拿护理		√		
二、罐的吸附方法		√			第13章　中医临床常见				
三、拔罐方法			√		病证护理				
四、起罐方法		√			第1节　内科常见病证				
五、拔罐的适应证		√			一、感冒		√		
六、拔罐的注意事项		√			二、头痛		√		
第4节　临床常见病证的					三、黄疸		√		
针灸护理			√		四、消渴		√		
第5节　推拿护理技术					五、中风		√		
一、推拿手法操作基本					第2节　妇科常见病证				
要求	√				一、月经失调			√	
二、常用手法分类		√			二、痛经		√		
三、推拿护理常用手法			√		第3节　儿科常见病证				
四、推拿护理的适应证					一、食积		√		
与禁忌证		√			二、遗尿		√		

四、实训内容及要求

序号	单元项目（对应理论模块序号）	实训内容	了解	理解	掌握
1	第5章　经络腧穴	腧穴	√		
2	第7章　病情观察	望舌		√	
3	第8章　辨证施护	脏腑辨证	√		
4	第11章　中药与方剂	中药		√	
5	第12章　针灸推拿疗法	针灸	√		

五、学时分配建议（72学时）

序号	教学内容	理论	实践	机动	合计
1	绪论	2			2
2	阴阳五行学说	4			4
3	藏象	8			8
4	气血津液	4			4
5	经络腧穴	6	2		8
6	病因病机	6			6
7	病情观察	6	2		8
8	辨证施护	6	2		8
9	预防与治则治法	6			6

续表

序号	教学内容	理论	实践	机动	合计
10	养生	2			2
11	中药与方剂	4	2		6
12	针灸推拿疗法	4	2		6
13	中医临床常见病证护理	2			2
机动				2	2
合计		60	10	2	72

六、教学基本要求的说明

（一）学时安排

本大纲主要供中等卫生职业教育三年制护理专业教学选用，总学时为72学时，其中理论60学时，实践10学时，机动2学时。

（二）教学方式

教学组织应多采用教具、模型、实物和多媒体技术，同时注意教育理念和教学方法的改革。

（三）考核评价

通过课堂提问、作业、案例讨论、平时测验、实验报告和期末考试等方式对学生的认知、能力和态度进行综合考核。对在学习和应用上有创新的学生，应特别给予鼓励。

自测题参考答案

第1章

1. B　2. C　3. D　4. B　5. B　6. B
7. B　8. D　9. D　10. D　11. B　12. B

第2章

1. C　2. E　3. B　4. D　5. D　6. C
7. B　8. E　9. C　10. A　11. B　12. B
13. E　14. C　15. C　16. D　17. C　18. B
19. C　20. B　21. A　22. C　23. C　24. C
25. A

第3章

1. D　2. B　3. D　4. D　5. E　6. C
7. D　8. C　9. D　10. E　11. D　12. B
13. C　14. A　15. C　16. E　17. C　18. D
19. E　20. E　21. C　22. C　23. A　24. C
25. B　26. C　27. A　28. C

第4章

1. B　2. A　3. A　4. B　5. C　6. B
7. C　8. B　9. B　10. A　11. C　12. B
13. A　14. D

第5章

1. E　2. B　3. A　4. B　5. C　6. A
7. A　8. D　9. A　10. E　11. D　12. E
13. B　14. C　15. C　16. B　17. E　18. A
19. C　20. A

第6章

1. A　2. B　3. E　4. A　5. C　6. B
7. D　8. B　9. D　10. C　11. D　12. B
13. C　14. C　15. D　16. A

第7章

1. D　2. C　3. D　4. A　5. E　6. C
7. A　8. C　9. B　10. D　11. B　12. B
13. B　14. B　15. D　16. D　17. C　18. B
19. A　20. B　21. A　22. C　23. A　24. B
25. C

第8章

1. D　2. B　3. D　4. C　5. B　6. E
7. B

第9章

1. A　2. A　3. D　4. E　5. C　6. C
7. D　8. E　9. C　10. E　11. A　12. A
13. D　14. C　15. E　16. C

第10章

1. B　2. A　3. E　4. A　5. C　6. E
7. C　8. E　9. D　10. E

第11章

1. A　2. A　3. C　4. B　5. C　6. B
7. E　8. A　9. A　10. A　11. B　12. E
13. A　14. B　15. C　16. E　17. A　18. E
19. C　20. A　21. B　22. E　23. C

第12章

1. D　2. C　3. A　4. D　5. B　6. D
7. D　8. D　9. D　10. C　11. C　12. A

第13章

1. D　2. C　3. B　4. E　5. C　6. B
7. D　8. C　9. A